全国中医药行业高等职业教育"十四五"规划教材

全国高等医药职业院校规划教材（第六版）

中药化学技术

（第二版）

（供中医药类专业用）

主　编　方应权　赵　斌

全国百佳图书出版单位

中国中医药出版社

·北　京·

图书在版编目（CIP）数据

中药化学技术 / 方应权，赵斌主编 .-- 2 版 .

北京：中国中医药出版社，2024. 11. --（全国中医药
行业高等职业教育"十四五"规划教材）.

ISBN 978-7-5132-9038-8

Ⅰ. R284

中国国家版本馆 CIP 数据核字第 2024U47S24 号

融合教材服务说明

全国中医药行业职业教育"十四五"规划教材为新形态融合教材，各教材配套数字教材和相关数字化
教学资源（PPT 课件、视频、复习思考题答案等）仅在全国中医药行业教育云平台"医开讲"发布。

资源访问说明

到"医开讲"网站（jh.e-lesson.cn）或扫描教材内任意二维码注册登录后，输入封底"激活码"进行
账号绑定后即可访问相关数字化资源（注意：激活码只可绑定一个账号，为避免不必要的损失，请您
刮开序列号立即进行账号绑定激活）。

联系我们

如您在使用数字资源的过程中遇到问题，请扫描右侧二维码联系我们。

中国中医药出版社出版

北京经济技术开发区科创十三街 31 号院二区 8 号楼

邮政编码　100176

传真　010-64405721

廊坊市祥丰印刷有限公司印刷

各地新华书店经销

开本 850×1168　1/16　印张 14.25　字数 383 千字

2024 年 11 月第 2 版　2024 年 11 月第 1 次印刷

书号　ISBN 978 - 7 - 5132 - 9038 - 8

定价　56.00 元

网址　www.cptcm.com

服 务 热 线　010-64405510

购 书 热 线　010-89535836

维 权 打 假　010-64405753

微信服务号　zgzyycbs

微商城网址　https://kdt.im/LIdUGr

官 方 微 博　http://e.weibo.com/cptcm

天猫旗舰店网址　https://zgzyycbs.tmall.com

如有印装质量问题请与本社出版部联系（010-64405510）

全国中医药行业高等职业教育"十四五"规划教材
全国高等医药职业院校规划教材（第六版）

《中药化学技术》编委会

全国中医药行业高等职业教育"十四五"规划教材
全国高等医药职业院校规划教材（第六版）

《中药化学技术》
融合出版数字化资源编创委员会

主　编

方应权（重庆三峡医药高等专科学校）　　　　赵　斌（广东江门中医药职业学院）

副 主 编

李新莉（渭南职业技术学院）　　　　　　　　付　伟（南阳医学高等专科学校）

蔡佳仲（广东云浮中医药职业学院）　　　　　王洪云（保山中医药高等专科学校）

喻　超（重庆三峡医药高等专科学校）

编　　委（按姓氏笔画排序）

孔晓妮（山东中医药高等专科学校）　　　　　朱自仙（昆明卫生职业学院）

刘　娜（重庆三峡医药高等专科学校附属人民医院）

汤灿辉（江西中医药高等专科学校）　　　　　祁晓森（长春医学高等专科学校）

李　兵（广西中医药大学）　　　　　　　　　李秋玲（漳州卫生职业学院）

杨浩然（重庆大学附属三峡医院）　　　　　　吴达维（江苏医药职业学院）

陈　霞（毕节医学高等专科学校）　　　　　　岳　红（枣庄职业学院）

周家旭（重庆健康职业学院）　　　　　　　　姚进龙（甘肃卫生职业学院）

黄燕秋（广东江门中医药职业学院）　　　　　鲁　苗（湖北中医药高等专科学校）

蔡　鹃（赣南卫生健康职业学院）

编写秘书

王文祥（重庆三峡医药高等专科学校）

前　言

"全国中医药行业高等职业教育'十四五'规划教材"是为贯彻党的二十大精神和习近平总书记关于职业教育工作和教材工作的重要指示批示精神，落实《中医药发展战略规划纲要（2016—2030年）》等文件精神，在国家中医药管理局领导和全国中医药职业教育教学指导委员会指导下统一规划建设的，旨在提升中医药职业教育对全民健康和地方经济的贡献度，提高职业技术院校学生的实践操作能力，实现职业教育与产业需求、岗位胜任能力严密对接，突出新时代中医药职业教育的特色。鉴于由中医药行业主管部门主持编写的"全国高等医药职业院校规划教材"（三版以前称"统编教材"）在2006年后已陆续出版第三版、第四版、第五版，故本套"十四五"行业规划教材为第六版。

中国中医药出版社是全国中医药行业规划教材唯一出版基地，为国家中医、中西医结合执业（助理）医师资格考试大纲和细则、实践技能指导用书，全国中医药专业技术资格考试大纲和细则唯一授权出版单位，与国家中医药管理局中医师资格认证中心建立了良好的战略伙伴关系。

本套教材由50余所开展中医药高等职业教育的院校及相关医院、医药企业等单位，按照教育部公布的《高等职业学校专业教学标准》内容，并结合全国中医药行业高等职业教育"十三五"规划教材建设实际联合组织编写。本套教材供中医学、中药学、针灸推拿、中医骨伤、中医康复技术、中医养生保健、护理、康复治疗技术8个专业使用。

本套教材具有以下特点：

1. 坚持立德树人，融入课程思政内容和党的二十大精神。把立德树人贯穿教材建设全过程、各方面，体现课程思政建设新要求，发挥中医药文化的育人优势，推进课程思政与中医药人文的融合，大力培育和践行社会主义核心价值观，健全德技并修、工学结合的育人机制，努力培养德智体美劳全面发展的社会主义建设者和接班人。

2. 加强教材编写顶层设计，科学构建教材的主体框架，打造职业行动能力导向明确的金教材。教材编写落实"三个面向"，始终围绕中医药职业教育技术技能型、应用型中医药人才培养目标，以学生为中心，以岗位胜任力、产业需求为导向，内容设计符合职业院校学生认知特点和职业教育教学实际，体现了先进的职业教育理念，贴近学生、贴近岗位、贴近社会，注重科学性、先进性、针对性、适用性、实用性。

3. 突出理论与实践相结合，强调动手能力、实践能力的培养。鼓励专业课程教材融入中医药特色产业发展的新技术、新工艺、新规范、新标准，满足学生适应项目学习、案例学习、模块化学习等不同学习方式的要求，注重以典型工作任务、案例等为载体组织教学单元，有效地激发学生的学习兴趣和创新潜能。同时，编写队伍积极吸纳了职业教育"双师型"教师。

4. 强调质量意识，打造精品示范教材。将质量意识、精品意识贯穿教材编写全过程。教材围绕"十三五"行业规划教材评价调查报告中指出的问题，以问题为导向，有针对性地对上一版教材内容进行修订完善，力求打造适应中医药职业教育人才培养需求的精品示范教材。

5. 加强教材数字化建设。适应新形态教材建设需求，打造精品融合教材，探索新型数字教材。将新技术融入教材建设，丰富数字化教学资源，满足中医药职业教育教学需求。

6. 与考试接轨。编写内容科学、规范，突出职业教育技术技能人才培养目标，与执业助理医师、药师、护士等执业资格考试大纲一致，与考试接轨，提高学生的执业考试通过率。

本套教材的建设，得到国家中医药管理局领导的指导与大力支持，凝聚了全国中医药行业职业教育工作者的集体智慧，体现了全国中医药行业齐心协力、求真务实的工作作风，代表了全国中医药行业为"十四五"期间中医药事业发展和人才培养所做的共同努力，谨此向有关单位和个人致以衷心的感谢。希望本套教材的出版，能够对全国中医药行业职业教育教学发展和中医药人才培养产生积极的推动作用。需要说明的是，尽管所有组织者与编写者竭尽心智，精益求精，本套教材仍有一定的提升空间，敬请各教学单位、教学人员及广大学生多提宝贵意见和建议，以便修订时进一步提高。

国家中医药管理局教材办公室

全国中医药职业教育教学指导委员会

2024 年 12 月

编写说明

　　《中药化学技术》是全国中医药行业高等职业教育"十四五"规划教材之一，是为了适应我国高等职业教育教学改革和发展的需要，由全国中医药职业教育教学指导委员会、国家中医药管理局教材办公室统一规划、宏观指导，中国中医药出版社具体组织，在全国中医药行业高等职业教育"十三五"规划教材《中药化学实用技术》基础上编写而成的，可供中药学、药学、药品生产技术、药品质量与安全专业使用，亦可作为相关专业人员的培训教材。

　　根据全国中医药行业高等职业教育"十四五"规划教材编写基本原则及课程标准的要求，本教材以培养高端技术型医药专门人才为核心，以就业为导向，以能力培养为本位，以学生为主体，紧密围绕中药学、药学及相关专业职业岗位的知识、技能及素质培养为目标，由全国中医药高等职业教育院校一线老师编写而成。

　　本教材由理论部分和实训部分组成。理论部分分为12个模块，模块一和模块二叙述了中药化学技术的研究范围，学习本课程的目的意义，特别详细地阐述了中药化学成分提取分离的实用技术；模块三至模块十一介绍中药中各主要类型成分的化学结构、性质、提取分离和检识技术；模块十二介绍中药化学的研究方法。实训部分根据专业的培养目标，收载了11个经典的常见实训项目，供各兄弟院校选择使用。

　　本教材的编写内容，凝练了经典的中药化学基本知识和实训技能，适当减少了理论内容，重点突出中药化学成分提取、分离和检识的实用技术，以提高学生的动手能力，补充了相关技术操作的示意图，使相关内容更直观和便于理解。各模块继续沿用"学习目标"等内容，以利于学生了解教学内容和目标要求，明确每个模块知识的重点和难点，减少学习的盲目性，提高学习效率。本教材在编写过程中融入党的二十大精神，增设"思政资源""知识链接"等栏目，旨在全面提升学生思想政治素养的同时，实现德育与智育的有机结合，以增加教材的可读性和趣味性，激发学生的学习兴趣；还增设了"数字融合资源"，利用多媒体和新一代信息技术，将纸质教材与数字化资源进行一体化设计，更好地激发学生的学习兴趣，提高教学效果；各模块结尾附有"复习思考"题，以利于学生对所学知识的理解和巩固，培养分析问题和解决问题的能力。另外，本书末附有"中药化学成分检出常用试剂及配制方法"和"药品中常见残留溶剂的性质及限度"供使用者参考。

　　本教材编写分工如下：模块一项目一由吴达维和鲁苗编写，项目二由鲁苗编写；模块二项目一、二由刘娜编写，项目三、四和实训一由付伟编写；模块三由岳红和周家旭编写；模块四和实训三由蔡佳仲和陈霞编写；模块五和实训四由王文祥和杨浩然编写；模块六和实训五由李新莉、李秋玲和鲁苗编写；模块七和实训七由朱自仙和祁晓淼编写；模块八和实训八由赵斌和黄燕秋编写；模块九由王洪云、孔晓妮和姚进龙编写；模块十和实训二、六、九、十、十一由方应权、刘娜和喻超编写；模块十一由汤灿辉和蔡鹃编写；模块十二由李兵和陈霞编写；附录由方应权编写。全书由方应权统稿，并对全稿进行了审阅。

职业教育正在兴起，由于编者的能力、水平和经验有限，本书若存在不足之处，敬请各院校师生在使用过程中提出宝贵意见，以便再版时修订提高。在此向《中药化学实用技术》各位编写老师所做的奠基工作表示真诚的感谢！

《中药化学技术》编委会

2024 年 10 月

目　录

理论部分

模块一　绪论 …………………… **1**

项目一　学习中药化学技术的目的和意义 …… 2
　　一、有利于研究中药防病治病的作用机理 … 2
　　二、有利于控制中药及中药制剂的质量 …… 2
　　三、提供合理的炮制依据 ………… 3
　　四、有利于改进中药剂型及提高临床疗效 … 3
　　五、有利于开发新药 …………… 3
项目二　中药化学技术的发展概况 ……… 4

模块二　中药化学成分的提取分离技术 …………………… **6**

项目一　中药中的化学成分 ………… 6
　　一、糖和苷 ……………………… 6
　　二、醌类 ………………………… 6
　　三、苯丙素类 …………………… 7
　　四、黄酮类 ……………………… 7
　　五、萜和挥发油 ………………… 7
　　六、皂苷 ………………………… 7
　　七、强心苷 ……………………… 7
　　八、生物碱 ……………………… 8
　　九、其他类成分 ………………… 8
项目二　中药化学成分的提取技术 ……… 9
　　一、溶剂提取技术 ……………… 9
　　二、水蒸气蒸馏技术 …………… 15
　　三、升华技术 …………………… 16
　　四、超声提取技术 ……………… 16

　　五、超临界流体萃取技术 ……… 17
项目三　中药化学成分的分离精制技术 …… 19
　　一、系统溶剂分离技术 ………… 19
　　二、两相溶剂萃取技术 ………… 19
　　三、沉淀分离技术 ……………… 23
　　四、结晶与重结晶技术 ………… 24
　　五、膜分离技术 ………………… 25
　　六、分馏技术 …………………… 25
　　七、色谱分离技术 ……………… 26
项目四　中药化学成分的色谱分离技术 …… 26
　　一、吸附色谱技术 ……………… 27
　　二、分配色谱技术 ……………… 29
　　三、离子交换色谱技术 ………… 30
　　四、大孔吸附树脂色谱技术 …… 32
　　五、凝胶色谱技术 ……………… 34
　　六、几种经典色谱法简介及操作过程 …… 36

模块三　糖和苷类化合物 ………… **44**

项目一　糖类化合物 ………………… 44
　　一、糖的分类 …………………… 44
　　二、糖的理化性质 ……………… 47
　　三、糖的提取与分离技术 ……… 47
　　四、糖的检识技术 ……………… 48
项目二　苷类化合物 ………………… 49
　　一、苷的分类 …………………… 49
　　二、苷的性质 …………………… 51
　　三、苷的提取与分离技术 ……… 53
　　四、苷的检识技术 ……………… 54

扫一扫，查看本教材全部配套数字资源

模块四 醌类化合物 …………………… 56

项目一 醌类化合物的结构与分类 ………… 56
　一、醌类化合物的结构 ……………… 56
　二、醌类化合物的分类 ……………… 57

项目二 醌类化合物的理化性质 …………… 59
　一、性状 ………………………………… 59
　二、升华性 ……………………………… 59
　三、溶解性 ……………………………… 59
　四、酸碱性 ……………………………… 59

项目三 醌类化合物的提取与分离技术 …… 60
　一、醌类的提取技术 …………………… 60
　二、醌类的分离技术 …………………… 61

项目四 醌类化合物的检识技术 …………… 62
　一、醌类化学检识技术 ………………… 62
　二、蒽醌类色谱检识技术 ……………… 64

项目五 含蒽醌类化合物的常用中药 ……… 64

模块五 苯丙素类化合物 …………… 67

项目一 香豆素类 …………………………… 67
　一、香豆素的结构与分类 ……………… 67
　二、香豆素的理化性质 ………………… 69
　三、香豆素的提取与分离技术 ………… 69
　四、香豆素的检识技术 ………………… 70
　五、含香豆素类化合物的常用中药 …… 71

项目二 木脂素类 …………………………… 72
　一、木脂素的结构与分类 ……………… 72
　二、木脂素的理化性质 ………………… 74
　三、木脂素的提取与分离技术 ………… 74
　四、木脂素的检识技术 ………………… 75
　五、含木脂素类化合物的常用中药 …… 75

模块六 黄酮类化合物 ……………… 78

项目一 黄酮类化合物的结构与分类 ……… 78
　一、黄酮类化合物的结构 ……………… 78
　二、黄酮类化合物的分类 ……………… 78

项目二 黄酮类化合物的理化性质 ………… 81
　一、性状 ………………………………… 81
　二、溶解性 ……………………………… 81
　三、酸碱性 ……………………………… 81
　四、显色反应 …………………………… 82

项目三 黄酮类化合物的提取与分离技术 … 83
　一、黄酮类化合物的提取技术 ………… 83
　二、黄酮类化合物提取液的精制技术 … 84
　三、黄酮类化合物的分离技术 ………… 85

项目四 黄酮类化合物的检识技术 ………… 86
　一、黄酮类化合物的理化检识技术 …… 86
　二、黄酮类化合物的色谱检识技术 …… 86
　三、黄酮类化合物的紫外光谱检识 …… 87

项目五 含黄酮类化合物的常用中药 ……… 89

模块七 萜类和挥发油 ……………… 91

项目一 萜类概述 …………………………… 91
　一、含义 ………………………………… 91
　二、生源途径 …………………………… 92

项目二 萜的各类化合物 …………………… 93
　一、单萜类化合物 ……………………… 93
　二、环烯醚萜类化合物 ………………… 95
　三、倍半萜类化合物 …………………… 97
　四、二萜和二倍半萜类化合物 ………… 98
　五、三萜类化合物 ……………………… 100

项目三 挥发油 ……………………………… 100
　一、挥发油的组成 ……………………… 100
　二、挥发油的理化性质 ………………… 101
　三、挥发油检识技术 …………………… 102
　四、挥发油的提取与分离技术 ………… 103

项目四 含萜类和挥发油的常用中药 ……… 105

模块八 皂苷类化合物 ……………… 108

项目一 皂苷类化合物的结构与分类 ……… 108
　一、甾体皂苷 …………………………… 108
　二、三萜皂苷 …………………………… 110

项目二 皂苷类化合物的理化性质 ……… 112
　　一、性状 …………………………… 112
　　二、溶解性 ………………………… 112
　　三、表面活性 ……………………… 112
　　四、溶血性 ………………………… 113
　　五、皂苷的水解 …………………… 113
项目三 皂苷类化合物的提取与分离技术 … 113
　　一、皂苷的提取技术 ……………… 113
　　二、皂苷的分离精制技术 ………… 114
项目四 皂苷类化合物的检识技术 ……… 115
　　一、皂苷的化学检识技术 ………… 115
　　二、皂苷的色谱检识技术 ………… 115
项目五 含皂苷类化合物的常用中药 …… 116

模块九　强心苷类化合物 ……… 119

项目一 强心苷类化合物的结构与分类 …… 120
　　一、苷元部分结构 ………………… 120
　　二、糖的部分结构 ………………… 121
　　三、糖与苷元的连接方式 ………… 122
项目二 强心苷类化合物的理化性质 ……… 122
　　一、性状 …………………………… 122
　　二、溶解性 ………………………… 122
　　三、水解性 ………………………… 123
项目三 强心苷类化合物的提取与分离 …… 125
　　一、强心苷的提取技术 …………… 125
　　二、强心苷的分离技术 …………… 125
项目四 强心苷类化合物的检识技术 ……… 126
　　一、强心苷的化学检识技术 ……… 126
　　二、强心苷的色谱检识技术 ……… 127
项目五 强心苷的提取分离实例 ………… 128
　　一、毛花洋地黄中西地兰的制备 ……… 128
　　二、黄花夹竹桃中强心灵的制取 ……… 130
项目六 含强心苷类化合物的常用中药 …… 131

模块十　生物碱类化合物 ………… 134

项目一 生物碱的结构与分类 ……… 135

　　一、有机胺类生物碱 ……………… 135
　　二、氮杂环类生物碱 ……………… 135
项目二 生物碱类化合物的理化性质 ……… 141
　　一、性状 …………………………… 141
　　二、溶解性 ………………………… 142
　　三、碱性 …………………………… 143
项目三 生物碱类化合物的提取与分离
　　　　 技术 …………………………… 145
　　一、生物碱的提取技术 …………… 145
　　二、生物碱的分离技术 …………… 146
项目四 生物碱类化合物的检识技术 ……… 148
　　一、生物碱的化学检识技术 ……… 148
　　二、生物碱的色谱检识技术 ……… 149
项目五 含生物碱类化合物的常用中药 …… 149

模块十一　其他成分 ……………… 152

项目一 鞣　质 …………………………… 152
　　一、鞣质的结构与分类 …………… 152
　　二、鞣质的理化性质 ……………… 154
　　三、鞣质的提取与分离技术 ……… 154
　　四、鞣质的检识技术 ……………… 155
　　五、实例：儿茶中鞣质类化学成分的提取与
　　　　 分离 …………………………… 156
项目二 有机酸 …………………………… 157
　　一、有机酸的结构与分类 ………… 157
　　二、有机酸的理化性质 …………… 158
　　三、有机酸的提取与分离技术 …… 158
　　四、有机酸的检识技术 …………… 159
　　五、实例 …………………………… 159
项目三 氨基酸、蛋白质、酶 …………… 160
　　一、氨基酸 ………………………… 160
　　二、蛋白质和酶 …………………… 164
项目四 动物药和矿物药 ………………… 166
　　一、动物药 ………………………… 166
　　二、矿物药 ………………………… 169

模块十二　中药活性成分的研究 … 172

项目一　中药活性成分研究途径和方法 …… 172
　　一、目标的选定 ……………………… 172
　　二、中药活性成分的预试 ……………… 174
　　三、活性成分的筛选 …………………… 175
　　四、活性成分的结构测定 ……………… 177
项目二　中药标准提取物 ……………… 179
　　一、概述 …………………………… 179
　　二、分类 …………………………… 180
　　三、制备方式 ……………………… 181

实训部分

中药化学实用技术实训注意事项 …………… 183
实训一　薄层色谱与纸色谱 ……………… 184
实训二　虎杖中蒽醌类成分和虎杖苷的提取
　　　　分离和鉴定 ……………………… 186
实训三　大黄中游离蒽醌类化合物的提取分
　　　　离与检识 ……………………… 188
实训四　秦皮中香豆素类化学成分的提取
　　　　分离与检识 ……………………… 190
实训五　槐米中芦丁的提取分离与鉴定 …… 192
实训六　黄芩苷和黄芩素的提取分离和鉴定 … 195
实训七　丁香中挥发油的提取分离与检识 … 197
实训八　甘草中甘草酸的提取分离与检识 … 198
实训九　穿山龙中薯蓣皂苷元的提取分离与
　　　　检识 ……………………… 200
实训十　小檗碱的提取精制与检识 ………… 202
实训十一　一叶萩碱的提取分离和检识 …… 204

附录一　中药化学成分检出常用试剂及配制方法 ………… 206

附录二　药品中常见残留溶剂的性质及限度 ……………… 211

主要参考书目 ……………………… 213

理论部分

模块一　绪　论

扫一扫，查阅本模块 PPT、视频等数字资源

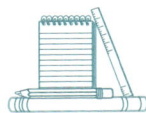

【学习目标】

1. 掌握中药化学技术的研究对象和内容以及有效成分的概念。
2. 熟悉学习中药化学技术的目的和意义。
3. 了解中药化学技术的发展概况。

中药是我国传统医药的重要组成部分。人类自古以来，在与疾病作斗争的长期实践中，通过以身试药，日积月累，对中药的应用积累了丰富的经验。目前已经鉴定而有学名的中药达 8 千余种，常用的约 500 种，有植物药、动物药和矿物药，其中绝大多数为植物药。中药在我国人民群众心中有很重的分量，在世界各国也享有威望。认真研究和开发中药，发掘中医药千年积累的知识宝库，让中药为我国乃至世界人民的健康事业继续发挥其重要作用，是摆在每一个中药工作者面前的首要任务。

中药化学技术是运用物理和化学手段研究中药中化学成分的一门学科。根据专业培养目标，本课程主要涉及中药中化学成分的结构、理化性质、提取分离、检识的基础理论和基本技能等内容，并简要介绍结构鉴定。

中药之所以能够发挥防治疾病的作用，在于其含有特定的生物活性成分。若生物活性成分是单一化合物，能用分子式和结构式表示并有一定的物理常数（如沸点、熔点、溶解度、旋光度等），称为有效成分，而其他结构、性质不尽相同的化学成分可能没有活性，也起不到防治疾病的作用，则被称为无效成分，如普通蛋白质、糖类、油脂及树脂、叶绿素等。例如甘草（*Glycyrrhiza uralensis*）的根及根茎中含有甘草酸、甘草苷及淀粉、纤维素、草酸钙等成分。甘草酸、甘草苷具有抗炎、抗病毒作用，临床上用于治疗胃溃疡，被认为是甘草的有效成分，以甘草为原料制成的浸膏或制剂，其质量常以甘草酸、甘草苷含量为基准进行控制。淀粉、纤维素、草酸钙等被认为是无效成分，在加工生产过程中应注意除去，以得到富集有效成分的制剂甚至直接得到有效成分的纯品。但是，中药有效成分和无效成分是相对的。

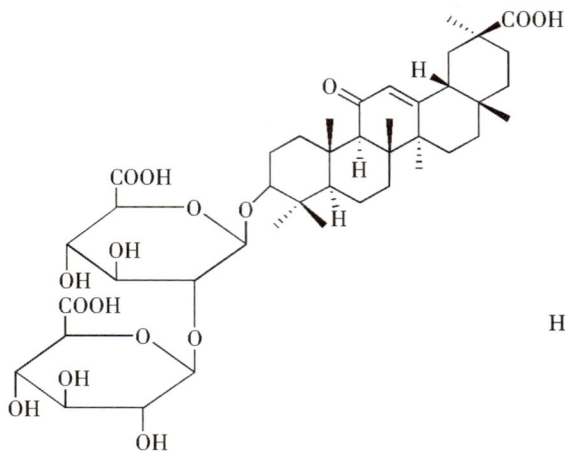
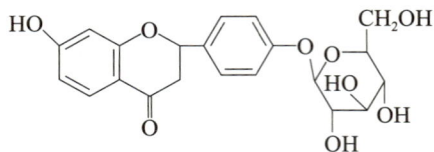

甘草酸　　　　　　　　　　　　　甘草苷

一种中药可以含多种有效成分。例如中药阿片含多种生物碱类化合物，经过分离得到的吗啡碱具有镇痛作用，可待因具有止咳作用，罂粟碱具有解痉作用，这三种都是有效成分，具有不同的临床用途。常将含有一种主要有效成分或一组结构相近的有效成分的提取分离部位标为有效部位，如阿片总生物碱、人参总皂苷等。

项目一　学习中药化学技术的目的和意义

一、有利于研究中药防病治病的作用机理

中药防病治病的物质基础是中药有效成分。利用中药化学技术可以从中药中提取有效成分、确定其化学结构，为进一步进行动物体、人体药理实验，最后阐明中药治疗机理做好物质保障。如麻黄是具有发汗散寒、宣肺平喘、利水消肿等功效的常用中药。现代研究表明，麻黄中的挥发油成分 α−松油醇能降低小鼠体温，是其发汗散寒的有效成分；其平喘的有效成分是麻黄碱和去甲麻黄碱，前者具有肾上腺素样作用，能收缩血管、兴奋中枢，后者也有松弛支气管平滑肌的作用；而利水的有效成分则是伪麻黄碱，它具有升压、利尿的作用。

二、有利于控制中药及中药制剂的质量

由于我国地域辽阔，文化多元，中药的命名很不规范，一药多名、同名多药的现象十分普遍，药材的代用也很常见。同时中药的生长（或栽培）、采收、炮制加工、贮藏、制剂等过程中，许多因素会对中药的品质产生极大的影响。中药的质量控制是药品生产企业及政府药品管理部门的重要任务之一。而中药质量控制的首选方法是对中药中有效成分进行定性检查和含量测定。《中华人民共和国药典》（以下简称《中国药典》）2020年版对收载的两千多种中药材、饮片、提取物及制剂生物活性成分的鉴别或含量标准做了规定，普遍采用薄层色谱法和高效液相色谱法进行定性、定量检识。例如，《中国药典》规定苦参含苦参碱和氧化苦参碱的总量不得少于1.2%；玉屏风颗粒由黄芪、白术、防风三味中药组成，采用薄层色谱法对其进行鉴别，要求玉屏风颗粒供试品色谱在与三种对照药材色谱相应的位置上有相同颜色的斑点，同时采用高效液相色谱法进行含量测定，要求每袋（5g）含黄芪以黄芪甲苷计不得少于3.5mg。现行《中国

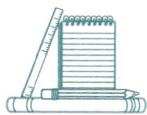

药典》已逐步对多来源的中药材实行一物一名，解决长期存在的同品名、多来源的问题。

由于中药化学成分的复杂性，到目前为止，在中药生产和流通领域，还没有质量控制手段能够全面、综合地反映出中药产品的质量变异，有效地进行全过程的质量控制。中药化学成分指纹图谱是采用光谱、色谱和其他分析手段建立的用以表征中药化学成分特征的指纹图谱。目前首推色谱方法和联用技术，使用最多的是高效液相色谱法。中药化学成分指纹图谱是一种综合的、可量化的鉴定手段，它是建立在中药化学成分系统研究的基础上，主要用于评价中药材及中药制剂质量的真实性、优良性和稳定性，具有整体、宏观和模糊分析等特点。进行中药化学成分指纹图谱定性和有效成分或有效部位的定量，用量化来控制中药材及中药制剂的质量，这将是实现中药质量标准规范化、国际化的重要手段。

三、提供合理的炮制依据

中药炮制是根据中医辨证施治用药需要所采取的一项传统制药技术。中药的炮制对中药饮片质量的影响很大。众所周知，饮片在炮制前后中药的药性、气味会发生各种变化，或提高药效、或降低烈性、或减少毒性等。但是由于受历史条件及当时科技水平限制，炮制工艺方法及质量标准都是经验型的。因此采用中药化学技术，研究中药在炮制前后的有效成分变化，就可能阐明炮制原理，制订统一的炮制标准，进一步合理地进行中药炮制。如延胡索的有效成分为难溶于水的生物碱类化合物，醋炒后，延胡索中的生物碱与乙酸结合成易溶于水的乙酸盐，使水煎液中溶出的总生物碱含量增加，从而增强了延胡索的镇痛作用。乌头为剧毒药，其毒性成分主要为乌头碱等双酯型生物碱。将乌头直接浸泡于水中加热或不加热在水中长时间浸泡后再用蒸、煮等方法进行炮制，都可水解酯键，生成毒性较低的单酯型的乌头次碱和几乎无毒性的无酯键、醇胺型的乌头原碱，但它们镇痛、消炎的效果相比于双酯型生物碱均未降低。这就是乌头及附子经水浸、加热等炮制后毒性变小的化学原理。

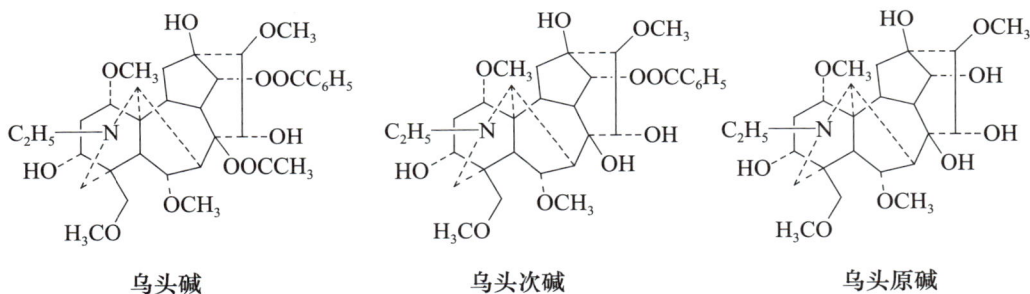

乌头碱　　　　　　　　　乌头次碱　　　　　　　　　乌头原碱

四、有利于改进中药剂型及提高临床疗效

传统中药制剂主要有汤、丸、散、膏、丹等，虽然制备技术简单，但存在产品比较粗糙、给药途径少、用量大、起效慢、含有的有效成分和临床疗效也不能相对稳定等缺点。利用中药化学技术，保留有效成分，去粗取精，以研制开发出"三效"（高效、速效、长效）、"三小"（剂量小、毒性小、副作用小）、"五方便"（服用方便、携带方便、生产方便、运输方便、贮存方便）的新型中药制剂，适应现代医药发展要求。例如，古方四逆汤已研制成合剂、散剂、颗粒剂；云南白药为散剂，现在改进成胶囊剂、酊剂、片剂、贴剂、贴膏剂、软膏剂、气雾剂。中药制剂工艺是否合理，主要是以有效成分为指标，优选工艺，决定工艺中诸因素（如溶剂的种类、提取分离方法、浓缩方法等），保证制剂质量稳定。

五、有利于开发新药

当从中药中分离出一种有效成分后，根据有效成分的化学结构和性质，进一步寻找挖掘新

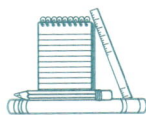

的含有该成分的药用资源，以利于药物生产。例如，黄连中的有效成分小檗碱具有抗菌消炎作用，但是黄连生长缓慢，不宜作为提取小檗碱的原料，后从三颗针的根中及黄柏的树皮中发现了小檗碱，目前多从这两种药材中提取小檗碱供制剂使用。

　　另外，从中药中获得有效成分后，根据构效关系进行结构改造或进行化学合成，从而扩大药源、研制新药。例如，有镇痛作用的延胡索乙素是中药延胡索的有效成分之一，但含量极少，而防己科植物黄藤中的巴马汀含量可达 4%，其结构与延胡索乙素类似，经简单的催化氢化反应即转化成延胡索乙素。又如我国研制的青蒿素是一种高效、速效的抗疟新药。其缺点是水溶性小，体内半衰期短，通过结构修饰制成青蒿琥酯，可以制成注射剂，同时半衰期延长，抗疟活性提高 9 倍。

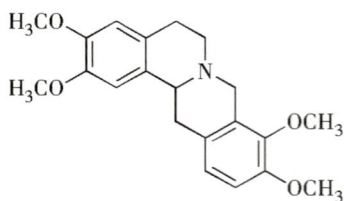

延胡索乙素

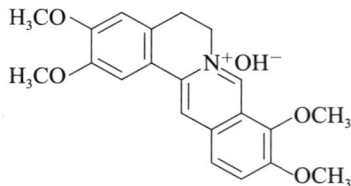

巴马汀

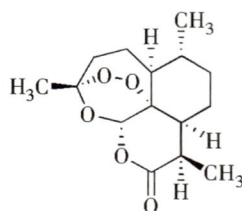

青蒿素

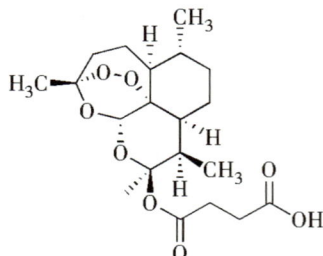

青蒿琥酯

项目二　中药化学技术的发展概况

　　中药历史悠久，从传说中的神农尝百草开始，经过几千年实践形成了具有中国特色的中医药学。我们的祖先在对中医药的研究实践中，在中药化学领域内创造出不少领先于同时代的研究技术和成果。例如，在炼丹的实践中发展了汞、锌等物质，开创了无机化学制备药物的先河。明代李梴《医学入门》（1575 年）中记载了用发酵法从五倍子中提取没食子酸的技术，这是世界上最早从中药、也是从天然药物中分离得到的有机酸结晶。又如李时珍在《本草纲目》中对用升华法制备、纯化樟脑的过程进行了详细的记载，但限于当时的科学发展状况，还未确定化学结构。

　　具有现代意义上的药用植物化学成分研究是从 19 世纪开始的。19 世纪初，化学家对鸦片进行了研究，分离得到止痛成分吗啡与止咳成分可待因等多种生物碱。之后又从南美洲治疗疟疾的植物金鸡纳树皮中分离得到了抗疟成分奎宁，掀起了从药用植物中提取生物活性物质的高潮。但是由于当时提取、分离、鉴定技术落后，研究一种药用植物中的化学成分需要几年甚至更长的时间，现在只需要几年、几个月、甚至更短的时间。例如，吗啡从 1804 年提取分离得到结晶到化学结构的确定历时 150 年。而从 1969 年在短叶红豆杉树皮中分离得到含量极低（0.01% ～ 0.03%）的抗肿瘤活性药紫杉醇，到 1971 年就确定了紫杉醇的结构。紫杉醇分子量为 853.91，

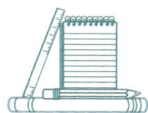

分子式为 $C_{47}H_{51}NO_{14}$，含有 11 个手性中心，结构比吗啡复杂得多。中药化学成分研究得以如此迅速发展的重要因素，就是采用了现代先进技术。提取技术除了煎煮、浸渍、蒸馏外，现在还发展了超临界流体萃取、微波提取、超声提取技术；分离技术除了萃取、沉淀和结晶以外，反流分步法、高速逆流分布法和薄层色谱、柱色谱各种色谱技术的应用，使以前认为很难或不可能分离的、含量极低、性质差异小的成分得以分离。随着现代仪器如核磁共振（NMR）、质谱（MS）、红外光谱（IR）、紫外光谱（UV）和 X 射线单晶衍射等的发展和使用，使结构鉴定更加容易。各种现代化技术和设备的推广和使用，使中药化学成分的研究得到迅速发展。

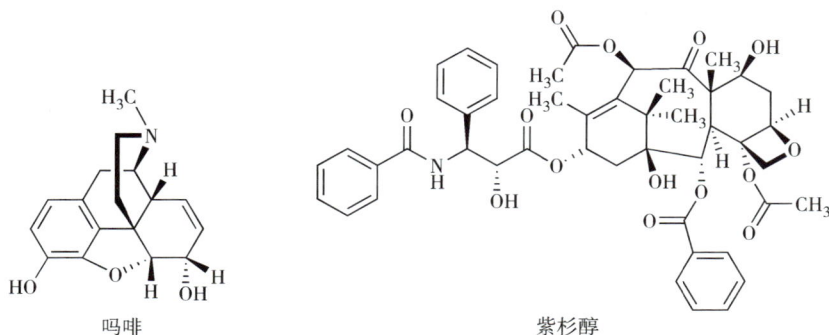

吗啡　　　　　　　　　　紫杉醇

我国中药化学的近代研究和开发，基本是从 20 世纪 20 年代研究麻黄碱开始的，至 50 年代建立了较大型的天然麻黄素提取工业。30 年代则以研究延胡索的成绩最为突出，分离出延胡索乙素等止痛成分。50 年代以萝芙木总碱开发了治疗高血压的新药"降压灵"，主要成分即利血平。同期发明了抗癌药物长春新碱，推动了抗癌新药紫杉醇、喜树碱及其类似物的问世。70 年代我国科学家从中药黄花蒿中发现抗疟新药青蒿素，又引起了国际上对中药研究的重视。新中国成立以来，我国从中药或天然药物中研制、开发出一批中药新药及其复方制剂，用于临床防治疾病。

现在，我国中药事业发展很快，中成药生产规模越来越大，生产技术的科技含量越来越高。这就要求工作人员必须具备一定的专业知识和技能才能胜任工作，而中药化学技术的基本知识及操作技能就是必须掌握的内容之一。

复习思考

一、名词解释

1. 有效成分　　2. 有效部位

二、简答题

1. 中药化学技术的主要研究内容是什么？
2. 简述学习中药化学技术的目的和意义。

扫一扫，查阅
复习思考题答案

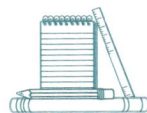

模块二　中药化学成分的提取分离技术

【学习目标】

1. 掌握中药化学成分常用提取、分离、精制技术的原理及其应用。
2. 熟悉中药中各类化学成分的定义和主要溶解性能。
3. 了解超临界流体萃取、高速逆流色谱等提取分离新技术的原理、特点和应用。

项目一　中药中的化学成分

　　中药中的化学成分极其复杂，通常有生物碱类、苷类、醌类、苯丙素类、黄酮类、萜类、挥发油类、甾体类及糖、氨基酸、蛋白质、酶、有机酸、油脂、蜡、树脂、鞣质、无机盐等化合物。一般把有明显生物活性的成分称为有效成分，没有明显生物活性的成分称为无效成分。但这里所说的有效成分与无效成分都是相对而言的，并无绝对意义。

一、糖和苷

　　糖类主要包括单糖、低聚糖和多糖，在中药中普遍存在，通常为无效成分。

　　单糖是多羟基醛或多羟基酮类化合物。单糖易溶于水，可溶于含水乙醇，难溶于无水乙醇，不溶于乙醚、苯、三氯甲烷等亲脂性有机溶剂。

　　低聚糖是由 2~10 个单糖基通过苷键聚合而成的直糖链或支糖链的聚合糖。低聚糖溶解性能与单糖相似。

　　多糖通常是由 10 个以上乃至几千个单糖缩合而成的高聚物。中药中的植物多糖主要有淀粉、菊糖、果胶、树胶、黏液质及纤维素等；动物多糖主要有肝素、硫酸软骨素、甲壳素等。多糖大多可溶于热水，在冷水中溶解度较低，不溶于乙醇及其他有机溶剂。纤维素和甲壳素为难溶性成分，不溶于水及其他一般溶剂。

　　苷是糖或糖的衍生物和另一非糖成分（苷元）通过苷键连接而成的一类化合物。中药中的许多有效成分都可能与糖结合成苷的形式存在，如黄酮苷类、蒽醌苷类、皂苷类、强心苷类等。大多数苷类化合物可溶于水、甲醇、乙醇，难溶于乙醚、三氯甲烷、苯等亲脂性有机溶剂。

二、醌类

　　具有不饱和环二酮结构的化合物称为醌类化合物，主要包括苯醌类、萘醌类、菲醌类和蒽醌类四种，均属植物色素类成分。醌类中蒽醌类化合物的存在最为普遍，并具有多方面生物活性。游离醌类化合物易溶于乙醚、三氯甲烷、丙酮、乙醇、甲醇等有机溶剂，也溶于碱水。

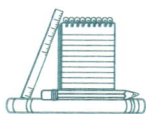

三、苯丙素类

苯丙素类是指基本母核具有一个或几个 $C_6 - C_3$ 单元的天然有机化合物类群，主要指香豆素类、木脂素类，具有多方面的生理活性。

香豆素类是具有苯骈 α - 吡喃酮母核的天然化合物的总称，在结构上可以看成顺式邻羟基桂皮酸脱水而形成的内酯类化合物。游离香豆素类化合物易溶于乙醚、三氯甲烷、丙酮、乙醇、甲醇等有机溶剂，分子量小者也能部分溶于沸水，但不溶于冷水。

木脂素类是由两分子苯丙素衍生物聚合而成的一类天然化合物，主要存在于植物的木部和树脂中。游离木脂素类化合物多具有较强亲脂性，一般难溶于水，易溶于苯、乙醚、三氯甲烷及乙醇等有机溶剂。

四、黄酮类

黄酮类原指基本母核为 2 - 苯基色原酮的一系列化合物，色黄而且有酮基。现在黄酮类泛指基本母核为 $C_6 - C_3 - C_6$ 结构的一系列化合物，为一类重要的天然药物成分。游离黄酮类化合物一般难溶于水，易溶于甲醇、乙醇、乙酸乙酯、乙醚等有机溶剂，也溶于碱水。

五、萜和挥发油

萜类是甲戊二羟酸在植物体内经复杂的生物过程演变而成的一系列化合物，多数具有异戊二烯聚合体样的基本骨架，数量众多，结构多样，有多方面的生理活性。游离萜类化合物亲脂性明显，易溶于多数有机溶剂，难溶于水。

挥发油又称精油、芳香油，是广泛存在于植物体中的一类常温下可挥发、具有特异芳香气味、与水不相混溶的油状液体的总称，有一定药理作用，在香料工业上也应用广泛。挥发油具有较强的脂溶性，不溶于水，可溶于醇，在醇中的溶解度随醇的浓度增大而升高，易溶于石油醚、苯和乙醚等有机溶剂。

小分子萜类化合物是挥发油最主要的组成成分。

六、皂苷

皂苷包括三萜皂苷和甾体皂苷两大类，它们的水溶液经振摇后能产生丰富而持久的肥皂样泡沫，故名皂苷。皂苷类化合物，特别是三萜皂苷类化合物是许多中药的有效成分。因皂苷多为低聚糖苷，所以亲水性较强，可溶于水，易溶于热水、稀醇，难溶于乙醚、苯等亲脂性有机溶剂。皂苷在含水正丁醇或含水戊醇中溶解度较好，常利用此性质从中药水提取液中萃取皂苷，使之与水提取液中的糖、蛋白质等强亲水性杂质分离。

七、强心苷

强心苷是自然界中存在的一类对心脏具有显著生物活性的甾体苷类化合物。强心苷毒性较强，能选择性地作用于心脏，适当剂量能增强心肌收缩力，常用于治疗急、慢性充血性心力衰竭与节律障碍等心脏疾患。强心苷一般可溶于水、甲醇、乙醇、丙酮等极性较大的溶剂，难溶于乙醚、苯、石油醚等弱极性有机溶剂。其溶解性可因糖的种类、数量及苷元分子中所含羟基的多少不同而有较大差异。

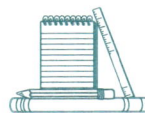

八、生物碱

生物碱是来自生物体的一类含氮原子的有机化合物，多有一定碱性。生物碱数量众多，一般有广泛而强烈的生物活性，甚至表现为明显的毒性。多数游离生物碱溶于三氯甲烷、乙醇、乙醚、苯等有机溶剂，不溶或难溶于水。多数生物碱盐易溶于水和乙醇，不溶或难溶于三氯甲烷、乙醚、苯等亲脂性有机溶剂。

九、其他类成分

（一）鞣质

鞣质是一类分子量较大、结构复杂的多元酚衍生物，味涩，因能用于鞣制皮革而得名。鞣质普遍存在于植物皮、根、未成熟果实及动物虫瘿中，一般被视为无效成分。具止泻、止血等收敛作用的中药中的鞣质常为其有效成分，如诃子鞣质、五倍子鞣质。鞣质能溶于水、乙醇、丙酮、乙酸乙酯等溶剂，不溶于乙醚、三氯甲烷、苯、石油醚等极性小的溶剂。

（二）有机酸

有机酸是植物体内的一类含有羧基的有机化合物。普遍存在于中药中的一般有机酸常被视为无效成分，如草酸、柠檬酸。而中药中的许多特殊有机酸则常为有效成分，如甘草中的甘草酸、女贞子中的齐墩果酸。低级脂肪酸多溶于水和乙醇，随着碳原子数目的增多，亲脂性上升，易溶于乙醚、苯、三氯甲烷和热乙醇等有机溶剂。有机酸均易溶于碱水。

（三）氨基酸、蛋白质和酶

氨基酸是指分子中同时含有氨基和羧基的化合物。氨基酸可溶于水和稀醇，难溶于有机溶剂。

蛋白质是由 α-氨基酸通过肽键结合而成的高分子化合物。酶绝大部分是生物体内具有催化作用的特殊蛋白质。蛋白质大多能溶于冷水而成胶体溶液，遇热水易变性，少数溶于稀醇，不溶于浓醇和其他有机溶剂。

中药中普遍含有的一般氨基酸、蛋白质和酶常被视为无效成分。

（四）油脂和蜡

油脂为高级脂肪酸的甘油酯，植物种仁中多见。蜡为高级脂肪酸和高级一元醇结合而成的酯，植物果皮、叶及茎枝等的表面多见。

油脂和蜡不溶于水、难溶于冷乙醇，可溶于热乙醇，易溶于乙醚、三氯甲烷、苯、石油醚等亲脂性有机溶剂。

油脂和蜡通常为无效成分。

（五）树脂

树脂是植物组织内树脂道分泌的渗出物，不同于糖类的树胶，为一类结构复杂的混合物，通常为无效成分。树脂不溶于水，能溶于乙醇、乙醚等有机溶剂。

（六）色素

色素广泛存在于植物药中，可分为脂溶性色素和水溶性色素两类。脂溶性色素包括叶绿素、胡萝卜素等，一般视为无效成分。水溶性色素包括醌苷、黄酮苷、花色素等，许多为药物有效成分。

（七）无机离子

中药中的钾、钠、钙、镁等无机离子与无机酸或有机酸结合成盐存在，多为无效成分。但越

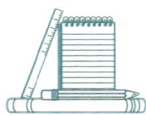

来越多的事实证明许多无机元素对维持人体正常生理功能有积极意义。研究发现某些地道药材中无机元素的种类、含量有别于普通药材，可能与其疗效有一定关系。无机离子易溶于水，难溶于有机溶剂。

掌握各类中药化学成分的溶解性能，是正确选择中药化学成分提取分离方法的前提。

中药中主要化学成分类型溶解性能见表 2－1。

表 2－1　各类化学成分的溶解性

成分类别	水	亲水性有机溶剂	亲脂性有机溶剂
单糖及低聚糖	＋	±	－
淀粉	－（热＋）	－	－
树胶、黏液质	＋	－	－
苷	＋	＋	－
苷元	－	＋	＋
氨基酸	＋	±	－
蛋白质	＋（热－）	－	－
水溶性有机酸	＋	＋	－
油脂和蜡	－	－（热＋）	＋
树脂	－	＋	＋
水溶性色素	＋	＋	－
脂溶性色素	－	＋	＋
游离生物碱	－（有例外）	＋	＋
生物碱盐	＋	＋	－
挥发油	极微溶	＋	＋
无机成分	＋或－	－（稀醇±）	

注：＋表示溶解；－表示不溶；±表示难溶或部分溶解。

项目二　中药化学成分的提取技术

研究中药化学成分，首先要从提取工作开始。提取要选择合适的溶剂及方法将欲提取的成分尽可能完全地提出，而将杂质尽可能留在药渣中。设计合理的提取方法将为下一步分离精制的顺利进行打下坚实的基础。为了提高提取效率，常将药材原料粉碎，粒度并非越细越好，一般以能通过二号筛为宜。种子类药材常先脱脂，可选用压榨法或用石油醚脱去大量油脂。用水提取含淀粉、黏液质等多糖丰富的根茎类药材时，为避免多糖大量溶出而使提取液滤过困难，宜将药材切成小段、薄片或粉碎成粗颗粒。苷类成分的提取，为防止酶对苷的水解，可选用60%以上乙醇或沸水作提取溶剂，抑制或杀灭酶的活性。但苷元或次生苷的提取，则要保留酶的活性。

从中药中提取化学成分常用的技术有溶剂提取技术、水蒸气蒸馏技术、升华技术、超声提取技术等，下面分别介绍。

一、溶剂提取技术

溶剂提取法是实际工作中提取有效成分最常用的方法。根据中药中各种化学成分的溶解性能，选择对有效成分溶解度大而对其他成分溶解度小的溶剂，用适当的方法将所需化学成分尽

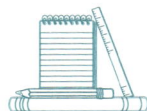

可能完全地从药材组织中溶解出来。

（一）基本原理

溶剂提取法的基本原理是在渗透、扩散作用下，溶剂渗入药材组织细胞内部，溶解可溶性物质，形成细胞内外的浓度差而产生渗透压，在渗透压的作用下，细胞外的溶剂分子不断进入药材组织中溶解可溶性成分，细胞内的溶质分子不断向外扩散，直至细胞内外溶液浓度达到动态平衡时，即完成一次提取。滤出此溶液，药渣里再加入新鲜溶剂，使细胞内外重新产生浓度差，提取又继续进行。重复提取操作，直至所需成分全部或大部分溶出。

（二）溶剂的选择

影响提取的因素有溶剂、提取方式、药材粉碎度、温度、时间和浓度差等。其中，选择合适的溶剂是溶剂提取法的关键。溶剂的选择应遵循"相似相溶"的经验规律：亲脂性的成分在亲脂性溶剂中溶解度大，亲水性的成分在亲水性溶剂中溶解度大。同时兼顾溶剂是否安全、价廉、易得、浓缩回收是否方便等问题。

化学成分的亲水亲脂性与其分子量和极性关系密切。一般来说，分子量越大、极性越小，表现亲水性越弱，亲脂性越强；分子量越小、极性越大，表现亲水性越强，亲脂性越弱。

溶剂的极性与介电常数 ε 有关，介电常数越大，极性越大，见表 2 - 2。

表 2 - 2　常用溶剂的介电常数

溶剂名称	介电常数（ε）	溶剂名称	介电常数（ε）
石油醚	1.8	正丁醇	17.5
苯	2.3	丙酮	21.5
无水乙醚	4.3	乙醇	26.0
三氯甲烷	5.2	甲醇	31.2
乙酸乙酯	6.1	水	80.0

常用溶剂的极性大小顺序排列如下：

石油醚 < 苯 < 无水乙醚 < 三氯甲烷 < 乙酸乙酯 < 正丁醇 < 丙酮 < 乙醇 < 甲醇 < 水

按照溶剂极性大小顺序及溶解性能不同，可将溶剂分为水、亲水性有机溶剂、亲脂性有机溶剂三类。现将三类溶剂的性质和溶解范围分述如下：

1. 水　水的极性强，对药材组织穿透力大。中药中糖、蛋白质、氨基酸、鞣质、有机酸盐、生物碱盐、大多数苷类、无机盐等亲水性成分可溶于水。使用水作为提取溶剂有安全、经济、易得等优点，但水提取液（尤其是含糖及蛋白质多者）易霉变难保存，而且不易浓缩和滤过。

2. 亲水性有机溶剂　指甲醇、乙醇、丙酮等极性较大、能与水任意比例混溶的有机溶剂。其中乙醇无毒，对药材组织具有较强穿透能力，最为常用。通过调节乙醇浓度，对极性成分和一些亲脂性成分都有很好的溶解性能。此类溶剂提取范围较广，效率较高，且提取液易于保存、滤过和回收，但易燃、价格较贵。

3. 亲脂性有机溶剂　指石油醚、苯、乙醚、三氯甲烷、乙酸乙酯等极性较小、不能与水任意比例混溶的有机溶剂。此类溶剂对药材中化学成分具较强选择性，中药中亲脂性成分如挥发油、油脂、叶绿素、树脂、内酯、某些游离生物碱及一些苷元等可被提取出，提取液易浓缩回收。此类溶剂对药材组织穿透力较弱，常需长时间反复提取，且毒性大、易燃、价格较贵、设备要求高。

（三）溶剂提取的常用方法

提取方法的选择，可根据所用溶剂的特性及被提取成分的性质来考虑，常用浸渍法、渗漉

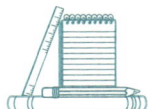

法、煎煮法、回流提取法和连续回流提取法。

1. 浸渍法　是将药材用适当的溶剂在常温或温热的条件下浸泡一定时间，溶解出有效成分的一种方法。

（1）操作技术　根据温度条件的不同，可分为冷浸法与温浸法两种。

①冷浸法：取药材粗粉置适宜容器中，加入一定量的溶剂，密闭，时时搅拌或振摇，在室温条件下浸渍 1～2 天或规定时间，使有效成分溶出，滤过，适当压榨残渣，合并滤液，静置滤过即得。

②温浸法：操作与冷浸法基本相同，但浸渍温度一般在 40～60℃，浸渍时间相对较短，比冷浸法能浸出较多的有效成分。现在还使用微波和超声促使溶质尽快溶出。

若要使药材中有效成分充分浸出，可重复浸提 2～3 次，第二次、第三次浸渍的时间可以缩短，合并浸出液，滤过，浓缩后可得提取物。

（2）适用范围　适用于有效成分遇热易被破坏或含淀粉、果胶、黏液质、树胶等多糖类成分较多的药材。此法操作方便、简单易行，但提取时间长、效率低、水浸提液易霉变，必要时需加适量甲苯等防腐剂。

2. 渗漉法　是将药材粗粉置于渗漉装置中，连续添加溶剂使渗过药粉，自上而下流动溶出有效成分的一种动态浸提方法。

（1）操作技术　操作要点分为粉碎、浸润、装筒、排气、浸渍、渗漉和收集渗漉液等步骤。先将药材打成粗粉，根据药粉性质，用规定量的溶剂（一般每 1kg 药粉用 600～800mL 溶剂）润湿，密闭放置，使药粉充分膨胀。然后取适量用相同溶剂湿润后的脱脂棉垫在渗漉筒底部，分次装入已润湿的药粉。每次装药后均用木槌均匀压平，力求药材松紧适宜。药粉装量一般以不超过渗漉筒体积的 2/3 为宜，全部装完后在上面覆盖滤纸或纱布，再均匀压上一层清洁的细石块或玻璃珠，以防加入溶剂时药粉被冲浮起来。先打开渗漉筒下部的出口，再缓缓加入适量溶剂，使药粉间隙中的空气受压由下口排出。待药粉间气体排尽后关闭出口，流出的渗漉液倒回筒内，继续加溶剂使保持高出药面，浸渍一定时间（常为 24～48 小时）。接着即可打开出口开始渗漉，控制流速（一般以 1kg 药材每分钟流出 1～3mL 为慢漉，3～5mL 为快漉），收集渗漉液，经浓缩后得到提取物。一般收集的渗漉液为药材重量的 8～10 倍，或以有效成分的检识试验决定是否渗漉完全。连续渗漉装置见图 2–1。

（2）适用范围　本法一般在常温下进行，特殊设备也可以加温，适用于提取遇热易被破坏的成分。选用溶剂多为水、酸水、碱水及不同浓度的乙醇等。因能保持良好的浓度差，故提取效率

图 2–1　连续渗漉装置

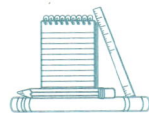

高于浸渍法。单个渗漉筒的不足之处为溶剂消耗多，提取时间长。工业上一般采用多个渗漉罐，将前一罐的低浓度渗漉液加到后一罐继续渗漉，始终使渗漉液保持最高浓度出罐，可以节省溶剂降低浓缩工艺的能耗。

3. 煎煮法　是将药材加水加热煮沸，滤过去渣后取煎煮液的一种传统提取方法。

（1）操作技术　取药材饮片或粗粉，置适当容器（勿使用铁器）中，加水浸没药材，加热煮沸，保持微沸一定时间后，分离煎煮液，药渣继续依法煎煮 2～3 次，合并各次煎煮液，浓缩即得。小量提取，第一次煮沸 20～30 分钟，大量生产第一次煎煮 1～2 小时，第二次、第三次煎煮时间可酌减。

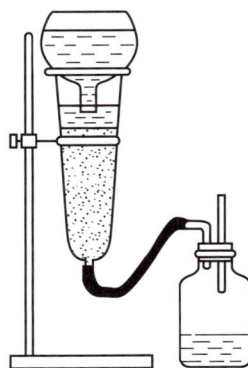

（2）适用范围　此法适用于能溶于水且耐热的中药有效成分的提取。该法操作简单，提取效率高，但不宜用于含挥发油及遇热易破坏成分的中药材。含多糖类成分丰富的药材，因煎提液黏稠，难以滤过，亦不宜使用。

4. 回流提取法　使用易挥发有机溶剂如乙醇、三氯甲烷等加热提取中药中有效成分时，为防止溶剂的挥发逸失，在提取容器的上方加装冷凝装置，使受热蒸发的溶剂蒸气经冷凝后变为液体重新流回原提取容器，如此反复至提取完全的一种特殊煎煮提取方法。因有机溶剂受热散发到空气中会造成毒害、燃烧、爆炸，故使用有机溶剂加热提取必须使用回流法。中药工业生产中，为减少有害金属离子或其他有害物质含量，提取用水要求是去离子水时，加热提取也常使用回流法，减少了去离子水的消耗，也使工作环境改善。图2-2为实验室回流提取装置示意图。

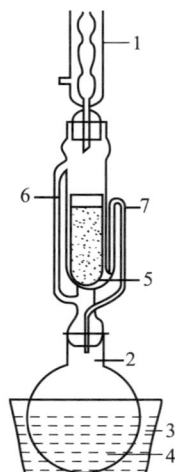

（1）操作技术　将药材粗粉装入圆底烧瓶内，添加溶剂至盖过药面（一般至烧瓶容积1/2~2/3处），接上冷凝管，通入冷却水，在非明火加热装置中加热回流一定时间，滤出提取液，药渣再添加新溶剂回流2~3次，合并滤液，回收有机溶剂后得浓缩提取液。

（2）适用范围　本法提取效率高，但由于药材受热时间长，故对热不稳定成分的提取不宜采用此法。

5. 连续回流提取法　在回流提取法的基础上进行改进，能用少量溶剂进行连续循环回流提取，将有效成分充分提出的方法。

（1）操作技术　实验室中常用索氏提取器（图2-3）提取，操作时先在圆底烧瓶内放入几粒沸石，以防暴沸，然后将装好药材粉末的滤纸袋或滤纸筒放入提取器中，药粉高度应低于虹吸管顶部，加溶剂入烧瓶内，非明火加热装置加热。溶剂受热蒸发遇冷后变为液体回滴入提取器中，接触药材开始进行浸提，待溶剂液面高于虹吸管上端时，在虹吸作用下，浸出液流入烧瓶，溶剂在烧瓶内因受热继续气化蒸发，如此不断反复循环，至有效成分充分被浸出。大生产所用设备及其他各种连续回流提取器的原理与索氏提取器相同。

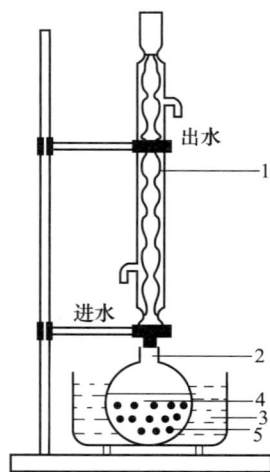

图2-2　回流提取装置　　　图2-3　索氏提取器

1. 冷凝管；2. 圆底烧瓶；3. 水浴；

4. 溶剂；5. 药材或装有药粉的滤纸袋；

6. 溶剂蒸气上升管；7. 虹吸管

（2）适用范围　该法溶剂用量虽少，但能维持较好的浓度差，提高了提取效率。从图中所示装置可以看出装有药材的提取器并没有受热，有效成分溶出速度不快，提取所需时间较长，使

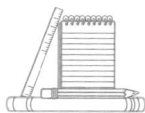

浸出液长时间受热，故不适用于对热不稳定成分的提取。

（四）提取液的过滤

过滤是将溶液和固形物分离的一种方法。固形物有时是药渣或不需要的杂质，有时是所需要的有效成分沉淀物。过滤可分为常压、减压、加压和离心过滤，此处只介绍常压和减压过滤。

1. 常压过滤　利用液体自身重力向下穿透滤纸或滤布等过滤器材，使固液分离。实验室常用玻璃漏斗，为增大过滤面积，可将滤纸叠成菊花形（图2-4），如需趁热过滤，可用保温漏斗。常压过滤装置见图2-5。

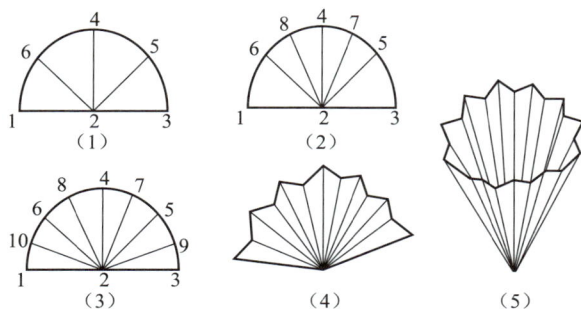

图2-4　菊形滤纸

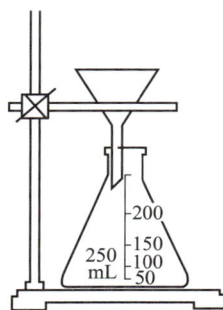

2-5　常压过滤装置

2. 减压过滤　实验室中减压过滤（又称抽滤）使用布氏漏斗和抽滤瓶，见图2-6。将布氏漏斗塞紧在抽滤瓶上，漏斗下端斜口对准抽滤瓶的侧管，侧管用橡皮管与安全瓶相连，再与真空泵连接。布氏漏斗中铺一直径略小于漏斗内径，又保证能盖住所有小孔的滤纸。抽滤前用与待滤溶液相同的溶剂将滤纸湿润，打开真空泵将滤纸抽紧，再加入待滤溶液。由于抽滤瓶内外压力差，溶液被快速滤过进入抽滤瓶。停止抽滤时，先将安全瓶上夹子松开，使系统与大气连通后再关闭真空泵，避免真空泵中的油或水进入抽滤瓶，污染滤液。

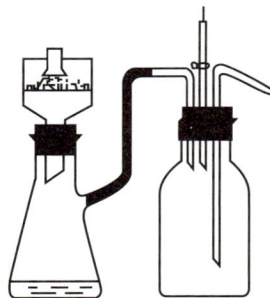

图2-6　减压过滤装置

（五）提取液的浓缩

中药提取液一般体积较大，需浓缩后再进一步处理，常用浓缩法有蒸发和蒸馏。

1. 蒸发　水提取液可用蒸发法浓缩。实验室常将水提取液置蒸发皿中，水浴上加热蒸发。有机溶剂一般不能用此法浓缩，这里除价格的原因之外，主要是因为有机溶剂易燃、易爆、有毒。但少量有机溶剂如几毫升及十几毫升，也可用此法浓缩，但需注意防火，有毒气体需置于通风柜中进行。工业生产中是将大量水提取液通过薄膜蒸发器，使溶液以液膜状态通过加热管，从而加大了液体受热气化的表面积，缩短了溶液的受热时间，提高浓缩效率，是一种较理想的浓缩方法，对水提取液和稀乙醇提取液尤为适用。

2. 蒸馏　有机溶剂的提取液只能用蒸馏法浓缩。如提取溶剂沸点较低或有效成分对热稳定，可用常压蒸馏；如提取液沸点较高或有效成分对热不稳定，则常用减压蒸馏。

（1）常压蒸馏　最常用的常压蒸馏装置（图2-7）由温度计、蒸馏瓶、冷凝管、接液管和接收瓶组成。将欲蒸馏的液体经漏斗加入蒸馏瓶中，装至烧瓶体积的1/2~2/3处，加入2~3块沸石以防爆沸（注意：蒸馏液冷却后再蒸馏时，沸石已失效，应重新加入新沸石。热的蒸馏液严禁加入沸石，否则易产生爆沸，使液体冲出烧瓶，遇火造成火灾）。然后，将蒸馏头装上，加

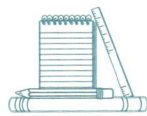

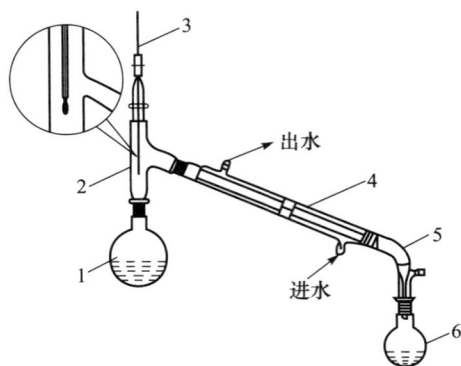

图 2-7 常压蒸馏装置
1. 蒸馏瓶；2. 克氏蒸馏头；3. 温度计；
4. 冷凝管；5. 接液管；6. 接收瓶

上空心塞或装上有温度计的塞子，连接冷凝管、尾接管、接受瓶，将冷凝管通水，再开始于水浴上加热。如果溶剂沸点高（80～180℃），可用油浴（甘油可加热到140～150℃，植物油可热至220℃，石蜡可加热到200℃），也可用电热套、电热板加热。易燃的液体严禁明火加热。蒸馏时注意不能密封，如蒸馏易燃易挥发溶剂如乙醚等，可在抽气尾接管上接一橡皮管通入乙醇中吸收。如刺激性大或特殊臭味时宜通入吸收液中，或于通风柜中进行蒸馏。

（2）减压蒸馏　常用的减压蒸馏系统主要分为蒸馏、抽气、安全保护和测压装置四部分（图2-8）。装置与常压蒸馏装置基本相同，只是将空心塞或装有温度计的塞子换成末端拉成毛细管的玻璃管，毛细管浸入液体距瓶底1～2mm处，玻璃管的另一端应拉细一些或在玻璃管口套上一段橡皮管，并用螺旋夹夹住，借调节进入瓶中空气量维持沸腾平衡并防止液体局部过热而引起的爆沸。这种毛细玻璃管套上适当大小的橡胶塞从蒸馏头顶部插入烧瓶即可。尾接管的支管与安全瓶相连，安全瓶再与抽气装置相连。抽气装置可用水泵和真空油泵。一般减压蒸馏回收溶剂用水泵即可。如果要求较大真空度，则需用真空油泵。如果使用真空油泵，需要连接能吸收有机溶剂的蜡瓶以防止真空泵油被污染，还需连接能吸收水分及酸、碱蒸气的装有无水氯化钙、浓硫酸、粒状氢氧化钠的保护装置，防止真空泵因腐蚀而被损坏。

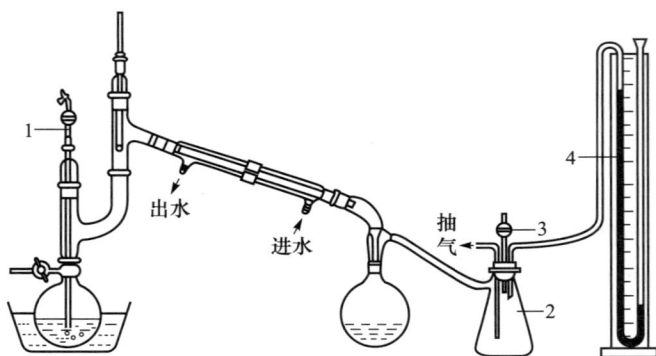

图 2-8 减压蒸馏装置
1. 毛细管；2. 安全瓶；3. 活塞；4. 压力表

减压蒸馏操作时，将仪器装好，溶液装入圆底烧瓶1/2～2/3处，通上冷凝水，打开水泵龙头或油泵开关，调节毛细管导入空气量至能冒出一连串小气泡为宜，开始加热，液体沸腾时应调节热源，使蒸馏液流出速度以0.5～1滴/秒为宜。蒸馏完毕，先除热源，慢慢旋开夹在毛细管上的橡皮管的螺旋夹，打开安全瓶上的活塞，内外压平衡后，再关闭抽气泵，按安装仪器的倒向顺序拆卸仪器，趁热倾出浓缩液，并将烧瓶等洗刷干净，以备下次使用。

减压蒸馏目前常采用旋转浓缩仪（图2-9），其工作原理是在减压条件下，蒸发瓶在恒温水浴锅中旋转，溶液在瓶壁上形成薄膜，增大了溶剂的蒸发面积，溶剂蒸气在高效冷凝器作用下冷凝为液体回流到接收瓶中，达到迅速蒸发溶剂的目的。

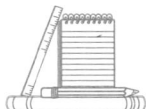

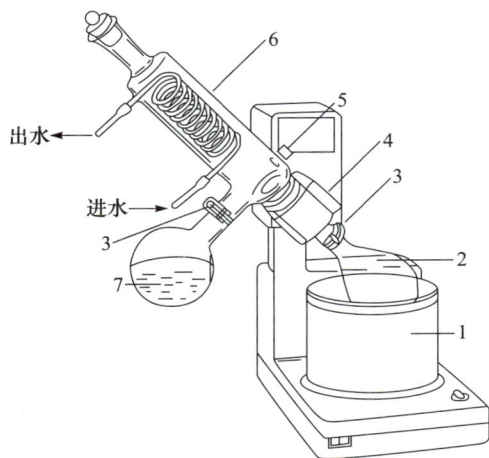

图 2 – 9　旋转浓缩仪

1. 水浴锅；2. 蒸发瓶；3. 固定夹；4. 变速器；5. 真空接口；6. 冷凝管；7. 接收瓶

二、水蒸气蒸馏技术

　　水蒸气蒸馏法是用于提取具有挥发性、能随水蒸气蒸出而不被破坏、不溶或难溶于水、与水不发生化学反应的中药有效成分的提取技术。如用于提取挥发油、麻黄碱、槟榔碱、丹皮酚、蓝雪醌等。

　　本法基本原理是当水和与水互不相溶的液体成分共存时，根据道尔顿分压定律，整个体系的总蒸气压等于两组分蒸气压之和，虽然各组分自身的沸点高于混合液的沸点，但当总蒸气压等于外界大气压时，混合物开始沸腾并被蒸馏出来，故混合物的沸点低于任何一组分的沸点。水蒸气蒸馏装置（图 2 – 10）由水蒸气发生器、蒸馏瓶、冷凝管、接收管和接收瓶五部分组成。将药材粗粉装入蒸馏瓶内，加入水使药材充分浸润，体积不宜超过蒸馏瓶容积的 1/3，然后加热水蒸气发生器使水沸腾，产生水蒸气通入蒸馏瓶，药材中挥发性成分随水蒸气蒸馏出，经冷凝管冷凝后，收集于接收瓶中。蒸馏过程中需对蒸馏瓶采取保温措施，以免部分水蒸气冷凝，增加蒸馏瓶内体积。当馏出液澄清透明时，表示蒸馏已完成，可停止蒸馏。停止蒸馏时应先打开三通管的螺旋夹，使系统与大气压相通后，再关闭热源以防液体倒吸。将得到的馏出液静置分层，用分液漏斗将油层分出即可。若馏出液不分层，则选择沸点较低的脂溶性溶剂将挥发性成分萃取出来，回收溶剂即可。

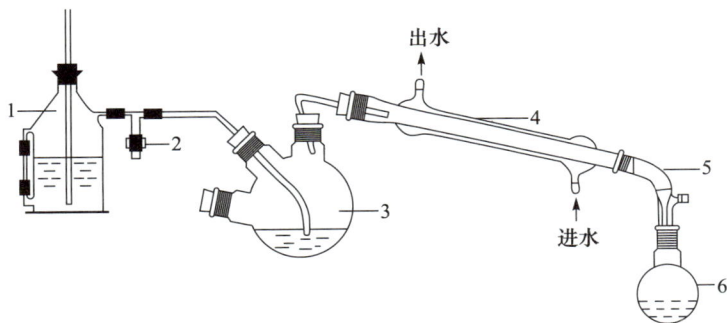

图 2 – 10　水蒸气蒸馏装置

1. 水蒸气发生器；2. 螺旋夹；3. 蒸馏瓶；4. 冷凝管；5. 接收管；6. 接收瓶

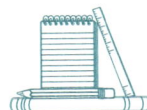

三、升华技术

某些固体化学成分具有较高的蒸气压，受热时不经熔融就可直接气化，气体遇冷又凝固为原来的固体化合物，此过程称为升华。升华技术即是利用某些中药中所含的有效成分具有升华的特性而进行的提取。简易升华装置见图2-11。试样粉碎后置于大小适宜的烧杯中，上面放一圆底烧瓶并连接冷却水，然后在烧杯下方加热，当升华气体到达瓶底遇冷后即可集结成结晶。有时为了降低升华温度，可用两个大小不同的抽气试管安装成减压升华装置（图2-12）。

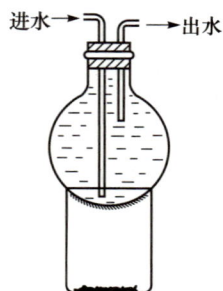

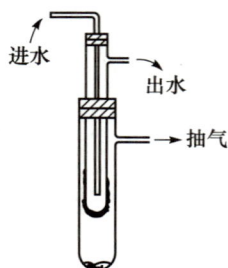

图2-11   升华装置   图2-12   减压升华装置

升华技术适用于提取中药中具有升华性质的成分。如樟木中的樟脑，是世界上最早应用此技术制取的药物成分。此外，游离羟基蒽醌类成分、小分子游离香豆素类成分及某些有机酸和酚类成分等，也具有升华的性质，可利用升华法提取。此法虽简单易行，但药材高温炭化后，往往产生挥发性的焦油状物，黏附在升华物上，不易精制除去，并且提取不完全，产率低，有时还伴有分解现象，不适宜大规模生产。

四、超声提取技术

超声波是指频率高于20kHz的声波，由于频率很高，所以与一般声波相比，它的功率非常强大，可用于辅助中药材中化学成分在溶剂中的溶解。超声提取（也称为"超声萃取"）以其提取温度低、效率高、耗时短的独特优势被越来越多地应用于中药材有效成分的提取，是高效、节能、环保式提取的现代新技术手段。

（一）基本原理

利用超声波的空化作用、机械效应和热效应等，使药材细胞内有效成分快速释放、扩散和溶解。

通常情况下，介质内部或多或少地溶解了一些微气泡，这些气泡在超声波的作用下产生振动，当声压达到一定值时，气泡由于定向扩散而增大，形成共振腔，然后突然闭合，闭合时会在其周围产生瞬间高压（几千个大气压）和高温，这就是超声波的空化效应。它产生的冲击波可造成植物细胞壁及整个生物体在瞬间破裂，有利于有效成分的溶出。

超声波在介质中的传播还可以使介质质点在其传播空间内产生振动，从而强化介质的扩散、传播，这就是超声波的机械效应。它加强了细胞内物质的释放、扩散和溶解，从而显著提高提取效率。

超声波在介质中的传播过程也是一个能量的传播和扩散过程，其声能不断被介质的质点吸收转变成热能，从而导致介质和药材组织温度的升高，增大了有效成分的溶解速度。

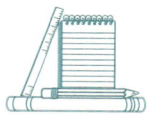

（二）超声提取一般方法

操作时，一般先将药材适当粉碎，用预先选择好的溶剂浸泡润透，密闭，固定于超声提取器中，设定合适的频率、功率、水温及时间后即可超声处理。超声条件与众多因素有关，可参考文献报道或通过试验获得，并非越高越好。

（三）超声提取的特点

相对于传统溶剂提取方法，超声提取具有很多优势：超声波独具的物理特性能促使植物细胞组织破壁或变形，使中药有效成分提取更充分，效率更高；超声提取通常在 30 分钟左右即可获得最佳提取率，较传统方法大大缩短了提取时间；超声提取无须加热或加热温度不高，对遇热不稳定、易水解或氧化的药材中有效成分具有保护作用，同时大大降低能耗；超声提取中药材不受成分极性、分子量大小的限制，适用于绝大多数中药材和各类成分的提取；操作简单易行，设备维护、保养方便。

超声提取法在中药质量检测的样品处理中已广泛使用。近年来，其在中药制剂提取工艺中的应用，也越来越受到关注。

五、超临界流体萃取技术

纯净物质根据温度和压力的不同，呈现出液体、气体、固体等状态变化。在温度高于某一数值时，任何大的压力均不能使该纯物质由气相转化为液相，此时的温度即被称为"临界温度"（T_c）；而在临界温度时，气体能被液化的最低压力称为临界压力（P_c）。某物质温度和压力均处于其临界温度和临界压力以上时，将形成一种既非液体又非气体的特殊相态，称为"超临界流体（SF）"。超临界流体萃取（SFE）即是一种利用超临界流体对中药中有效成分进行萃取分离的新型技术，集提取和分离于一体。

常用作超临界流体的物质有二氧化碳（$P_c = 7.37\text{MPa}$、$T_c = 31.4℃$）、氧化亚氮（$P_c = 7.26\text{MPa}$、$T_c = 36.5℃$）、乙烷（$P_c = 4.88\text{MPa}$、$T_c = 32.2℃$）、乙烯（$P_c = 5.04\text{MPa}$、$T_c = 9.4℃$）和甲苯（$P_c = 4.11\text{MPa}$、$T_c = 318.6℃$）等。由于二氧化碳具有无毒、不易燃易爆、化学性质稳定、价廉，有较低的临界压力和临界温度、对大部分物质不起反应、可循环使用等优点，最常用于植物有效成分的提取。超临界流体萃取仍须遵循"相似相溶"原则，二氧化碳只适合提取非极性和中等极性的成分，很难对许多极性大的成分进行有效提取。为增加二氧化碳超临界流体对极性较大成分的萃取效果，常在二氧化碳超临界流体中加入适量的夹带剂如甲醇、乙醇等来调节其极性。

（一）基本原理

超临界流体萃取的原理主要是根据超临界流体对溶质有很强的溶解能力，且在温度和压力变化时，流体的密度、黏度和扩散系数随之变化，对溶质的亲和力也随之改变，从而使不同性质的溶质被分段萃取出，达到萃取、分离目的。

超临界流体兼有气、液两相的双重优点：密度与液体相近，黏度与气体相近，其扩散系数虽小于气体，但约比液体大 100 倍。溶质的溶解性能与溶剂的密度、扩散系数呈正相关，与黏度呈负相关，所以超临界流体对很多物质有很强的溶解能力。同时，超临界流体的高流动性和扩散能力，有助于所溶解的各成分之间的分离，并能加速溶解平衡，提高萃取效率；超临界流体的介电常数随压力增大而急剧增加，可利用程序升压法将不同极性物质很好地分步溶解出来。

超临界流体萃取法的溶剂和溶质分离方法有三种。①压力变化法：在一定温度下，使超临界流体减压、膨胀，从而降低溶剂的密度，进行分离。②温度变化法：在一定压力下提高温度或降

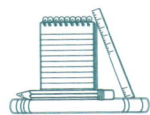

低温度从而将超临界流体与溶质分离，至于采取升温还是降温，则要根据压力条件决定，一般多采用升温操作。③吸附法：在分离器内装填能吸附萃取物的吸附剂。

超临界流体萃取技术基本工艺流程见图2-13，将中药原料放入萃取器6中，用二氧化碳反复冲洗2次，排除设备中的空气，操作时先打开阀12及气瓶阀门进气，启动高压阀4升压，当升到预定压力时，调节减压阀9，使分离器7内的分离压力为$5 \times 10^3 kPa$左右，打开放空阀10接转子流量计测流量。通过调节各阀门，使萃取压力、分离器压力及萃取过程中通过的二氧化碳流量均稳定在所需操作条件后，关闭阀门10，打开阀门11进行全循环流程操作，萃取过程中从阀门8将萃取物取出。

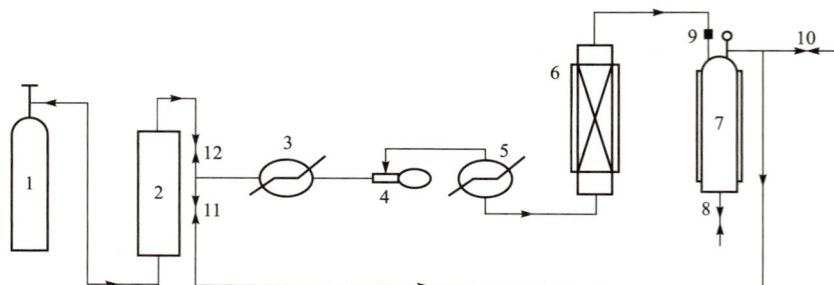

图2-13 CO₂-SFE 工艺流程简图

1. CO₂气瓶；2. 纯化器；3. 冷凝器；4. 高压泵；5. 加热器；
6. 萃取器；7. 分离器；8. 放油阀；9. 减压阀；10~12. 阀门

（二）CO₂-SFE 的特点

目前广泛选用二氧化碳作为超临界萃取溶剂，它具有下列特点。

1. 可在低温下提取 可使二氧化碳在接近常温（35~40℃）时达到超临界状态，中药中的化学成分在低温条件和二氧化碳气体笼罩下进行提取，这就防止了"热敏性"物质（如植物的香气成分等）的氧化和逸散。

2. 没有残留溶剂 由于全过程不用或少量使用有机溶剂（作为夹带剂），因此萃取物无残留溶媒，同时也防止了一般提取过程中有机溶剂对人体的毒害和对环境的污染。

3. 提取效率高，降低能耗 CO₂-SFE 技术集萃取与回收溶剂为一体，当饱含萃取物的二氧化碳超临界流体流经分离器时，由于压力降低，使得二氧化碳与萃取物迅速成为两相（气液分离）而立即分开，全过程与用有机溶媒的常规方法相比，不仅效率高，且耗能少。

（三）CO₂-SFE 的应用

CO₂-SFE 一般用于提取分离挥发性、脂溶性、热敏性成分和易氧化分解的成分，对高极性和大分子量成分提取困难。二氧化碳超临界流体对不同成分的溶解能力相差很大，通常脂溶性成分（如挥发油、烃、酯、内酯、醚、环氧化合物等）可在低压条件下被萃取；成分的极性基团增多则要在较高的压力下才能被萃取；而高分子物（如蜡、蛋白质、树胶等）则很难被萃取。虽然调节温度和压力可方便地改变超临界流体的溶解性能，但对某些成分仍然提取效率不高，这时加入夹带剂可大大提高某些成分溶解度。

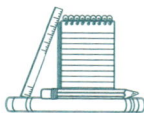

项目三　中药化学成分的分离精制技术

用各种方法提取中药所得的提取液是包含诸多成分的混合物，要想得到所需成分的单体化合物尚需经过反复的分离精制和纯化处理。但提取液一般体积较大，所含成分浓度较低，因此需预先对提取液进行浓缩，提高浓度，以利于分离精制。浓缩过程中应注意尽量避免不必要的损失，防止热敏性成分被破坏。

一、系统溶剂分离技术

中药提取物（浸膏）中常含有极性不同的各种化学成分，常采用系统溶剂分离技术进行分离。系统溶剂分离技术一般是选择 3~4 种不同极性的溶剂，按极性由小到大分步对混合物进行提取分离，使混合物中各成分依其在不同极性溶剂中溶解度的差异而得到分离。

适当浓缩提取液，或拌入适量惰性吸附剂，如硅胶、纤维粉及硅藻土等，低温或自然干燥后粉碎，然后依次用石油醚（或苯）、乙醚、三氯甲烷、乙酸乙酯、丙酮、乙醇及水分步进行抽提，使溶解性不同的各种成分得到分段分离。

此法操作麻烦，一种溶剂溶解的成分不可能完全是所希望的某一单一成分，会含有其他成分，同一成分也可能溶于不同溶剂中，还需要用适当方法进一步分离。常见中药化学成分及其适用的提取溶剂见表 2-3。

表 2-3　常见中药化学成分及其适用的提取溶剂

溶剂类型		成分类型	提取溶剂
强亲脂性		挥发油、脂肪油、蜡、脂溶性色素、甾醇类、某些苷元	石油醚、己烷
亲脂性		苷元、生物碱、树脂、有机酸、某些苷类	乙醚、三氯甲烷
中等极性	小	某些苷类（如强心苷等）	三氯甲烷-乙醇（2:1）
	中	某些苷类（如黄酮苷等）	乙酸乙酯
	大	某些苷类（如皂苷、蒽醌苷等）	正丁醇
亲水性		极性很大的苷、鞣质、氨基酸、某些生物碱盐	丙酮、乙醇、甲醇
强亲水性		蛋白质、糖类、氨基酸、无机盐	水

二、两相溶剂萃取技术

两相溶剂萃取法基本原理是利用混合物中各种成分在两种互不相溶的溶剂中分配系数的差异而达到分离的目的。某物质在一定的温度和压力下，溶解在两种互不相溶的溶剂中，当达到动态平衡时，根据分配定律，该物质在两相溶剂中的浓度之比为一常数，称为分配系数（K），可以下式表示：

$$K = C_u / C_1$$

式中，K 表示分配系数；C_u 表示溶质在上相溶剂中的浓度；C_1 表示溶质在下相溶剂中的浓度。

混合物中各种成分在同一两相溶剂系统中分别有各自不同的分配系数，若各种成分的分配系数差异越大，则分离效果越好。分离的难易可用分离因子 β 值来表示。分离因子为两种溶质在

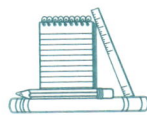

同一溶剂系统中分配系数的比值（$\beta > 1$）。假设某混合物含有 A、B 两种成分，现用三氯甲烷和水等体积配成萃取溶液系统进行萃取分离，其中 $K_A = 10$，$K_B = 0.1$，（$K_A > K_B$），则 $\beta = K_A / K_B = 10/0.1 = 100$。此时仅作一次萃取分离，成分 A 有 90% 以上分配在水中，不到 10% 分配在三氯甲烷中，而成分 B 正好相反，使混合物达到了 90% 以上程度的分离。

一般来说，当 $\beta \geq 100$ 时，若想达到基本分离只需作一次简单萃取；当 $100 > \beta \geq 10$，则需萃取 10~12 次才能达到分离；当 $\beta \approx 1$ 时，即表示 $K_A \approx K_B$，两种成分性质非常相近，无法利用此溶剂系统达到分离目的。因此在实际工作中，应选择 β 值大的溶剂系统，以利于提高分离效率；亦可根据 β 值选择适当的萃取方法。

1. 简单萃取法　简单萃取要依据"少量多次原则"，即将一定量的萃取溶剂分成若干份进行萃取，以提高萃取效率。

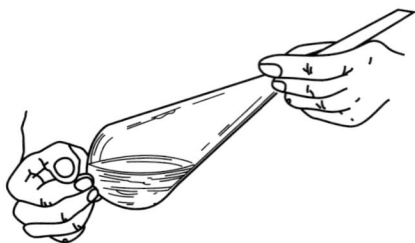

图 2 – 14　分液漏斗的萃取操作

小量萃取一般在分液漏斗中进行。选择容积比待分离液体体积大 1 倍以上的分液漏斗，取出玻璃活塞均匀涂抹上润滑剂，装后旋转，检查是否漏液，依次加入待分离溶液和萃取溶剂，按照图 2 – 14 所示的方法充分振摇，使两种不相混溶的液体充分接触。振摇过程中注意适时开启活塞排气。振摇完成后将分液漏斗放回铁架台上的铁圈内静止，分层。打开分液漏斗上面的玻璃塞，下层液体自活塞放出，上层液体从分液漏斗的上口倒出，完成一次萃取。

在操作过程中，应注意以下几点：

（1）若分离水提取液中的成分，水提液的浓度最好在相对密度 1.1~1.2。

（2）选用的萃取溶剂第一次用量一般为水提液的 1/2~1/3，以后的用量可适当减少为水提液的 1/4~1/6。

（3）分配系数差异较大的成分的分离，一般萃取 3~4 次即可。若亲水性成分不易转入有机溶剂层时，需增加萃取次数或更换萃取溶剂。

（4）由于中药水提取液中含有表面活性物质（如皂苷、蛋白质、多种植物胶质等）及少量细微颗粒，再加上两相溶剂部分互溶、两液相密度相差较小和振摇剧烈等原因，萃取时易产生乳状液层（乳化），特别是选用三氯甲烷萃取，更易产生乳化现象。在操作过程中，可采用旋转混合、改用三氯甲烷 – 乙醚混合溶剂萃取或加大有机溶剂量等措施，尽量避免乳化现象的发生。若乳化现象已形成，可用以下方法破坏乳化：①较长时间放置；②将乳化层加热或冷冻；③轻度乳化可用一金属丝在乳化层中轻轻搅动使之破坏；④将乳化层抽滤；⑤若因两种溶剂能部分互溶而发生乳化，可加入少量电解质（如氯化钠）利用盐析作用加以破坏，在两相比重相差很小时，也可加入食盐增加水相的比重；⑥分出乳化层，再用新溶剂萃取；⑦滴加数滴醇类（如戊醇）改变表面张力，破坏乳状液；⑧根据情况不同还可加入其他破坏乳化的物质如乙醇、磺化蓖麻油等。

中量萃取可在较大的下口瓶中进行，工业生产中的大量萃取，多在密闭萃取缸内进行。

萃取溶剂的选择一般随被萃取化合物的性质而定。如果从水提液中萃取亲脂性成分，一般选用苯、三氯甲烷或乙醚等低极性溶剂；萃取亲水性成分，需改用乙酸乙酯、正丁醇等中等极性溶剂。对于碱性、酸性、两性成分的萃取分离，常选用 pH 梯度萃取法，即利用混合物中各成分的酸（或碱）性强弱不同，相应改变溶剂 pH 值使之相继成盐或游离，改变成分在溶剂系统中的分配系数而与其他成分分离的一种方法。例如分离某有机溶剂中酸性强弱不同的黄酮苷元，可

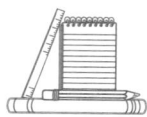

依次用 pH 由低到高的碱液萃取，依次可萃取得到酸性由强到弱的黄酮苷元。

2. 逆流连续萃取法　是利用两种互不相溶的溶剂相对密度的不同，用相对密度小的溶剂作为流动相（或分散相）逆流连续穿过作为固定相（或连续相）的相对密度大的溶剂相液，使有效成分"转溶"而达到分离的一种连续萃取技术。装置见图 2 – 15。

萃取管的数目可根据分配效率的需要来决定选用一根、数根或多根。管内填充小瓷环或小不锈钢丝圈，以增加两相溶剂萃取时的接触面积。操作时，将密度小的相液置高位贮存器中，而密度大者则作为固定相置萃取管内，开启活塞，则高位贮存器中相液在高位压力下流入萃取管遇瓷圈撞击分散成细滴，增大萃取接触面积。最后可取试样用色谱、显色反应或沉淀反应等进行检查，判断萃取是否完全。

这种方法操作简便，萃取较完全，适合各种密度的溶剂萃取。

图 2 – 15　逆流连续萃取装置

1. 萃取管；2. 填料层；
3. 高位容器（相对密度小的液体）；
4. 低位容器（相对密度大的液体）；
5. 旋塞

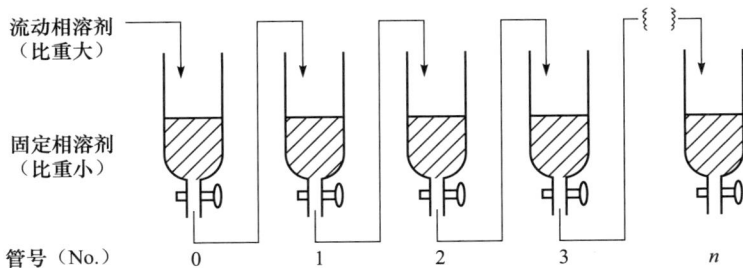

3. 逆流分溶法（counter current distribution，CCD）　被分离物质在两相溶剂中的分配系数比较接近时，简单萃取难以达到分离目的，需用数个分液漏斗进行多次萃取操作。由图 2 – 16 可知，在每个分液漏斗中装入比重小的固定相，然后在 0 号漏斗中再加入比重大的流动相和欲分离的样品，振摇，使充分混合，静置分层后，分出流动相移入 1 号漏斗，并在 0 号漏斗中重新补加新鲜的流动相，充分振摇混合。重复上述操作反复多次，样品混合物中各成分即在两相溶剂作逆流移动过程中，不断进行分配而最终达到分离目的。由于混合物中各成分的分配系数不同，在逐次取出的上层液中得到上层液中分配系数由大到小的物质；同理在下层液也得到在下层液中分配系数由大到小的物质。

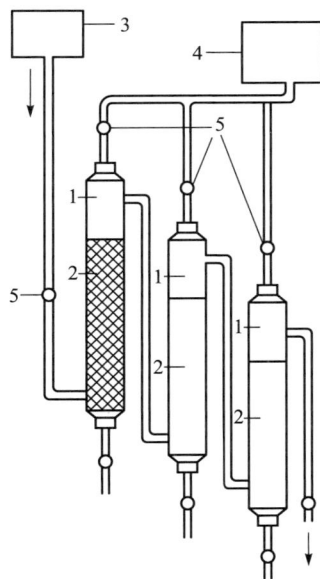

图 2 – 16　逆流分溶法分离过程示意图

以上操作若人工进行，将十分不便，这时可用逆流分溶仪替代。逆流分溶是一种高效率、多次、连续的两相溶剂自动萃取分离方法，亦称为逆流分配法、逆流分布法或反流分布法。CCD 法具有分离效率高、分离过程不需加热、试样容易回收等优点，尤适合分离中等极性、分离因子较小及热不稳定的成分，但操作较繁，消耗溶剂多。含量微小的成分易损失于大体积的溶剂中，而且反复多次地振动溶剂系统易产生乳化现象，故试样极性过大或过小，或分配系数受温度、浓度影响过大，以及易于乳化的溶剂系统均不宜采用此法。

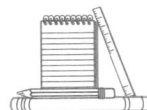

4. 液滴逆流分配法（droplet counter current chromatography，DCCC）   又称液滴逆流色谱法，是在逆流分溶法基础上改进的新方法。其原理与逆流分溶法相似，利用混合物中各成分在两液相间的分配系数的差异，使流动相形成液滴，通过作为固定相的液柱实现逆流分配，从而达到分离目的。

目前应用的装置（图 2 - 17）分为三个组成部分。首先由微型泵、流动相溶剂贮槽和试样液注入器组成输液部分，第二部分由 300 ~ 500 根内径约 2mm、长度为 20 ~ 40cm 的萃取管连接而成，组成第三部分的是检出器及分部自动收集仪。

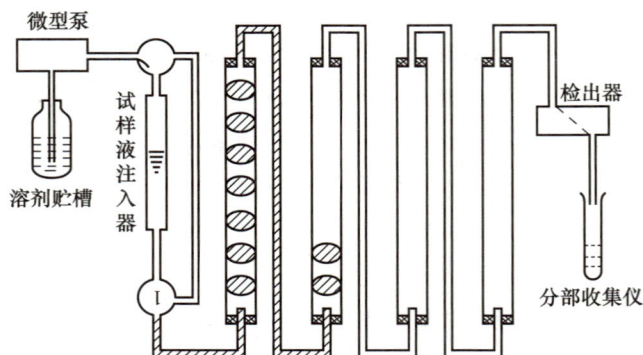

图 2 - 17   液滴逆流分配法装置示意图

操作时，先将选择好的两相溶剂中的固定相充入全部萃取管内，然后从加样口注入已溶于两相溶剂（1：1）中的待分离试样，再由微型泵注入流动相，流动相在萃取管中形成液滴，不断地与固定相有效地接触，摩擦形成新表面，促使溶质在两相溶剂中实现充分的分配，获得很高的分离效果，且不易乳化或产生泡沫，若用氮气驱动流动相可避免吸附物的氧化。从萃取管中流出的流动相通过检出器进行分部收集，完成液滴逆流分配的全过程。

影响 DCCC 的主要因素是能否形成大小适宜的流动相液滴和液滴间的间隔，这与两液相间的界面张力、比重差、输液管口径和泵送液速度有关。因此在选择两相溶剂系统时，不仅需要考虑溶质在两相间的分配系数，还要考虑泵送液的速度等因素。

DCCC 法使用溶剂较少可定量回收试样，分离效果较 CCD 法好，目前已广泛用于分离纯化多种中药化学成分，如皂苷、生物碱、蛋白质、多肽、酸性成分及糖类等，尤适用于皂苷类的分离，并且分离效果良好。

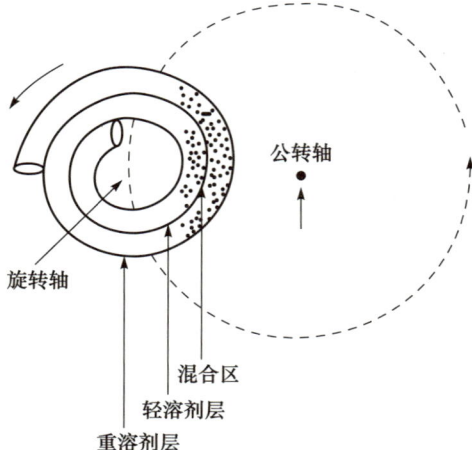

5. 高速逆流色谱法（high speed counter current chromatography，简称 HSCCC）   也是利用逆流分配原理，该装置采用同步行星式设计（图 2 - 18），分离成分时，绕成线圈的聚四氟乙烯管做高速行星式旋转，产生离心力场作用，使无载体支持的固定相稳定地保留在管内，并使流动相单向通过固定相，在两相快速有效地混合、分层过程中，使样品能够在短时间内进行成千上万次萃取，根据样品中各物质分配系数的不同，依次洗脱而获得分离。

高速逆流色谱作为一种比较新颖的分离方

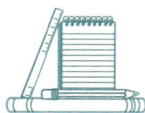

图 2 - 18   高速逆流色谱法分离原理示意图

法，其主要优点是：因其固定相为液体，无须固体支持作载体，故而消除了气－液和固－液色谱中因使用载体而带来的吸附现象，特别适用于分离极性大的组分以及一些生物大分子；由于流动相和固定相均为液体，样品可全部回收，分离纯化与制备可同步完成，故此技术亦特别适用于物质的制备性分离。此外，高速逆流色谱仪进样量大，不需加热升温，也不需要精密的恒流泵，操作十分方便。此技术已在分离纯化生物碱、黄酮、香豆素、蒽醌、皂苷、萜类等成分的研究中获得成功。

三、沉淀分离技术

沉淀法是指在中药的提取液中加入某种试剂，使某些成分沉淀出来而与溶液中的其他成分分离，从而获得有效成分或去除杂质的方法。常用的沉淀法有下列几种。

1. 酸碱沉淀法 是利用某些成分能在酸（或碱）中溶解，而在碱（或酸）中生成沉淀的性质达到分离的方法。这种沉淀反应是可逆的，可使有效成分与其他杂质分离。例如，难溶于水的游离生物碱，遇酸生成生物碱盐而溶于水，当再在水中加碱碱化时又重新变成游离生物碱而沉淀析出；一些不溶于水但具内酯结构的化合物遇碱可开环生成羧酸盐而溶于水，再加酸酸化，内酯环重新环合后从水溶液中沉淀析出；一些不溶于水但具羧基、酚羟基的化合物，遇碱生成盐而溶于水，经酸化后又可游离析出沉淀，借以提纯去除杂质。

2. 试剂沉淀法 此法利用一些成分能与某些试剂产生沉淀的性质或利用某些成分在不同溶剂中溶解度的差异，通过加入特定试剂，使生成沉淀，与其他成分分离。如生物碱沉淀试剂能使生物碱类生成沉淀自酸性溶液中析出；胆甾醇能与甾体皂苷生成沉淀；蛋白质溶液能沉淀鞣质等。

3. 乙醇沉淀法 中药水提液中的淀粉、树胶、黏液质、蛋白质、无机盐等强亲水性杂质成分难溶于乙醇，当在水提液中加乙醇达一定浓度时，它们溶解度下降，析出沉淀而被分离除去。如在含多糖或蛋白质的水提液中分次加入数倍量乙醇，使含醇量逐步达到80%以上，则蛋白质、淀粉、树胶、黏液质等被逐级沉淀析出。同理，在乙醇提取液中加入一定量的水，也会使树脂、叶绿素等水溶性较低的成分沉淀出来；在含有皂苷的乙醇溶液中逐渐加入数倍量的丙酮或乙醚或丙酮－乙醚的混合液，可逐段沉淀出溶解度不同的皂苷。

4. 铅盐沉淀法 利用中性乙酸铅和碱式乙酸铅在水或稀醇溶液中能与许多化学成分生成难溶性的铅盐或铅络合物沉淀，使有效成分与杂质分离。中性乙酸铅能与具有羧基、邻二酚羟基的酸性或酚性成分生成不溶性铅盐，因此可用于沉淀中药成分中的有机酸、蛋白质、氨基酸、黏液质、鞣质、树脂、酸性皂苷、部分黄酮苷和香豆素苷和某些色素等。碱式乙酸铅沉淀范围较广，能与所有酸性或酚性成分生成不溶性铅盐，甚至还能沉淀某些中性和弱碱性成分（如中性皂苷、糖类、异黄酮苷及碱性较弱的生物碱等）。

通常将中药的水或稀醇提取液先加中性乙酸铅饱和溶液至沉淀完全，静置后滤出沉淀，滤液中再加入碱式乙酸铅至沉淀完全。这样得到中性乙酸铅沉淀物、碱式乙酸铅沉淀物及母液三部分，三部分需分别进行脱铅处理。脱铅的方法有三种，分别为硫化氢法、中性硫酸盐法和阳离子交换树脂法。阳离子交换树脂法脱铅快而彻底，但溶液中某些阳离子也可能被交换到树脂上，且用于脱铅后的树脂再生困难。通常使用硫化氢法，脱铅彻底，但脱铅液需通入空气或二氧化碳驱除剩余的硫化氢。中性硫酸盐法常加入硫酸钠等中性硫酸盐，因生成的硫酸铅在水中有一定溶解度，故脱铅不彻底。注意：此法只是用于实验室研究，不能用于生产。

5. 盐析法 本法是在中药的水提液中加入无机盐，如氯化钠、硫酸钠、硫酸镁、硫酸铵等，

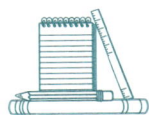

使溶液达到饱和或近饱和状态，使某些成分在水中的溶解度降低而沉淀析出，与水溶性较大的成分分离。如自三颗针中提取小檗碱的生产工艺就是采用氯化钠或硫酸铵进行盐析制备。在用有机溶剂从水提液中萃取水溶性较大的成分（如麻黄碱、苦参碱等）时，往往在水提液中先加入一定量的氯化钠，再用有机溶剂萃取。

四、结晶与重结晶技术

通常情况下，大多数中药化学成分在常温下是固体物质，具有结晶的通性。当物质能够形成结晶则代表其纯度达到了相当程度。结晶法是分离纯化固体成分的重要方法之一，可获得较纯的单体，有利于对中药化学成分进行鉴定和分子结构研究。但只有已经较纯的化合物才可通过结晶处理得到完美结晶物，所以结晶法往往是纯净化合物的最后一步。

（一）基本原理

结晶法利用混合物中各种成分在溶剂中溶解度的差别，使所需成分以结晶状态析出，达到分离精制的目的。将物质由非结晶状物通过处理得到结晶状物的过程称为结晶。结晶是同类分子自相排列的过程，此时形成的晶体一般还含有较多的杂质，为粗结晶，还需用适当的溶剂处理纯化为较纯的结晶状物质，此过程称为重结晶。

（二）结晶溶剂的选择

选择合适的溶剂是结晶法的关键。理想的溶剂应合乎以下条件：①不与结晶物质发生化学反应；②对结晶物质的溶解度随温度不同有显著差异，表现为热时溶解度很大，冷时溶解度很小；③沸点适中，不宜过高或过低，过低则易挥发损失，过高则不易去除；④能给出较好的晶型。

常用的溶剂有水、冰乙酸、甲醇、乙醇、丙酮、乙酸乙酯、三氯甲烷等。具体进行选择时，应遵循"相似相溶"规律，结合被提纯物的极性来选择。若不清楚被提纯物的溶解性能，则只能通过小量摸索试验来决定。取少量试样置小试管中，用滴管逐滴加入溶剂，试验试样在冷热时的溶解度，以选择合适的溶剂。

当不能选择到一种合适的溶剂时通常选用两种或两种以上溶剂组成的混合溶剂。一般常用的混合溶剂有乙醇－水、乙酸－水、丙酮－水、吡啶－水、乙醚－甲醇、乙醚－丙酮、乙醚－石油醚、苯－石油醚等，以两种能以任意比例互溶的溶剂组成，一般要求低沸点溶剂对被提纯物的溶解度大，而高沸点溶剂对被提纯物的溶解度小。

（三）结晶的操作

1. 制备结晶溶液　一般情况下有效成分在混合物中的含量越高越容易结晶，即溶液的浓度高有利于结晶的形成，但若溶液浓度过高，溶液的黏度和杂质的浓度也会相应增高带来干扰，反而不易结晶。一般将已经过适当分离得到的较纯的混合物置锥形瓶中，加入较需要量略少的适宜溶剂，接上冷凝管，加热至微沸，若未完全溶解，可分次逐渐自冷凝管上端加入溶剂，直至欲结晶物质刚好完全溶解，制成近饱和溶液。

2. 趁热过滤　制备好的热溶液需趁热过滤，除去不溶性杂质。注意避免在过滤过程中温度下降而有结晶析出。若热溶液含有色素杂质可加活性炭煮沸十分钟脱色后，趁热过滤。

3. 放冷析晶　慢慢降低滤液温度，以便得到颗粒较大且纯度较高的结晶。若快速降温，析出结晶虽快，但超过了化合物晶核的形成和分子间定向排列的速度，得到的结晶颗粒细小且易包裹杂质，纯度低，有时甚至只能得到无定型粉末。放置过程中，先塞紧瓶塞，若久置冷却后尚无结晶析出，可打开瓶塞，使溶剂自然挥发一部分后析出结晶；也可用玻璃棒摩擦容器内壁或投

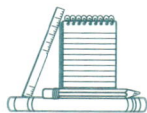

入晶种以诱导结晶析出；某些化合物含量高且纯，却不易结晶时，可将其制备成易于结晶的衍生物。

4. 抽气过滤　用抽气过滤的方法使结晶与溶液分离后，用少量溶剂洗涤结晶后再抽干。

上述操作所得的结晶为粗结晶，仍含有杂质，需反复进行重结晶后才可得到纯品。若所得结晶尚含有多种成分，可用分步结晶的方法使各成分分步析出。

（四）结晶纯度的判断

一种纯的化合物结晶通常都具有一定的晶形和色泽，有一定的熔点和熔距。故可根据结晶物的色泽、晶形、熔点和熔距，并结合纸色谱或薄层色谱技术鉴定。必要时可采用高效薄层色谱、气相色谱、高效液相色谱等来进一步鉴定。

五、膜分离技术

使用膜技术（超滤膜、微孔滤膜、半透膜、反渗透膜等）可以在原生物体系环境下实现成分分离，可以高效浓缩富集产物，有效脱出杂质；操作方便，能耗低，过程简单，无二次污染。膜技术先后发展了反渗透、纳滤、超滤、微滤、透析、电渗析、渗透蒸发、液膜、膜萃取和膜蒸馏等新技术，适用于各种中药生产的需求。

超滤膜和反渗透膜的国内技术已比较成熟，使中药生产的提取、分离、浓缩、纯化为一体，提高中药生产提取、分离的整体水平。

透析法也是常用的一种中药成分分离的方法，是利用提取液中小分子成分可通过透析膜，而大分子成分不能通过透析膜的性质使分子量差异较大的成分达到分离的方法。在分离纯化中药化学成分中的大分子成分（皂苷、蛋白质、多肽、多糖等）时，可用透析法除去无机盐、单糖、双糖等小分子杂质。反之也可将大分子杂质留在半透膜内，而小分子的成分通过半透膜进入膜外溶液中。

如图 2-19 所示，可将在透析膜扎成袋状，外用尼龙网袋加以保护，小心加入欲透析的试样溶液，放入清水缸中。

为了加快速透析速度，可不断更换缸内的水，使膜内外浓度差增加，或稍加搅拌或适当加温处理；也可以在近透析膜两旁处放置两个电极，通电后使带电荷离子的透析速度增加 10 倍以上，称为"电透析"。透析过程中，取膜内溶液进行分析，判断透析是否完全。

图 2-19　透析法示意图

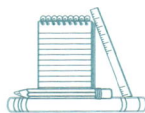

透析膜的膜孔有不同规格，要根据具体情况加以选择。所选透析膜合适与否是透析法成败的关键，常用的透析膜有动物性膜、火棉胶膜、羊皮纸膜（硫酸纸膜）、玻璃纸膜、蛋白胶膜等。

超滤也是一种膜分离技术，是根据体系中分子的大小和性状，通过膜的分子筛作用，在分子水平上进行分离，能够分离相对分子质量为 $10^3 \sim 10^6$ 的物质，起到分离、纯化、浓缩或脱盐的作用。目前在中药制剂中的应用主要是用来滤除细菌、微粒、大分子杂质（胶质、鞣质、蛋白质、多糖等）。

六、分馏技术

分馏技术是利用液体混合物中各成分的沸点不同，在分馏过程中控制蒸馏温度，以收集到

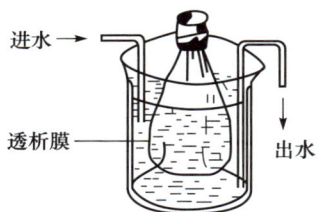

不同温度的馏分而达到分离目的的技术。可用此技术分离中药中得到的液体混合成分，如挥发油、液体生物碱等。

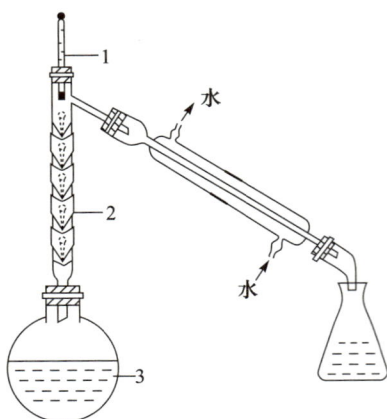

图 2 - 20   简单分馏装置
1. 温度计；2. 分馏柱；3. 烧瓶

一般说来，液体混合物成分间沸点如果相差较大，可通过重复多次的蒸馏即可达到分离的目的。如果沸点相差较小（25℃以下），则需采用分馏柱分离。沸点相差越小，需要的分馏装置越精细。实际上分馏就是利用分馏柱来完成多次蒸馏的过程。操作时将待分馏的试样加入圆底烧瓶中，加入沸石，加热。如图2 - 20 所示，当瓶内液体受热开始沸腾时，就要注意调节温度使蒸气缓慢升入分馏柱。因柱外空气的冷却，部分蒸气冷凝成液体，上行的蒸气遇到下行的冷凝液，就产生热交换。如上行的蒸气包含多种成分，显然高沸点的成分较易被冷凝，随着分馏柱管的升高，越向上，混合蒸气中所含高沸点的成分越少，到了一定高度，可获得纯的某一成分。待低沸点组分分馏完后，再逐渐升温，收集第二组分，如此进行操作，使不同沸点的组分逐一分馏出来。

七、色谱分离技术

色谱分离技术是一种现代高效分离技术，将在项目四中专门介绍。

项目四   中药化学成分的色谱分离技术

色谱分离技术又称层析技术，是利用混合物中各个组分对固定相和流动相的亲和力不同而使之相互分离的方法，是用于分离多组分有机混合物的一种高效分离技术。

按照分离原理不同，可分为吸附色谱、分配色谱、离子交换色谱、凝胶色谱等。

按照操作条件不同，可分为柱色谱（column chromatography，CC）、薄层色谱（thin layer chromatography，TLC）、纸色谱（paper chromatography，PC）和毛细管色谱（capillary tube chromatography，CTC）。

按照目的不同，可分为分析色谱（用于化合物定性或定量分析）和制备色谱（用于化合物制备）。

其他尚有气相色谱、高效液相色谱；正相色谱、反相色谱等不同分类称呼方法。

随着分离科学与技术的进步，色谱提取分离技术在中药提取分离、鉴定中的应用日渐增多，主要体现在以下几个方面：①分离混合物：在中药提取的有效部位中，往往含有结构相似、理化性质相近的多种成分，用一般的化学方法很难将其分离，可用色谱分离技术将它们分开。含有少量结构类似的杂质不易除去，也可利用色谱分离技术除去杂质得到纯品。②定量分析：在柱色谱和薄层色谱中，被分离的各成分量的大小可以通过峰面积或斑点大小来分析该物质的含量，进行定量分析。③鉴定化合物：在一定条件下，纯的化合物在薄层色谱或纸色谱展开时斑点不分离；同一化合物在相同色谱条件下有相同的 R_f 值，在气相色谱和高效液相色谱中则有相同的保留时间。所以，利用色谱法可以鉴定化合物的纯度，或利用标准品的对照来初步确定化合物的种类。

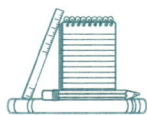

一、吸附色谱技术

（一）基本原理

吸附色谱是应用各种固体吸附剂为固定相，利用吸附剂对混合物中各组分的吸附能力不同而使各组分得到分离。

吸附与解吸附是吸附色谱的理论基础。用一定的溶剂系统展开时，由于溶剂与混合物各组分争夺吸附剂活性表面，故而对混合物各组分产生解吸附作用，解吸附下来的组分与溶剂始终存在着对吸附剂的竞争吸附作用，故随即又被吸附剂所吸附，吸附与解吸附的过程贯穿整个色谱过程。

不同的化合物由于结构上的差异，在吸附剂上的吸附、解吸附性能是不同的，结果随溶剂移动的速度就不会相同，从而产生分离。化合物极性越大，越容易被吸附而不容易被解吸附，移动速度越慢。组分之间的结构差异越大，分离效果越好。

吸附色谱技术应用非常广泛，可采用柱色谱、薄层色谱等多种操作技术进行。

（二）吸附色谱分离三要素

吸附色谱的分离效果取决于吸附剂的活性、流动相溶剂的极性和被分离化合物的极性这三个因素。

1. 吸附剂 常用的吸附剂有硅胶、氧化铝、活性炭、聚酰胺、硅酸镁、硅藻土等。

（1）硅胶 色谱用硅胶为一多孔性物质，分子中具有硅氧烷的交联结构，同时在颗粒表面又有很多硅醇基，它可以和许多化合物形成氢键而具有一定的吸附作用。硅胶暴露于空气中能通过氢键的形成而吸附空气中水分，使吸附力降低，当吸水量超过17%时，吸附力极弱不能用作吸附剂，称为"失活""去活化"。当把硅胶加热至100~110℃时，所吸附的水分即能大部分被除去，重新产生吸附力，这一过程称为"活化"。当温度升高至170℃时，硅胶表面的硅醇基开始部分脱水，逐渐丧失吸附活性，所以硅胶的活化温度不宜过高（一般110℃，0.5小时）。注意硅胶表面上的硅醇基具有弱酸性，对碱性化合物吸附力强，一般只适用于中性或酸性成分的分离。硅胶作为吸附剂有较大的吸附容量，分离范围广，能用于极性和非极性化合物的分离，如有机酸、挥发油、蒽醌、黄酮、氨基酸、皂苷等。

（2）氧化铝 是一种吸附力较强的极性吸附剂，分为碱性氧化铝、中性氧化铝和酸性氧化铝。碱性氧化铝因其中混有碳酸钠等成分而带有碱性，对于一些碱性成分，如生物碱类的分离颇为理想，但是不宜用于酸、酚、醛、酮、酯、内酯等类型的化合物分离，因为有时碱性氧化铝可与上述成分发生如络合、异构化、氧化、消除等反应。中性氧化铝是由碱性氧化铝除去碱性杂质再用水洗至中性得到的产物，但仍属于碱性吸附剂的范畴，不适用于酸性成分的分离。酸性氧化铝是氧化铝用稀硝酸或稀盐酸处理得到的产物，适合于酸性成分的分离。三种氧化铝以中性氧化铝使用最多。氧化铝的吸附性也与含水量有着直接的关系，随着含水量的增加，吸附能力减弱，含水量与活性级别的关系见表2-4。通过高温活化或加水去活化的操作可得到不同活度级别的氧化铝，一般在马弗炉中400℃左右灼烧6小时，可得Ⅰ~Ⅱ级的氧化铝；150~160℃烘干4小时，可得Ⅲ~Ⅳ级的氧化铝。氧化铝的活度可在薄层色谱上用偶氮苯染料法测定。

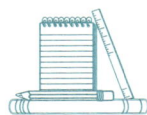

表 2 - 4　硅胶、氧化铝含水量与活性级别的关系

活性级别	硅胶含水量（%）	氧化铝含水量（%）
I	0	0
II	5	3
III	15	6
IV	25	10
V	38	15

（3）活性炭　是使用较多的一种非极性吸附剂，其吸附作用与硅胶和氧化铝相反，对非极性物质具有较强的亲和能力，在水溶液中吸附力最强，在有机溶剂中较弱，因此，水的洗脱能力最弱，而有机溶剂较强。从活性炭上洗脱被吸附物质时，溶剂的极性减小，活性炭对溶质的吸附能力也随之减小，洗脱溶剂的洗脱能力增强。例如以乙醇 - 水进行洗脱时，则随乙醇浓度的递增而洗脱能力增加。在一定条件下，活性炭对不同物质的吸附能力不同，对芳香族化合物的吸附力大于脂肪族化合物；对大分子量化合物的吸附力大于小分子量化合物。利用这些吸附性的差别，可将水溶性芳香族物质与脂肪族物质分开，单糖与多糖分开，氨基酸与多肽分开。柱色谱用的活性炭，最好选用颗粒活性炭，若为活性炭细粉，则需加入适量硅藻土作为助滤剂一并装柱，以免流速太慢。

（4）聚酰胺　为高分子聚合物，不溶于水、甲醇、乙醇、丙酮、三氯甲烷及乙醚等常用有机溶剂，对碱较稳定，对酸尤其是无机酸稳定性较差，可溶于浓盐酸、冰乙酸及甲酸。

一般认为，聚酰胺对有机物质的吸附属于氢键吸附，通过分子中的酰胺基与酚类、醌类、羧酸类形成氢键缔合而产生吸附。吸附强弱则取决于各种化合物与之形成氢键缔合的能力，通常有下列大致规律：形成氢键的基团数目（酚羟基、羧基、醌环等）越多，则吸附能力越强；易形成分子内氢键者，在聚酰胺上的吸附相应减弱；分子中芳香化程度高或共轭双键多者，吸附作用增强。

聚酰胺与酚类或醌类等化合物形成氢键缔合的能力在水中最强，在含水醇中则随醇浓度增高而相对减弱，在高浓度醇或其他有机溶剂中几乎不缔合。甲酰胺、二甲基甲酰胺及尿素水溶液因分子中均有酰胺基，可以与酚类等化合物形成氢键缔合，故有很强的洗脱能力。此外，水溶液中加碱或酸均可破坏聚酰胺与溶质之间的氢键缔合，也有强大的洗脱能力，可用于聚酰胺的精制及再生处理，常用 10% 乙酸、3% 氨水及 5% 氢氧化钠水溶液等。综上所述，各种溶剂在聚酰胺色谱上的洗脱能力由弱至强顺序如下：

水 < 甲醇 < 丙酮 < 氢氧化钠水溶液 < 甲酰胺 < 二甲基甲酰胺 < 尿素水溶液。

聚酰胺在天然产物有效成分的分离上有非常广泛的用途，极性物质与非极性物质均适用，特别适合于分离酚类、醌类、黄酮类等化合物，可使性质极相近的类似物得到分离。此外也可用于生物碱、萜类、甾体、糖类、氨基酸衍生物、核苷类、有机酸和鞣质等物质的分离，但对这些化合物来说，上面所说的规律难以解释，故有人提出了"双重色谱"理论，即聚酰胺分子中既有非极性的脂肪链，又有极性的酰胺基团，当用极性流动相（含水溶剂系统）洗脱时，聚酰胺作为非极性固定相，其色谱行为类似反相分配色谱；当用极性较小流动相（非水溶剂系统）洗脱时，聚酰胺作为极性固定相，其色谱行为类似正相分配色谱。

2. 洗脱剂或展开剂　吸附色谱所用的流动相除气相色谱外均为液体溶剂，在柱色谱中习惯称之为"洗脱剂"，而在薄层色谱与纸色谱中习惯称之为"展开剂"。溶剂的洗脱或展开能力与

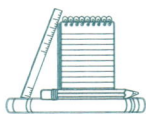

溶剂的极性有密切关系：对于极性吸附剂（如硅胶、氧化铝），溶剂的极性越大，洗脱能力就越强；对于非极性吸附剂（如活性炭），溶剂的极性越大，洗脱能力就越弱。应当指出的是，酸性、碱性及两性化合物的极性强弱及吸附行为主要由其存在状态（游离型或解离型）所决定，并受溶剂 pH 值的影响。因此，实践中需要通过改变溶剂 pH 值以改变酸性、碱性及两性化合物的存在状态，进而影响其色谱行为，达到分离精制的目的。

3. 被分离化合物 在指定吸附剂与洗脱剂的条件下，各个成分的分离情况直接与被分离化合物的结构与性质有关。对极性吸附剂而言，被分离化合物的极性越大，越易被吸附。对有机化合物来说，如果极性基团的极性大、数目多，被吸附的性能就会越大；在同系物中，碳原子数目越少，被吸附的性能也会越强。总之，待分离化合物只要在结构上存在差异，其极性大小就不会相同，就可能被分离。

被分离化合物与吸附剂、洗脱剂三者的关系：被分离化合物与吸附剂、洗脱剂共同构成吸附色谱中的三个要素，彼此紧密相连。在选择色谱分离条件时，要根据被分离化合物的性质、吸附剂的吸附强度与溶剂的性质这三者的相互关系来考虑，如图 2 – 21 所示。

如分离极性较强的组分物质，需选用极性较强的洗脱剂（或展开剂）和活性较弱的吸附剂；分离中等极性的物质，需选用中等极性的洗脱剂（或展开剂）和中等活性的吸附剂；如被分离物质极性很小，为不含氧的萜烯，或虽含氧但为非极性基团，则需选用吸附性较强的吸附剂和弱极性的洗脱剂（或展开剂）。总之，在选择色谱条件时，必须从吸附剂、溶剂和待分离化合物三方面综合考虑，这是决定吸附色谱分离效果的关键。

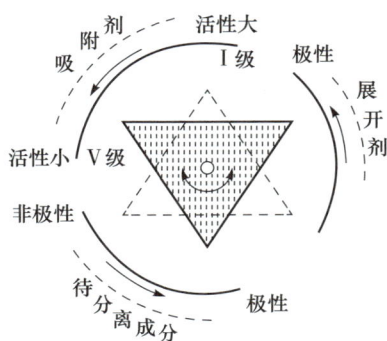

图 2 – 21 吸附色谱中色谱条件的选择

二、分配色谱技术

（一）基本原理

分配色谱是利用混合物中各成分在两种不相混溶的溶剂（固定相与流动相）中分配系数不同而得到分离的方法。

一种溶剂固定于一种多孔惰性固体中，此种固体本身没有吸附能力，只是用来固定一种溶剂，是吸附一层液体的固体颗粒，故称为"支持剂""载体"或"担体"；被支持剂吸着的溶剂即为"固定相"。在流动相与固定相发生接触时，由于样品中各成分在两相之间的分布不同，移动速度也不一样，更易溶于流动相中的成分移动快，更易溶于固定相中的成分移动慢，从而得到分离。若固定相的极性大于流动相的极性，称为正相分配色谱，一般用于分离水溶性较强或极性较大的成分，如生物碱、苷类、糖类、有机酸等化合物；若固定相的极性小于流动相的极性，称为反相分配色谱，一般用于分离脂溶性较强或极性较小的成分，如高级脂肪酸、油脂、游离甾体等化合物。实践中有 70% 以上的分配色谱都采用反相色谱。常用的反相硅胶分配色谱（柱色谱及薄层色谱）的填料，是由普通硅胶经化学修饰，键合上长度不同的烃基（—R），使硅胶由亲水性表面转变为亲脂性表面。根据烃基长度为乙基（$—C_2H_5$）、辛基（$—C_8H_{17}$）或十八烷基（$—C_{18}H_{37}$）的不同，分别命名为 RP（reverse phase）– 2、RP – 8 及 RP – 18。三者亲脂性强弱顺序为：RP – 18 > RP – 8 > RP – 2。

分配色谱可以使用柱色谱、薄层色谱、纸色谱等操作方法。

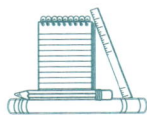

（二）分配色谱分离条件的选择

支持剂、固定相和流动相是分配色谱最重要的三个因素。

1. 支持剂的选择　分配色谱的支持剂，是一种中性多孔的粉末，具备以下条件：没有吸附能力、不溶于两相溶剂中、不能与被分离物质发生化学反应、能吸收大量固定相液体、使流动相能自由通过而不改变其组成。常用的支持剂有以下几种：

（1）含水硅胶　硅胶既可作吸附剂又可作支持剂。当硅胶含水量在17%以上时吸附能力下降或失去吸附作用，可作支持剂。硅胶能吸收本身质量50%的水仍呈不显潮湿的粉末状，是普遍使用的一种分配色谱的支持剂。

（2）硅藻土　能吸收本身质量100%的水，仍呈粉末状，而几乎无吸附能力，是优良的支持剂。

（3）纤维素粉　能吸收本身质量100%的水，仍呈粉末状。

此外，微孔聚乙烯粉、滤纸等也可用作分配色谱的支持剂。

2. 固定相的选择　如分离亲水性成分，用正相分配色谱，固定相常用水、各种水溶液（酸、碱、盐、缓冲液）、甲醇、甲酰胺、二甲基甲酰胺等。如分离亲脂性成分，用反相分配色谱，固定相常用液体石蜡、硅油、石油醚等。

3. 流动相的选择　在正相分配色谱中，洗脱剂常选用石油醚、环己烷、苯－三氯甲烷、三氯甲烷、三氯甲烷－乙醇、乙酸乙酯、正丁醇、异戊醇等，洗脱时先用亲脂性强的溶剂洗脱，逐渐改用亲脂性弱的溶剂洗脱；在反相色谱中正好相反，洗脱剂选用水、甲醇、乙醇等，洗脱时先用极性大的溶剂洗脱，逐渐改用中等极性的溶剂洗脱。

三、离子交换色谱技术

（一）基本原理

离子交换色谱一般是以柱色谱的方式进行的，是以离子交换树脂或表面涂有液体离子交换树脂的固体颗粒为固定相，以水或含水溶剂为流动相，使样品溶液流过交换柱，溶液中的中性分子及具有与离子交换树脂可交换基团相反电荷的离子将通过柱子从柱底流出，而具有与离子交换树脂可交换基团相同电荷的离子则与树脂上的交换基团进行离子交换并被吸附到柱上。由于不同离子在树脂上的交换能力不同，移动速度也不同，在柱上形成色谱带，另选一适当的洗脱剂进行洗脱交换，可将吸附物质按先后顺序从柱上洗脱下来，即可实现不同组分物质的分离。

（二）离子交换树脂的结构类型及性能指标

1. 离子交换树脂的结构类型　离子交换树脂是一种具有特殊性能的高分子网状结构化合物，由树脂母核和离子交换基团两部分组成，外观呈球形或无定形颗粒。树脂母核是由苯乙烯（或甲基丙烯酸等）通过二乙烯苯交链聚合而成的网状结构骨架，骨架上带有众多能解离的离子交换基团。

按照离子交换基团解离出的离子类型，离子交换树脂可分为阳离子型和阴离子型两大类。

（1）阳离子交换树脂　能与溶液中的阳离子进行交换的树脂为阳离子交换树脂，它的离子交换基团是磺酸基（—SO_3H）、羧基（—COOH）、磷酸基（—PO_3H_2）和酚羟基（Ar—OH）等酸性基团。根据交换基团活性大小，该类树脂又可分为强酸型、弱酸型两类。

强酸型阳离子交换树脂在母核上连有许多磺酸基；弱酸型阳离子交换树脂在母核上连有许多羧基、磷酸基或酚羟基等。交换反应均是在基团的 H^+ 与被分离的阳离子之间进行的。

（2）阴离子交换树脂　能与溶液中的阴离子进行交换的树脂为阴离子交换树脂，树脂中含

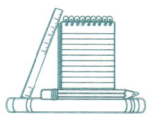

有季铵、伯胺、仲胺、叔胺等碱性基团。该类树脂又可分为强碱型和弱碱型两类。

强碱型阴离子交换树脂的母核和苯乙烯强酸型阳离子树脂相同，但在母核上连有许多季铵基—$N(CH_3)_3^+OH^-$，交换反应是在基团的 OH^- 与被分离的阴离子之间进行的；弱碱型阴离子交换树脂母核上连有许多—NH_2、$=NH$、$\equiv N$ 等伯氨基、仲氨基和叔氨基，交换反应是在氨基上进行的。

2. 离子交换树脂的性能指标 离子交换树脂不溶于水、酸、碱和有机溶剂，但可在水中膨胀和解离成离子。解离的离子可与溶液中其他离子产生可逆性交换而不影响本身的结构。交联度和交换容量是表示树脂性能的重要指标。

（1）交联度 交联度表示离子交换树脂中交联剂（二乙烯苯）的含量，以质量百分数表示，与树脂的孔隙大小有关。交联度越小，形成的网状结构越疏松，网孔越大；交联度越大，形成的网状结构越紧密，网孔越小，大分子成分越不易进入树脂颗粒内部。

（2）交换容量 交换容量表示树脂与某离子交换能力的大小，取决于树脂中离子交换基团的数量，用每克干树脂所含交换基团的物质的量（mmol）表示。树脂的交换容量一般为 1～10mmol/g，实际的交换容量受交联度和溶液 pH 影响，都低于理论值。

（三）树脂的选择和预处理

1. 树脂的选择 树脂的选择主要考虑被分离物质带何种电荷、解离基的类型及解离强弱。①被分离的物质如果是生物碱或无机阳离子时，选用阳离子交换树脂；如果是有机酸或无机阴离子时，选用阴离子交换树脂。②被分离的离子吸附性强（交换能力强），选用弱酸或弱碱型离子交换树脂，如果用强酸或强碱型树脂，则由于吸附力过强而难以洗脱和再生；吸附性弱的离子，选用强酸或强碱型离子交换树脂，如果用弱酸或弱碱型树脂，则不能很好地交换或交换不完全。③被分离物质分子量大，选用低交联度树脂。如分离生物碱、大分子有机酸及多肽类，采用 1%～4% 交联度的树脂为宜；分离氨基酸或小分子肽类可用 8% 交联度的树脂；如制备无离子水或分离无机成分，可用 16% 交联度树脂。④用于柱色谱的离子交换树脂，要求颗粒细，一般用 200～400 目；用于提取离子性成分的树脂，粒度可粗一些，可用 100 目左右；制备无离子水的交换树脂可用 16～60 目。但无论什么用途，都应选用交换容量大的树脂。

2. 树脂的预处理 新出厂的树脂多为盐型（钠型、氯型），含可溶性小分子有机物及无机离子杂质，要用水浸泡，使之充分溶胀，然后用酸碱反复转型处理，以除去杂质。一般步骤：树脂先用水浸泡 24 小时，倾出水后洗至澄清。然后加 2～3 倍量 2M 盐酸搅拌 2 小时，水洗至中性，或加 4～5 倍量 2M 氢氧化钠搅拌 2 小时，水洗至中性。反复酸碱处理（阳离子交换树脂按酸→碱→酸的步骤；阴离子交换树脂按碱→酸→碱的步骤），最后使成相应的游离型（氢型、氢氧型）。

（四）洗脱剂的选择

在离子交换柱色谱中，常用洗脱剂是酸、碱、盐的水溶液及各种不同离子浓度的缓冲液。如在阳离子交换树脂中经常用乙酸、枸橼酸、磷酸盐缓冲液。在阴离子交换树脂中常用氨水、吡啶等缓冲溶液。为了以后采用减压浓缩或冷冻干燥法除去，常采用由挥发性有机酸（甲酸、乙酸）、碱（如吡啶、N-乙基吗啉）配成的缓冲液。

离子交换色谱有许多突出的特点：交换容量大、解离快速、设备简单、操作方便、生产连续化程度高，而且吸附的选择性高、适应性强，得到的产品纯度高，树脂可再生重复使用。离子交换树脂在中药有效成分的提取分离方面应用非常广泛，特别适用于水溶性成分如氨基酸、生物碱、肽类、有机酸及酚类化合物的分离。

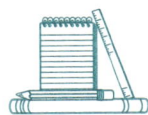

四、大孔吸附树脂色谱技术

（一）基本原理

大孔吸附树脂法是利用大孔吸附树脂对欲分离物质的吸附作用和筛选作用达到分离目的的方法，采用柱色谱的形式进行。吸附作用来自范德华力或氢键的形成；筛选作用来自其多孔网状结构。大孔树脂柱色谱是以大孔吸附树脂为固定相，使中药提取液通过装有大孔树脂的柱子，其中的有效成分有选择性地吸附在树脂上，而杂质成分不被吸附，再经适当的溶剂洗脱，收集含有效成分的流出液，合并浓缩，回收溶剂，便可除掉天然物提取液中的杂质成分，达到有效成分与提取液中糖类、色素等杂质分离的目的。这是一种纯化精制中药化学成分的新的色谱方法，是一种新型分离介质，既不同于离子交换树脂，又有别于凝胶分子筛，同时兼有吸附性和筛选性，是以吸附作用和筛选作用相结合的分离材料，由于孔隙度比较大，它具有很大的比表面积。

（二）大孔吸附树脂的种类和性能

根据树脂骨架材料的不同，大孔树脂可分为非极性（吸附非极性化合物）、中极性和极性（吸附极性化合物）三大类。根据分离物质极性大小，通过所选择的与之相适应的大孔吸附树脂的选择性吸附就能达到分离的目的。对树脂性能的评价要从吸附率、解吸率以及吸附动力学试验的结果综合考虑，可根据所分离化合物的性质选择树脂的孔径、比表面积，将树脂的物理性能和化合物的结构特点进行综合的考虑，从而设计出合适的分离条件。常见大孔吸附树脂的型号及性能见表2-5。

表2-5   常见大孔吸附树脂的型号及性能

名称	树脂结构或功能团	极性	比表面积（m²/g）	孔径（Å）
（国产）				
GDX-104	苯乙烯	非极性	590	—
GDX-401	乙烯、吡啶	强极性	370	—
GDX-501	含氮极性化合物	极性	80	—
GDX-601	含强极性基团	强极性	90	—
D2	乙基苯乙烯	非极性	382	133
DS2	苯乙烯	非极性	642	59
DM2	2-甲基苯乙烯	非极性	266	24
D101	2-甲基苯乙烯	非极性	400	100
Amberlite（美国）				
XAD-1	苯乙烯	非极性	100	200
XAD-2	苯乙烯	非极性	330	90
XAD-3	苯乙烯	非极性	526	44
XAD-4	苯乙烯	非极性	750	50
XAD-5	苯乙烯	非极性	415	68
XAD-7	α-甲基丙烯酸酯	中极性	450	80
XAD-8	α-甲基丙烯酸酯	中极性	140	250
XAD-9	亚砜	极性	250	80
XAD-10	丙烯酰胺	极性	69	350
XAD-12	氧化氮类	强极性	25	1300

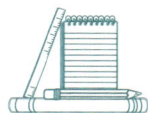

名称	树脂结构或功能团	极性	比表面积（m²/g）	孔径（Å）
Diaion（日本）				
HP - 10	苯乙烯	非极性	400	小
HP - 20	苯乙烯	非极性	600	大
HP - 30	苯乙烯	非极性	500～600	大
HP - 40	苯乙烯	非极性	600～700	小
HP - 50	苯乙烯	非极性	400～500	小

（三）大孔吸附树脂的预处理和再生

市售的大孔吸附树脂含有未聚合单体、致孔剂、分散剂等残留的杂质成分，使用前必须加以处理。

可将大孔树脂用乙醇浸泡 24 小时，充分溶胀，取一定量湿法装柱，先用适当浓度的乙醇清洗至洗出液加等量蒸馏水无白色浑浊为止，再用蒸馏水洗至无醇味且水液澄清，备用。通过乙醇（或甲醇）与水交替反复洗脱，可除去树脂中的残留物，一般洗脱溶剂用量为树脂体积的 2～3 倍，交替洗脱 2～3 次，最终以水洗脱后即可使用。

大孔吸附树脂用久了吸附的杂质就会增多，降低其吸附能力，故使用一段时间后需要再生。再生时用甲醇或乙醇浸泡洗涤即可达到，必要时可用 1mol/L 盐酸和 1mol/L 氢氧化钠溶液依次浸泡洗涤，然后用蒸馏水洗至中性，浸泡在甲醇或乙醇中贮存，使用前用蒸馏水洗涤除尽醇后即可使用。

（四）样品液的预处理

中药提取液成分比较复杂，杂质较多，容易造成纯化效率低、污染堵塞树脂、缩短树脂的使用寿命等问题。样品液的制备可针对具体品种，结合生产实际，用热水、适当浓度的乙醇或其他溶剂提取出的提取液，经过过滤、沉淀、调节 pH 等处理，除去部分杂质，制成澄清的上样液，达到初步纯化的目的。中药提取液常采用水提醇沉法或醇提法作预处理，药液有效成分有一定损失，且消耗乙醇，周期长。近年来，膜分离技术的发展，使样品液的预处理得以改进，是大孔树脂色谱原液前处理的理想方法，药液通过微孔滤膜后，可以直接用大孔吸附树脂色谱柱分离精制，收率得以提高，生产周期也大为缩短。

（五）大孔吸附树脂色谱分离的影响因素

大孔吸附树脂色谱对化合物的吸附分离受很多因素的影响，除树脂和化合物的性质外，洗脱剂的种类、浓度、pH 值，树脂和样品预处理的方法，样品与树脂用量比等都可影响分离纯化的效果。

1. 树脂结构的影响　大孔树脂的吸附性能主要取决于吸附剂的表面性质，即树脂的极性（功能基）和空间结构（孔径、比表面积、孔容），一般非极性化合物在水中可以被非极性树脂吸附，极性树脂则易在水中吸附极性物质。

2. 被吸附化合物结构的影响　欲分离的成分的极性大小和分子体积是影响分离的关键。

（1）分子的极性　分子的极性大小直接影响分离效果，极性较大的分子一般适于中极性的树脂上分离、极性小的分子适于在非极性树脂上分离。但对中极性树脂来说，待分离化合物分子上能形成氢键的基团越多，吸附越强。

（2）分子的大小　有机物通过树脂的网孔扩散到树脂网孔内表面而被吸附，因此树脂吸附能力大小与分子体积密切相关。化合物的分子体积越大，吸附力越强，这与大体积分子的疏水性

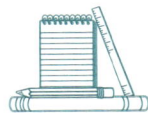

增强有关。另一方面，化合物分子体积是大孔吸附树脂筛分作用的决定因素，分子体积较大的化合物选择较大孔径的树脂，否则将影响到分离效果。例如，银杏总黄酮的平均相对分子质量为760，其分子体积较大，使用孔径较大的树脂 S – 8（孔径为 28.0 ~ 30.0nm）进行吸附，吸附量为126.7mg/g，而使用孔径较小的树脂 D – 4006（孔径为 6.5 ~ 7.5nm）时，吸附量仅为 19.0mg/g。

3. 原液溶剂的性质 包括溶解性、pH 值、溶液浓度等因素都对分离有影响。

（1）溶剂对成分的溶解性 通常一种成分在某种溶剂中溶解度大，则在该溶剂中树脂对该物质的吸附力就小，反之亦然。如果在上样溶液中加入适量无机盐（如氯化钠、硫酸钠、硫酸铵等），可使树脂的吸附量加大。例如，用 D101 型树脂吸附分离人参皂苷时，若在提取液中加入 3% ~ 5% 的无机盐，不仅能加快树脂对人参皂苷的吸附速度，而且吸附容量明显增大。这是无机盐的盐析作用降低了人参皂苷在水中的溶解度，使其更易被树脂吸附。

（2）溶剂的 pH 一般情况下，酸性化合物应在酸性溶液中进行吸附，碱性化合物应在碱性溶液中进行吸附，中性化合物可在近中性的情况下被吸附。如用 D140 型树脂吸附分离银杏总黄酮，随 pH 值的增加，吸附量增加，但当 pH 值大于 4 时，吸附量则随 pH 值的增加而减小，最适合的 pH 值条件为 3 ~ 4。

（3）原液的浓度 树脂吸附量一般与上样溶液浓度成反比，通常以较低浓度进行吸附较为有利，如果上样溶液浓度偏高，则吸附量会显著减小。

4. 吸附流速 对于同一浓度的原液，吸附流速过大，树脂的吸附量就会下降。但吸附流速过小，吸附时间就会增加。所以，应综合考虑来确定最佳吸附流速，既要保证树脂的吸附效果，又要保证较高的工作效率。

5. 洗脱剂的性质 常见的洗脱剂有甲醇、乙醇、丙酮等，洗脱能力顺序为丙酮 > 甲醇 > 乙醇 > 水，可根据吸附力强弱选用不同的洗脱剂及浓度。对于非极性树脂，洗脱剂极性越小，其洗脱能力越强；对于中极性和极性树脂，则用极性较大的洗脱剂较好。在实际工作中，乙醇应用较多。不同浓度的含水乙醇（甲醇、丙酮等）进行洗脱，以确定最佳的洗脱剂浓度。

洗脱剂的 pH 值对其洗脱能力和对化合物的分离效果有显著影响，需根据待分离化合物结构特点来控制溶液的 pH 值。通过改变洗脱剂的 pH 值，可使吸附物形成较强的离子化合物，很容易被洗脱下来，从而提高洗脱率。

6. 洗脱流速 洗脱流速一般控制在 0.5 ~ 5mL/（cm^2 · min）为宜。

大孔吸附树脂柱色谱技术是 20 世纪 70 年代发展起来的一种新技术，具有快速、高效、方便、灵敏、重现性好等优点，早期在废水处理、维生素、抗生素分离纯化方面应用较多。近年来在天然药物有效成分的提取、分离纯化、中药制剂工艺改革、质量分析与控制等方面得到广泛的应用。

五、凝胶色谱技术

（一）基本原理

凝胶色谱是利用凝胶微孔的分子筛作用对分子大小不同的物质进行分离的一种色谱法，一般以柱色谱的方式进行。色谱柱的固定相（载体）是用具有一定大小孔径的多孔凝胶制成的，凝胶是用液体（通常用水）饱和了的惰性聚合物骨架。待凝胶充分膨胀后装入色谱柱中，加入样品溶液，再以洗脱剂洗脱。在洗脱过程中，由于受凝胶网孔大小的限制，各组分在柱内的保留程度不同，从柱中流出的次序就有不同。它们在柱内的保留时间和从柱中流出的次序决定于分子的大小，分子量大的组分分子体积大，将难以进入凝胶颗粒内部而被排阻在凝胶粒子外部，只

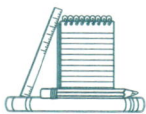

能在颗粒间隙移动，较早地被溶剂冲洗出来；分子量小的组分分子体积小，可自由渗入微孔并扩散到凝胶颗粒内部，故通过色谱柱时阻力增大、流速变慢，将最后被溶剂冲洗出来。因此，各组分在凝胶柱色谱中被洗脱出柱的先后顺序基本上是按分子大小排列的，即按分子由大到小先后流出，从而得到分离（图 2 – 22）。

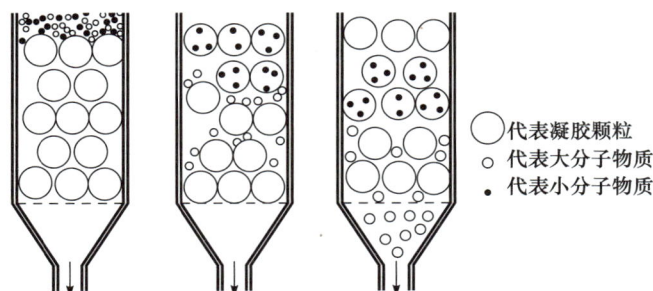

代表凝胶颗粒
代表大分子物质
代表小分子物质

图 2 – 22　凝胶色谱法原理图

（二）凝胶及洗脱剂的选择

凝胶色谱法的关键在于选择合适的凝胶，主要考虑凝胶的类型和粒度。常用的柱色谱凝胶及适用范围如下。

1. 葡聚糖凝胶　常用的有葡聚糖凝胶（Sephadex G）、羟丙基葡聚糖凝胶（Sephadex LH – 20）两种。

Sephadex G 是由葡聚糖和甘油基通过醚桥相交联而成的多孔性网状物质。由于其分子内含有大量羟基而具有亲水性，在水中溶胀，适合水溶性成分（如苷类、氨基酸、肽、蛋白质及多糖）的分离。常用洗脱剂为水、酸、碱、盐和缓冲溶液。凝胶粒子网孔的大小取决于制备凝胶时所用交联剂的数量及反应条件。交联度越高（即加入交联剂越多），网状结构越紧密，网孔越小，吸水后体积膨胀也越少；交联度越低，网状结构越疏松，网孔越大，吸水后体积膨胀也越大。凝胶的商品型号即按交联度大小来分类，并以吸水量（干凝胶每 1g 吸水量×10）表示。如 Sephadex G – 25，表示该葡聚糖干凝胶每 1g 吸水量为 2.5mL。Sephadex G 型只适于在水中应用，且不同规格适合分离不同分子量的物质，有关性能见表 2 – 6。

表 2 – 6　葡聚糖凝胶型号性能及适用范围

型号	吸水量（mL/g）	柱床体积（mL/g）	分离范围（分子量）		最少溶胀时间（小时）	
			肽与蛋白质	多糖	室温	沸水浴
G – 10	1.0 ± 0.1	2 ~ 3	< 700	< 700	3	1
G – 15	1.5 ± 0.2	2.5 ~ 3.5	< 1500	< 1500	3	1
G – 25	2.5 ± 0.2	4 ~ 6	1000 ~ 5000	100 ~ 5000	6	2
G – 50	5.0 ± 0.3	9 ~ 11	1500 ~ 30000	500 ~ 10000	6	2
G – 75	7.5 ± 0.5	12 ~ 15	3000 ~ 70000	1000 ~ 50000	24	3
G – 100	10.0 ± 1.0	15 ~ 20	4000 ~ 150000	1000 ~ 100000	48	5
G – 150	15.0 ± 1.5	20 ~ 30	5000 ~ 400000	1000 ~ 150000	72	5
G – 200	20.0 ± 2.0	30 ~ 40	5000 ~ 800000	1000 ~ 200000	72	5

Sephadex LH – 20 是 Sephadex G – 25 的羟丙基衍生物，在 G – 25 分子中的羟基上引入羟丙基而成醚键结合状态（即羟基氢被羟丙基取代）。与 Sephadex G – 25 比较，Sephadex LH – 20 分子中羟基总数虽没有改变，但碳原子所占比例却相对增加了，从而使其亲脂性增强，并同时具有亲水性和亲脂性，除分离水溶性成分外，也适用于脂溶性成分（如黄酮、蒽醌、香豆素等）的分离。同时，

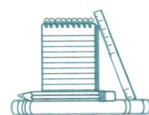

Sephadex LH-20 所应用洗脱剂范围也增大了，除水外，还可以用含水的甲醇、乙醇，也常使用含三氯甲烷的甲醇，有时使用甲醇、丁醇、二甲基甲酰胺、三氯甲烷、四氢呋喃、二氧六环等单一溶剂。

2. 聚丙烯酰胺凝胶　是由丙烯酰胺在水中与 N,N′-亚甲基二丙烯酰胺交联聚合而得，也是一种加水即能自然溶胀的干凝胶，使用情况和葡聚糖凝胶相似，但在较强的酸碱性条件下不稳定，使用范围 pH2~11。这种凝胶适用于流速不需要最快但要求有较高分离能力的分离研究。

3. 琼脂糖凝胶　是由 D-半乳糖和 3,6-脱水-L-半乳糖相间结合的链状多糖，具有氢键结合的网状结构。珠状琼脂糖凝胶十分亲水，理化性质较稳定，又有很松的网状结构，适合于特大分子（分子量百万以上）的分离。

（三）凝胶的溶胀和再生

市售凝胶多为干粉，装柱前需要用洗脱剂（水或有机溶剂）溶胀。先量好柱的体积，再根据凝胶的吸水量算出干重，称重后用水溶胀。葡聚糖 LH-20 也可用有机溶剂溶胀。水量要超过吸水量，使之充分吸水溶胀。溶胀时间随交联度不同而异，温度高溶胀时间可短。溶胀平衡后，凝胶的颗粒应均匀，可用倾泻法除去极细的颗粒。

六、几种经典色谱法简介及操作过程

（一）薄层色谱

薄层色谱是一种微量、快速的色谱方法，它不仅可以用于纯物质的鉴定，也可用于混合物的分离、提纯及含量测定，还可通过薄层色谱摸索柱色谱的分离条件。前述的很多原理的色谱都可以在薄层色谱上实现，但最常用的是吸附薄层色谱。下面我们就以吸附薄层色谱为例介绍薄层色谱的操作过程。

1. 制板　将吸附剂均匀地铺在规定尺寸的玻璃板上或其他平面板上（如薄膜）的过程称铺板。常用板的规格有 2.5cm×10cm、5cm×15cm、5cm×20cm、10cm×10cm、20cm×20cm 等。薄层板的好坏是分离成功与否的关键，好的薄层板要求吸附剂涂铺均匀、表面光洁、厚度一致。玻璃板要求清洁、光滑、平整，否则不易涂布均匀，且易引起薄层的剥落。制备薄层前将薄板用洗液洗净，最后用蒸馏水冲洗，晾干，然后再进行涂铺。分析用薄层板的薄层厚度一般为 0.25~0.5mm，制备用薄层板的薄层厚度一般为 1~3mm。

根据涂铺时是否用黏合剂可以把薄层板分为软板和硬板两种。

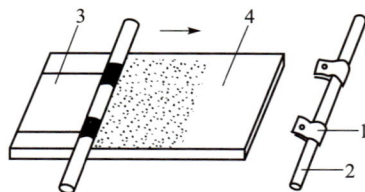

图 2-23　干法铺板示意图
1. 铜环；2. 玻璃棒；3. 吸附剂；4. 玻璃板

（1）软板的制作　软板是不加黏合剂的干法制板。软板的制作方法是将吸附剂均匀地撒在薄层板上，两手用两端带有套圈（或绕几圈胶布）的玻璃棒将吸附剂顺一个方向推过去，铺成均匀的薄层（图 2-23）。套圈的厚度即为薄层所需求的厚度，一般为 0.25~3mm。

软板铺层比较简单，制出的薄层板展开速度快，但展开后不能保存，薄层不牢固，喷显色剂时容易吹散，而且这种薄层上吸附剂的颗粒之间空隙大，展开时毛细管作用较大，分离的斑点较为扩散，展开时只能选择近于水平位置，因此目前应用较少。

（2）硬板的制作　硬板是使用黏合剂的湿法制板。制作时在吸附剂中加入少量黏合剂，按比例（吸附剂：水约为 1:3）加水研磨成均匀糊状再制板。其优点是薄层较牢，不易脱落，可成批制备，展开后易于保存，可以用很细的吸附剂制板。由于薄层上吸附剂的颗粒之间空隙较

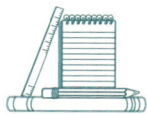

小，展开速度慢，展开后斑点集中，所以分离效果好。但制成的薄层要经过晾干、活化等处理。

制作硬板时常用的黏合剂是煅石膏（G）、羧甲基纤维素钠（CMC－Na）、淀粉等。通常煅石膏的用量为吸附剂的10%～15%，市售硅胶G中已经加入了煅石膏。用羧甲基纤维素钠做黏合剂时，需预先配成其水溶液，浓度一般为0.2%～1%，取上清液使用。

硬板的铺板方法有倾注法、平铺法和涂布法。①倾注法：倾注法不用涂布器，用手将吸附剂直接倒在玻璃板上铺制。先称取一定量吸附剂，加约3倍量水（或加有黏合剂的水溶液，或为规定浓度的改性剂溶液）在研钵中按同一方向研磨混合成均匀糊状，去除表面的气泡后，取适量倒在玻璃板上，沿四周依次轻轻振动，使糊状物均匀地平布于玻璃板上形成薄层，然后放置在水平台上阴干后活化（若未阴干即活化，薄层会起皮、龟裂而无法使用）。硅胶板一般活化条件为110℃、0.5小时，放冷后置干燥器中备用。②平铺法：平铺法是在水平面上放置薄层用玻璃板，两边用玻璃做框边，将调好的吸附剂倒在中间玻璃板上，用有机玻璃尺或边缘光滑的玻璃沿一个方向均匀地一次将吸附剂糊刮平，去掉两边的玻璃框，轻轻振动薄层板，即得到均匀的薄层，任其自然干燥，再置烘箱中活化。③涂布法：涂布法是借助涂布器进行，可以铺成0.3mm或0.5mm两种厚度的薄层板（图2-24）。

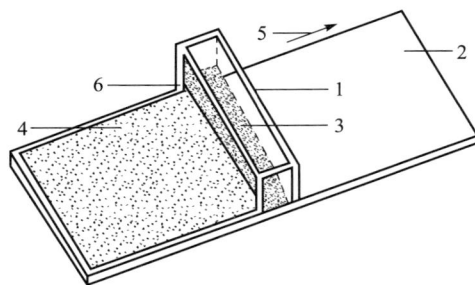

除了手工制板，还有商品预制板，包括普通板和高效板，常见的有以玻璃板为载板的氧化铝或硅胶板，以塑料片为载板的聚酰胺薄膜。预制板质量稳定，使用方便。

图 2-24　简易涂布器制板示意图
1. 涂布器；2. 玻璃板；3. 吸附剂；4. 涂布过吸附剂的薄层；
5. 涂布器移动方向；6. 缝隙（薄层厚度）

2. 点样　将样品制成0.1%～1%的溶液进行点样，点出的斑点（原点）越小、越圆、样品越集中越好。常用溶剂为甲醇、乙醇、丙酮、三氯甲烷等有机溶剂。最好选用与展开剂极性相似、沸点低易挥发的溶剂。尽量避免用水作溶剂，因为水溶液点样后溶剂不易挥发，造成斑点扩散严重，还可能影响到吸附剂的活性。样品在溶剂中的溶解度应适当，溶解度过大时，点样时样品扩散太快，易形成空心环状斑点；溶解度过小则样品浓度过低，需要多次点样。如果样品的溶剂选择不当直接影响分离效果时，可先将样品用一种易溶的溶剂配成浓溶液，再选一种极性小的溶剂稀释。

点样体积一般为1～10μL，高效薄层为100～500nL。点样量太小则斑点模糊不清或不显色，样品中含量小的成分不易检出；点样量太大则会出现斑点过大或拖尾，使分离不完全。点样体积的大小与样品液浓度、显色剂的灵敏度、吸附剂的种类、薄层的厚度有关。点样位置一般在薄层板下端10～15mm处，高效薄层板在下端8～10mm处，居中。如果一块薄层板点多个样品时，各原点间隔可视斑点扩散情况以相邻斑点互不干扰为度，一般不少于8mm，高效薄层板不少于5mm。原点直径一般不大于4mm，高效薄层板一般不大于2mm。所有样品点应在同一条水平线（基线）上。如果样品浓度小需要多次点样，每次重复点样时一定要等前一次点样溶剂完全挥干后进行，且每次点样的位置要完全一致。

常用的点样器具为定量毛细管（0.5、1、2、3、4、5和10μL）和铂铱合金毛细管（100nL、200nL），或一般玻璃毛细管（内径一般为0.3、0.5mm）。点样方式多为点状点样（定性分析常用），也有带状点样（定量或制备薄层色谱常用）。除手动点样外，还可以用自动点样，需要自

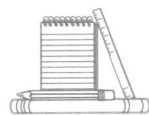

动点样仪，常与薄层扫描仪一起使用。

3. 展开　待原点溶剂挥干后进行展开。展开就是使流动相沿薄层板从点样的一端向另一端流动的过程。根据薄层板的大小，可选择不同的展开容器，如展开缸、标本缸等，但均应可密闭。展开方式常用上行法。

上行展开是将薄层板以一定的倾斜度放在展开缸中，展开剂由薄层点样的一端借毛细作用上升而展开（图2-25）。

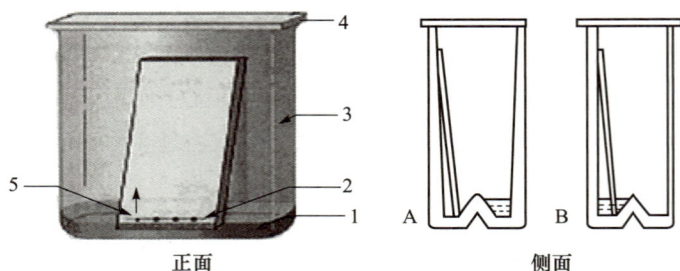

图2-25　薄层色谱的展开
1. 展开剂；2. 基线；3. 展开缸；4. 展开缸盖；5. 样品斑点；A. 饱和；B. 展开

此外还可用双向展开、多次展开等方法。

双向展开法，也称二维展开法，是用20cm×20cm的薄层板，将样品点在薄层板的一角，先用一种展开剂展开，取出薄板，挥尽溶剂，换另一种展开剂，展开方向与第一次展开垂直。这样可以使第一次展开未能分离的成分通过第二种展开剂展开后得以分离。多次展开法，也称一维增量展开法，是将展开后的薄板挥尽溶剂后，再用同一种溶剂（也可以用不同溶剂，但一般第二次的溶剂极性要比第一次的溶剂小），同方向重复展开1~2次。这样一次展开未能分离的成分经多次展开后，可能获得满意的分离效果。

展开时的注意事项：①展开缸要用展开溶剂预平衡，《中国药典》提供的方法是在展开缸中加入适量的展开剂，密闭，一般保持15~30分钟，然后迅速放入载有供试品的薄层板，立即密闭，展开。②注意空气湿度对展开的影响。展开缸要密闭，展开过程中不能打开展开缸的盖子。③当使用某种溶剂，特别是混合溶剂时，可能会出现边缘效应，即展开后同一种样品展开后的斑点不在同一水平线上，样品在薄层两边的比移值较中间的高。边缘效应一般可用在色谱缸壁贴几张浸满展开剂的滤纸来克服。④展开剂用量适当，不得没过原点，液面距原点5mm为宜。⑤展开距离除另有规定外，一般为薄层的3/4处，一般不得展开至最顶边。展开结束后，取出薄层板，要迅速描出溶剂前沿。

4. 定位与显色　薄层展开到一定程度后取出，挥去或用吹风机吹去展开剂就可以进行定位与显色。展开剂挥发不完全会影响定位与显色，特别是在用碘蒸气显色时影响显著。可以从薄层板的背面更清楚地观察展开剂是否已经挥发干净。定位与显色方法有紫外定位法、试剂显色法和碘蒸气显色法。如果是有色物质，则在自然光下直接目视定位即可。

（1）紫外定位法　本法在紫外灯（波长254nm或365nm）下观察斑点定位。包括两种，一种是斑点在紫外灯照射下直接显出荧光，适用于样品在紫外灯照射下自身能发出荧光的物质，所用的薄层板是不添加荧光物质的硅胶（如硅胶H）。另一种是荧光背景法，是用含有荧光剂的薄层板，如硅胶GF_{254}所添加的荧光剂是锰激活的硅酸锌，于254nm波长的紫外灯下观察时，薄层发出绿色荧光，而在有化合物斑点处可观察到荧光板面上的荧光物质淬灭形成的暗斑点。对

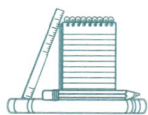

于那些无色、在紫外灯下也不显色，而且没有合适的显色方法的化合物常用荧光背景法。一般说来，对于未知化合物展开后在用显色剂前，都应先在紫外灯下进行观察。紫外光常用容易获得的254nm与365nm两种波长，可以根据具体情况选择。

紫外定位法使用方便，不破坏被分离化合物，是首选的定位与显色方法。特别适用于多次展开、二元展开和制备型薄层色谱。

（2）试剂显色法　显色试剂可分为两类，检查一般化合物的通用显色试剂和根据化合物的特殊官能团设计的专属性显色剂。通用显色剂常用的有硫酸－水（1∶1）溶液、硫酸－甲醇或乙醇（1∶1）溶液、1.5mol/L硫酸溶液、0.5～1.5mol/L硫酸铵溶液等。喷后在110℃烘烤15分钟，不同有机化合物显示不同颜色。还可用0.5%碘的三氯甲烷溶液，对许多有机化合物显色，效果与碘蒸气显色相近，多数化合物显示黄棕色斑点。专属性显色剂种类很多，如生物碱、黄酮、糖、甾体等，都有专属性显色剂，将在以后各模块分别介绍。

试剂显色方法常用有喷雾显色法、浸渍显色法等。喷雾显色法用喷雾瓶把显色剂以气溶胶形式均匀地喷在薄层上。浸渍显色法是将薄层直接插入盛有显色剂的浸渍槽中，使薄层与显色剂均匀接触。

5. 色谱结果的记录　一般情况下用色谱图来记录薄层色谱结果。首先按比例画出薄层板，并标出原点、展开后斑点（斑点要原始，即与实际图形相似）、溶剂前沿位置，写出薄层吸附剂规格、展开剂组成、样品信息、显色剂成分、显色后斑点颜色等。并记录下当时的环境条件（温度、湿度等），为以后查阅资料和能够重现做准备。也可以用相机进行拍摄保存。

在薄层色谱法中，常用比移值 R_f 来表示各组分在色谱中的位置（图2－26）。

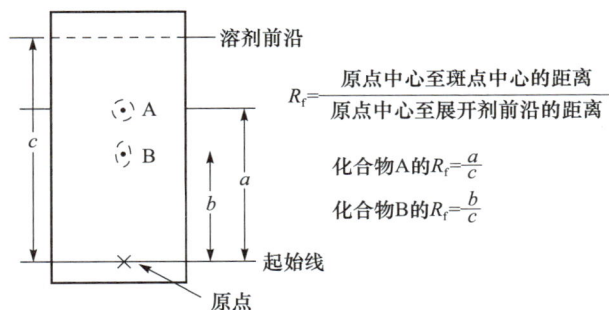

$$R_f = \frac{原点中心至斑点中心的距离}{原点中心至展开剂前沿的距离}$$

化合物A的 $R_f = \dfrac{a}{c}$

化合物B的 $R_f = \dfrac{b}{c}$

图2－26　比移值 R_f 计算图示

R_f 值除受物质结构的影响外，还与吸附剂活性、展开剂种类、薄层厚度、点样量等因素有关，所以用与文献报道的 R_f 值对照来定性鉴定某物质是不可靠的。一般多采用与对照品同薄层对照的方法，换用三种以上不同的溶剂系统展开，结果均得到与对照品一致的 R_f 值，才能较可靠地认为样品与对照品可能是同一物质。

（二）柱色谱

柱色谱具有分离效率高、处理量大、操作简单、易实现工业级制备等特点，目前已成为制备高纯中药成分的主要手段，在许多领域普遍使用。色谱柱一般使用下端带有活塞的玻璃柱或金属柱。柱的直径与高度比为1∶10～1∶40，柱的大小视分离样品的量而定，一般能装样品30～50倍量的吸附剂即可。当样品中几个成分的极性相差较小、难以分离时，吸附剂用量可适当提高至样品量的100～200倍。如前所述，很多不同原理的色谱都能以柱色谱的形式实现，下面以吸附柱色谱为例简要介绍其过程。

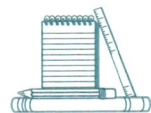

1. 洗脱剂的选择 为了寻找合适的洗脱剂，常常先进行薄层色谱试验，找到合适的溶剂系统后再应用到柱色谱中去。因薄层色谱用吸附剂的比表面积一般为柱色谱用的 2 倍左右，故一般薄层色谱展开时使组分 R_f 值达到 0.2~0.3 的溶剂系统可选为柱色谱该相应组分的最佳溶剂系统。如单一溶剂洗脱效果不好，可用混合溶剂洗脱，对成分复杂的常用梯度洗脱。

2. 装柱 将色谱柱洗净、干燥，底部如无烧结底板，需先铺一层脱脂棉，以防止吸附剂漏出。可采用干法或湿法装柱。

（1）**干法装柱** 将吸附剂通过小漏斗不间断地形成一细流慢慢加入柱内，同时用橡皮槌轻轻敲打色谱柱，使装填均匀致密，然后打开下端活塞，沿管壁慢慢倒入洗脱剂冲洗色谱柱，以排尽柱内空气，至湿润全部吸附剂并保留一定液面即可；也可将准备最初使用的洗脱剂装入柱内，将下端活塞打开，使洗脱剂慢慢流出，然后将吸附剂连续不断地慢慢倒入柱内，使其均匀地润湿下沉，在管内形成松紧适度的吸附剂层并在上面保留一定液面。

（2）**湿法装柱** 将吸附剂与适量洗脱剂混合，搅拌除去空气泡，徐徐倾入色谱柱中，然后加洗脱剂将附着在管壁的吸附剂洗下，自然沉降后使色谱柱面平整，再将多余洗脱剂放出至保留一定液面即可。

干法装柱比较紧密，但均匀度差，容易有气泡；湿法不够紧密，但均匀不易产生气泡。后者较常用。

3. 上样 待填装吸附剂时所用洗脱剂从色谱柱自然流下，至液面和柱表面相平时，即加样品。加样可采用溶液加样法或拌样加样法。

（1）**溶液加样法** 将样品以适量溶剂（多用最初洗脱时使用的洗脱剂）溶解制成样品溶液，沿管壁缓缓加入，注意勿使吸附剂翻起。样品溶液要求体积小、浓度高，且溶剂尽可能极性较小，以利于形成狭窄的原始谱带。但注意浓度太高加样后吸附剂易结块。

（2）**拌样加样法** 若样品在洗脱剂中不易溶解，则可采用拌样加样法。取适量样品，用少量挥发性溶剂溶解后，加入样品约 5 倍量的吸附剂拌匀，置空气中挥尽溶剂使呈松散状，均匀置于柱顶。若样品在常用溶剂中不溶，可将样品与适量的吸附剂在乳钵中研磨混匀后加入。

上样应尽量使样品带平整，并在柱顶放一块圆形滤纸，或覆盖上一层细沙，以防加洗脱剂时吸附剂被翻起。

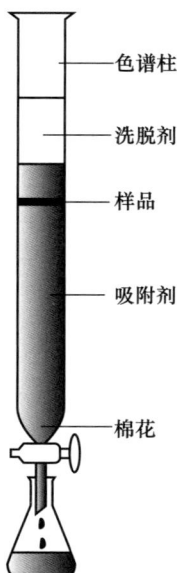

图 2-27 柱色谱

色谱柱
洗脱剂
样品
吸附剂
棉花

4. 洗脱 柱色谱用的溶剂习惯上称为洗脱剂。将选择好的洗脱剂放在分液漏斗中，打开活塞连续不断地慢慢滴加在吸附柱上。同时打开色谱柱下端活塞，等份收集洗脱液，也可用自动收集器收集，保持适当流速，通常以每 30 分钟或 1 小时内流出洗脱液的体积（mL）等于所用吸附剂的重量（g）为宜。一般先选用洗脱能力弱的溶剂洗脱，逐步增加洗脱能力。等量逐份收集洗脱液时，如各成分的结构相似，每份收集的量要小，反之要大些。每份洗脱液采用薄层色谱或纸色谱定性检查，合并成分相同（斑点相同）的洗脱液，回收溶剂，可得某一单体成分。如仍为几个成分的混合物，可再用柱色谱或其他方法进一步分离。注意洗脱过程中吸附剂上端要始终保持一定液面的洗脱剂（图 2-27）。

（三）纸色谱

纸色谱是以纸为载体的液相色谱法，多以滤纸吸附的水分为固定相，属正相分配色谱，对亲水性强的成分分离效果较好。若将滤纸用极性较小的液体（如烃类）处理作为固定相，而以极性大的含水溶液为流动

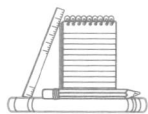

相，则为反相纸色谱。

在纸色谱操作时，首先顺着纸纹方向裁出长 10～20cm、宽 4～6cm 的长条滤纸，在长条滤纸的一端点上待分离的样品溶液，待溶剂挥发后，将滤纸吊放在一个密闭的缸内，使滤纸被流动相的蒸气所饱和，然后使流动相自点有样品的一端由毛细作用流向另一端，在此过程中各组分逐渐得到分离。分离由组分在流动相和纸上固定相之间的分配不同所引起。因此在纸色谱中，组分在两相中的分配系数起主要作用。和薄层色谱一样，在纸色谱中组分的移动情况通常以比移值 R_f 来表示。

1. 滤纸的选择 在纸色谱中，分离在滤纸条上进行，因此纸的选择很重要，对滤纸的要求较高。①滤纸中应不含有水或有机溶剂能溶解的杂质。②滤纸质地均一、纤维松紧合适。滤纸过于疏松则斑点易于扩散，过于紧密则流速过慢而使分离所需时间延长。③滤纸厚薄适当。太厚流速过慢，太薄则流速过快而分离效果不好。一般流动相的黏度大时用较薄的滤纸，黏度小时用较厚的滤纸。④滤纸应有一定的机械强度，被溶剂浸润时，不应有机械折痕和损伤。

色谱用滤纸有一定的参数，如质量、厚度、速度指数等。根据纸色谱所需的时间，可大致地把色谱纸分为快速滤纸、中速滤纸和慢速滤纸。快速滤纸结构疏松，物质在纸上移动速度快，但分辨率低；慢速滤纸结构紧密，物质在纸上移动速度慢，但分辨率高，可用于 R_f 值相差较小的化合物的分离，但由于展开时间太长，很少使用；中速滤纸具有中等分辨率，应用最多。

2. 展开剂的选择 常用的展开剂是与水部分相溶的有机溶剂，如正丁醇－冰乙酸－水（BAW，4∶1∶5）、水饱和的苯酚、冰乙酸－水（15∶85）、正丁醇－甲酸（88%）－水（75∶15∶10）、异丙醇－浓氨水－水（10∶1∶1）、石油醚－甲醇－水（10∶8∶2）、水饱和的乙酸乙酯、水饱和戊醇、吡啶－正丁醇－水（3∶4∶7）等。注意，上述几种溶剂按比例混合后若有分层现象，要在分液漏斗中分取有机层作展开剂用。

3. 点样 将样品溶于适当溶剂中（尽量避免用水，水溶液扩散快，易使斑点扩大），用毛细管吸取样品溶液点于距纸底边约 2.5cm 处的基线上。样点通常应为圆形，直径 2～4mm，点间距离 1.5～2.0cm。如果样品太稀，可重复多点几次，但每次点样必须待斑点溶剂挥干后进行，以防斑点过大。

4. 展开 展开的容器可根据色谱纸的大小、形状等选用，要求能够密闭。如大试管、纸色谱筒、标本缸等均可使用。展开的方式很多，可用上行法、下行法、水平展开、双向展开、多次展开以及径向展开等（图 2－28）。

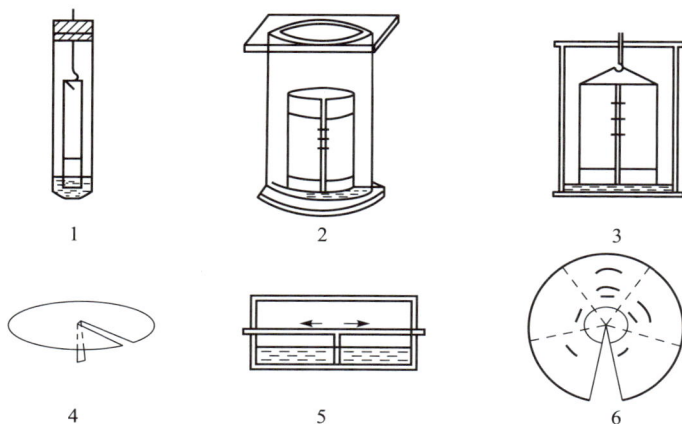

图 2－28 纸色谱的各种展开方式

1～3. 上行展开；4～6. 径向展开（4. 径向展开滤纸准备；5. 径向展开；6. 径向展开结果）

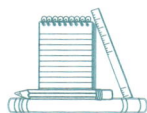

　　展开前先将展开剂放入容器中，放置一定时间，使容器内被展开剂的蒸气饱和，然后再开始展开，当展开剂移动至距纸前端 1~2cm 处，取出滤纸，记下溶剂前沿。

5. 定位与显色　与薄层色谱相似。

复习思考

一、单项选择题

1. 一般情况下，认为是无效成分或杂质的是(　　)

  A. 生物碱   B. 叶绿素   C. 香豆素

  D. 黄酮   E. 皂苷

2. 不属于亲脂性有机溶剂的是(　　)

  A. 氯仿   B. 苯   C. 正丁醇

  D. 丙酮   E. 乙醚

3. 从药材中依次提取不同极性的成分，应采取的溶剂顺序是(　　)

  A. 乙醇、醋酸乙酯、乙醚、水

  B. 乙醇、醋酸乙酯、乙醚、石油醚

  C. 乙醇、石油醚、乙醚、醋酸乙酯

  D. 石油醚、乙醚、醋酸乙酯、乙醇

  E. 石油醚、醋酸乙酯、乙醚、乙醇

4. 不能以有机溶剂作为提取溶剂的提取方法是(　　)

  A. 回流   B. 煎煮法   C. 渗漉法

  D. 冷浸法   E. 连续回流法

5. 常用作超临界流体的物质是(　　)

  A. 氧气   B. 甲醇   C. 石油醚

  D. 二氧化碳   E. 水

二、多项选择题

1. 属于亲脂性成分的是(　　)

  A. 叶绿素   B. 糖   C. 油脂

  D. 挥发油   E. 蛋白质

2. 如果从水提取液中萃取亲水性有效成分，常用的溶剂是(　　)

  A. 苯   B. 氯仿   C. 乙醚

  D. 正丁醇   E. 乙酸乙酯

3. 提取分离中药有效成分时不需加热的方法是(　　)

  A. 回流法   B. 渗漉法   C. 升华法

  D. 透析法   E. 盐析法

4. 下列化合物属于多糖的是 (　　)

  A. 树胶   B. 树脂   C. 油脂

  D. 黏液质   E. 淀粉

5. 中药制剂过程中所用的"水提醇沉法"可除去(　　)

  A. 多糖类   B. 蛋白质   C. 油脂

  D. 鞣质   E. 氨基酸

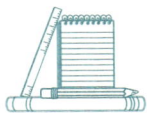

三、填空

1. 中性醋酸铅可与分子结构中具有_____或_____的物质结合成水不溶性沉淀。

2. 常用作盐析的无机盐有_____、_____、_____等。

3. 适于重结晶的溶剂，应对欲纯化的化合物热时溶解度_____，冷时溶解度_____。

4. 吸附色谱常用的极性吸附剂为_____及_____。

四、简答题

1. 简述中药有效成分常用的提取、分离方法。

2. 请将常用溶剂按极性由小到大排序，指出哪些溶剂可与水混溶？哪些不能与水混溶？

3. 怎样判断化合物的极性大小？请将各种常见基团按极性大小排列。

扫一扫，查阅
复习思考题答案

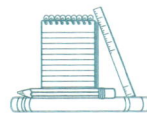

模块三　糖和苷类化合物

【学习目标】

1. 掌握糖和苷的定义、结构和分类。

2. 熟悉糖和苷的一般理化性质：溶解性、旋光性和检识方法；熟悉糖和苷类的一般提取、分离方法和注意事项。

3. 了解苷键的酸催化水解法和酶水解法。

糖是植物光合作用的初生产物，通过它进而合成了植物中的绝大部分成分。从化学结构看，糖类是多羟基醛或多羟基酮及其缩聚物和某些衍生物的总称，一般由碳、氢与氧三种元素所组成，又称碳水化合物（carbohydrates）。

糖类在自然界分布极广，无论是在植物界还是动物界都广泛存在，糖可以分布于植物的各个器官，常常占植物干重的 80% ~ 90%。糖类是植物细胞和组织的重要营养物质和支持物质，动物通过摄入糖类物质，以提供生理活动及其他运动所需的能量。糖类在生命活动过程中起着重要的作用，是一切生命体维持生命活动所需能量的主要来源。在多数情况下，中药中的糖类被认为是无效成分，但有些糖类在医药上却有着重要的作用。一些具有营养、强壮作用的药物，如山药、黄芪、灵芝、香菇等都含有大量的糖类，是其有效成分。

糖类与其他非糖的物质结合形成苷。苷类化合物在自然界分布广泛，尤以高等植物中分布最多，不同结构类型的苷类化合物在植物中的分布情况不一样，如黄酮苷在近 200 个科的植物中都有分布，强心苷主要分布在夹竹桃科、玄参科等 10 多个科的植物中。苷类化合物多具有广泛的生物活性，如黄酮苷具有抗菌、止咳、平喘等作用，强心苷有强心作用等。

项目一　糖类化合物

糖类化合物按其能否水解和水解后生成的单糖数目分为单糖、低聚糖和多糖。

一、糖的分类

（一）单糖

单糖是糖类物质的最小单位，不能被水解为更小的分子，也是构成其他糖类物质的基本单元。自然界中多数单糖在生物体中呈结合态，只有少数单糖如葡萄糖、果糖等以游离态存在。

单糖按其结构可分为醛糖和酮糖，单糖的衍生物有糖醛酸、糖醇、去氧糖、氨基糖等。下面列举一些常见的单糖及其衍生物。

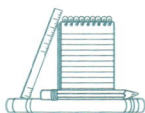

1. 醛糖

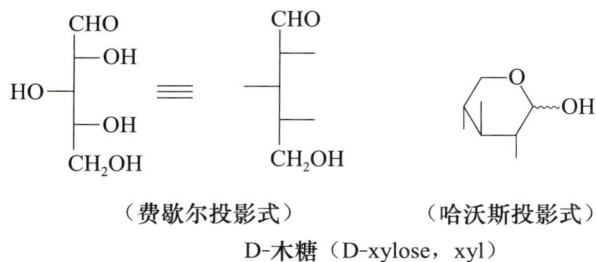

（费歇尔投影式） （哈沃斯投影式）

D-木糖（D-xylose，xyl）

注意：糖中的羟基除端基碳（C_1）的半缩醛羟基之外都可以用短线表示。

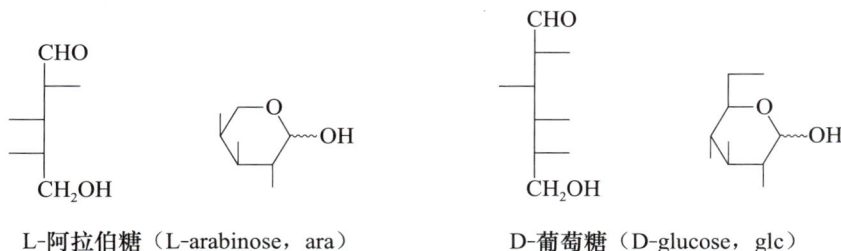

L-阿拉伯糖（L-arabinose，ara） D-葡萄糖（D-glucose，glc）

2. 酮糖

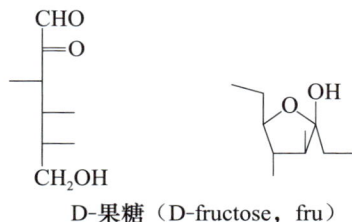

D-果糖（D-fructose，fru）

3. 糖醛酸

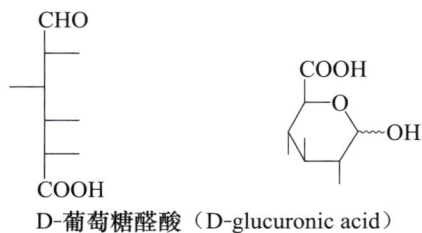

D-葡萄糖醛酸（D-glucuronic acid）

4. 去氧糖 植物体内的去氧糖有 6 – 去氧糖和 2,6 – 二去氧糖两种。

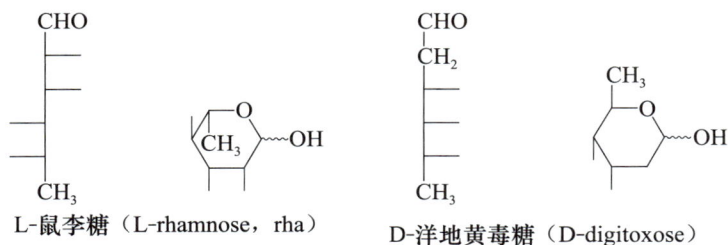

L-鼠李糖（L-rhamnose，rha） D-洋地黄毒糖（D-digitoxose）

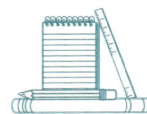

知识链接

单糖的 D/L 构型

根据单糖 Fischer 投影式中距羰基最远的那个手性碳原子上羟基的取向，可将单糖分为 D 和 L 两种构型，其羟基向右的为 D 型，向左的为 L 型。在糖的哈沃斯式中，则可由六碳吡喃型糖的 C_5（五碳呋喃型糖的 C_4）上取代基 R 的取向来判断，其中 $C_5 - R$（或 $C_4 - R$）在环平面上方的为 D - 型糖，在环平面下方的为 L - 型糖。

单糖端基异构体的构型

单糖成环后新形成的一个手性碳原子称为端基碳，会生成一对端基异构体，可分别用 α、β 表示其构型。哈沃斯式中端基碳 $C_1 - OH$ 与六碳吡喃型糖的 C_5（或五碳呋喃型糖的 C_4）上取代基在环同侧的为 β 构型，在环异侧的为 α 构型。

（二）低聚糖

低聚糖由 2 ~ 9 个单糖分子脱水缩合而成。中药中所含的低聚糖较多，如麦芽糖、蔗糖、芸香糖、乳糖、人参三糖、龙胆三糖等。

低聚糖按组成单糖基数目可分为二糖、三糖、四糖等。按是否含有游离的醛基或酮基又可将其分为还原糖和非还原糖。具有游离醛基或酮基的糖称为还原糖，如二糖中的麦芽糖、芸香糖等。如果两个单糖均以端基碳上的羟基脱水缩合而成的低聚糖没有还原性，称为非还原糖，如蔗糖、海藻糖等。

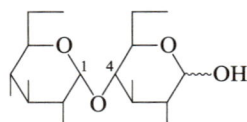

麦芽糖
（D-葡萄糖1α→4-D-葡萄糖）

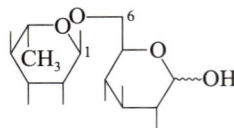

芸香糖
（L-鼠李糖1α→6-D-葡萄糖）

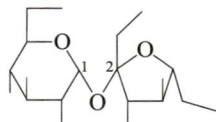

蔗糖
（D-葡萄糖1(α)→2β-D-果糖）

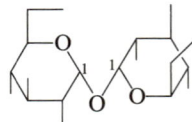

海藻糖
（D-葡萄糖1α→1α-D-葡萄糖）

（三）多糖

多糖是由 10 个以上单糖分子脱水缩合而成的高聚物。按多糖在生物体内的功能可将其分为二类：一类是动植物的支持组织，不溶于水，分子呈直链型，如纤维素、甲壳素等；另一类为动植物的贮藏养料，可溶于热水成胶体溶液，多呈支链型，如淀粉、树胶等。按照单糖的组成又可将多糖分为均多糖和杂多糖，由一种单糖组成的多糖称为均多糖，由二种以上单糖组成的多糖称为杂多糖。

1. 淀粉　广泛存在于植物体中，淀粉是葡萄糖的高聚物，根据结构不同，淀粉可分为直链淀粉（糖淀粉）和支链淀粉（胶淀粉），支链淀粉较多，约占80%。淀粉是植物体中的储存养分，在果实、种子或根、茎中含量较高，是一类有价值的营养物质，无显著疗效，在制剂中常用作赋形剂，在工业中常用作生产葡萄糖的原料。

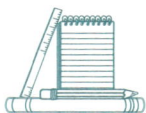

2. 纤维素　是自然界分布最广、含量最多的一种多糖，由 3000~5000 个分子的 D-葡萄糖以 1β→4 连接而成的直链多糖，具有一定的刚性和强度，不易被稀酸或碱水解，不溶于水及一般有机溶剂，是植物支持组织的主要组成部分。棉花为天然的最纯的纤维素来源，此外，在麻、麦秆、稻草等植物也含有丰富的纤维素。纤维素为重要的造纸原料，一般无生物活性，属无效成分。

3. 果聚糖　在高等植物及微生物中均有存在，在菊科植物中分布较多。菊糖是果聚糖中常见的一种，由 35 个 D-果糖以 2β→1 连接，末端接有一分子 D-葡萄糖基。水提取液中的菊糖多为无效成分，可用乙醇沉淀法除去。

4. 树胶　是植物体受伤害或毒菌类侵袭后的分泌物，干后成无定型半透明块状物。树胶是化学组成复杂的酸性多糖，分子中均含有 D-半乳糖醛酸或 D-葡萄糖醛酸。树胶溶于水能膨胀成黏稠状的胶体溶液，不溶于乙醇及大多数有机溶剂。乳香、没药、阿魏等药材中含有丰富的树胶。树胶在医药上还可用作乳化剂、混悬剂。

5. 果胶　为高等植物细胞间质的构成物质，在果实、根中多见，是化学组成复杂的酸性多糖，主要成分为果胶酸，是由 D-半乳糖醛酸以 1α→4 连接而成的直链分子，平均每 4 个半乳糖醛酸中有一个羧基成甲酯。果胶质可溶于热水，不溶于乙醇和其他有机溶剂，在植物体中常以钙盐、镁盐形式存在。

6. 黏液质　多存在于植物薄壁组织的黏液细胞中，是保持植物水分的基本物质。黏液质可溶于热水，冷后成胨状，不溶于乙醇及其他有机溶剂。在植物种子、果实、根、茎和海藻较为多见，如黄精、玉竹、昆布、海藻等中含有大量的黏液质。黏液质有一定的润肠通便、保护创伤表面和止血的作用。医药上常用作润滑剂、混悬剂或用作细菌培养基养料。

二、糖的理化性质

单糖为无色或白色结晶，有甜味，易溶于水，难溶于乙醇，不溶于乙醚、苯、三氯甲烷等亲脂性有机溶剂，具有旋光性和还原性。

低聚糖有甜味，可溶于水，微溶于乙醇，不溶于其他有机溶剂。低聚糖可分为还原糖和非还原糖两种，麦芽糖、乳糖等结构中保留有半缩醛羟基，因而有还原性，属于还原性低聚糖。蔗糖、龙胆三糖、水苏糖等结构中无半缩醛羟基，故无还原性，属于非还原性低聚糖，这类糖经水解后生成的单糖具有还原性。

多糖为无定型粉末，因分子量增大，失去一般糖的性质，不溶于冷水，可溶于热水成胶体溶液，不溶于乙醇等有机溶剂，无甜味和还原性，能被酸或酶水解，水解后生成的单糖或低聚糖多有旋光性和还原性。淀粉中的直链淀粉可溶于热水而不成糊状，遇碘产生蓝色，支链淀粉在 60℃ 以上的热水中膨胀而成糊状，遇碘呈紫红色。菊糖易溶于热水，遇碘不显色。树胶易溶于水，在水中膨胀成极黏稠的胶体溶液，可与乙酸铅或碱式乙酸铅产生沉淀。果胶可溶于水，不溶于有机溶剂。其水解产物为 D-半乳糖醛酸、甲醇及少量半乳糖、阿拉伯糖。黏液质溶于水成胶体溶液，不溶于其他有机溶剂。

三、糖的提取与分离技术

根据糖的溶解性选择相应的溶剂对其进行提取分离。目前研究比较多的是多糖的提取分离，如有的多糖可溶于热水而难溶于冷水，可以用水为溶剂进行加热提取，提取液经冷却处理、过滤得到粗品。再经热水溶解、冷处理沉淀的反复操作可得到初步纯化的糖类化合物。若要提取的糖

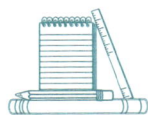

类可溶于水，难溶于乙醇，则可用水提取，将提取液中加入适量的乙醇沉淀得到粗品。再经水溶－醇沉的反复处理也可得到初步纯化的糖类。另外在提取多糖时应注意防止水解，以免提取不到所需要的多糖。

在提取分离其他有效成分时，通常把树胶、果胶、黏液质等多糖视为杂质而除去。常用下列除去方法：

1. 乙醇沉淀法　将浓缩的水提取液加入几倍量的乙醇，放置后可析出沉淀，过滤除去。

2. 铅盐或钙盐沉淀法　由于该类成分中有糖醛酸结构，能与乙酸铅、氢氧化钙生成铅盐或钙盐的沉淀，可过滤除去。但须注意某些含有酚羟基、羧基的有效成分也可能同时沉淀。

四、糖的检识技术

（一）化学检识技术

1. 碱性酒石酸铜（Fehling 试剂）反应　还原糖能使斐林试剂还原，产生砖红色的氧化亚铜。多糖、苷水解后也可产生此类反应。

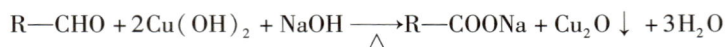

$$R—CHO + 2Cu(OH)_2 + NaOH \xrightarrow{\triangle} R—COONa + Cu_2O\downarrow + 3H_2O$$

2. 氨性硝酸银（Tollen 试剂）反应　还原糖与 Tollen 试剂反应产生金属银，呈银镜或黑色沉淀。

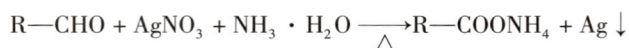

$$R—CHO + AgNO_3 + NH_3 \cdot H_2O \xrightarrow{\triangle} R—COONH_4 + Ag\downarrow$$

3. α－萘酚－浓硫酸（Molish 试剂）反应　在糖的水溶液中加入3% α－萘酚乙醇溶液混合后，沿器壁滴加浓硫酸，使酸层集于下层，有单糖存在时则于两液交界处呈现紫色环。该反应是糖先转变为糠醛或其衍生物，再与酚缩合并经氧化而产生有色物质。

4. 苯胺－邻苯二甲酸试剂反应　还原糖能使苯胺－邻苯二甲酸还原产生颜色反应。

5. Keller－Kiliani 反应　把样品溶于含少量 Fe^{3+} 的冰乙酸中，沿管壁滴加浓硫酸，观察分界面和乙酸层颜色变化。如有2,6－二去氧糖，乙酸层渐显蓝色或蓝绿色。界面的呈色，是由于浓硫酸对苷元所起的作用渐渐扩散到下层，颜色随苷元不同而异。

（二）色谱检识技术

1. 纸色谱检识　糖的检识常用纸色谱法，多以水饱和的有机溶剂展开，其中以正丁醇－乙酸－水（4∶1∶5上层，BAW）和水饱和的苯酚应用最为普遍。因为糖类的水溶性强，R_f 值和溶剂的含水量有很大关系，在一般含水量少的溶剂系统中进行色谱分离时，R_f 值很小。水饱和的正丁醇含水量较少，如加入乙酸或乙醇则可大大增加含水量，也就增加了糖的 R_f 值。

对于碳原子少的单糖，其 R_f 值比碳原子多的大；若碳原子相同，则酮糖比醛糖的大，去氧糖则更大；分子组成相同的糖，构象式中竖键羟基多的比横键羟基的 R_f 值大。

纸色谱常用的显色剂有：硝酸银试剂，使还原糖显棕黑色；苯胺－邻苯二甲酸盐试剂可使单糖中的五碳醛糖和六碳醛糖所呈现的颜色有区别；3,5－二羟基甲苯－盐酸试剂，使酮糖和含有酮糖的低聚糖呈现红色。

2. 薄层色谱检识　糖的极性较大，在硅胶薄层上进行分离时，点样量不宜过多（一般不少于5μg）。若点样量太多，斑点就会明显拖尾，R_f 值就会下降，使一些 R_f 值相近的糖难以获得满意的分离。若硅胶用0.03mol/L硼酸溶液或无机盐的水溶液代替水调制涂布薄层，则样品承载量可明显增加，分离效果也有改善。用无机盐水溶液制备薄层时，多采用强碱与弱或中等强度的酸生成的盐。常用的有0.03mol/L磷酸氢二钠溶液或磷酸二氢钠溶液；0.02mol/L硼酸盐缓冲液；0.1mol/L亚硫酸氢钠水溶液等。用上述盐溶液代替水制备的薄层，能增加糖在固定相中的溶解

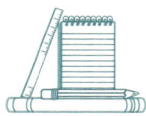

度。同时这种处理使硅胶薄层吸附能力下降，有利于斑点的集中。

薄层色谱显色剂除可用纸色谱的显色剂外，还常用硫酸水或乙醇溶液、茴香酸－硫酸试剂、苯胺－二苯胺－磷酸试剂、1,3－二羟基萘酚－硫酸试剂等显色。

3. 气相色谱检识　气相色谱检识的灵敏度很高，可同时进行分离和定性定量分析，在糖的鉴定上应用很普遍。用气相色谱对糖类进行检测时，两个不利因素分别是难以挥发和易形成端基异构体。实际工作中一般制备成三甲基硅醚衍生物以增加挥发性，将醛糖用 $NaBH_4$ 还原成多元醇，然后制成乙酰化物或三氟乙酰物，可防止端基异构体的形成。

4. 高效液相色谱检识　由于高效液相色谱可以直接进样，无须制备成衍生物，所以，近年来被广泛应用于糖的混合物分析，尤其是分析对热不稳定的、不挥发的低聚糖和多糖。但在分析单糖和低聚糖时，其灵敏度不及气相色谱。高效液相色谱柱的填充材料范围很广，用得最多的是一些经化学修饰的硅胶类材料。

项目二　苷类化合物

一、苷的分类

苷类（glycosides）又称糖苷、甙或配糖体，是糖或糖的衍生物与非糖物质结合而成的一类化合物。其中非糖部分称为苷元，又称为配糖基，糖与苷元连接的键称为苷键，形成苷键的原子称苷键原子。

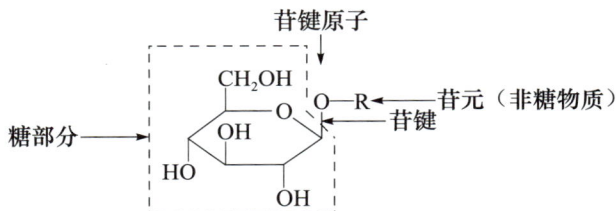

苷类有多种不同的分类方法。根据连接单糖基数目分为单糖苷、双糖苷、三糖苷等；根据苷元所连接糖链数目分为单糖链苷、双糖链苷等；根据苷元的结构分为香豆素苷、蒽醌苷、黄酮苷等；按苷的特殊性质及生理作用可分为皂苷、强心苷；将原存在于植物体内的苷称原生苷，而经水解后失去部分糖的苷称为次生苷；根据苷键原子的不同，可分为 O－苷、S－苷、N－苷和 C－苷，其中最常见的是 O－苷。

（一）氧苷（O－苷）

形成苷键的原子为氧称为氧苷，此类苷通常是由糖中的端基羟基与非糖成分的羟基（或羧基）脱水缩合而成的化合物。根据苷元的结构不同可分为：

1. 醇苷　由苷元的醇羟基与糖的端基羟基脱水缩合而成的苷。如龙胆苦苷、红景天苷等均为醇苷。

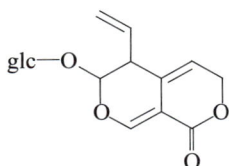

龙胆苦苷

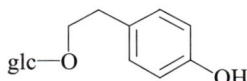

红景天苷

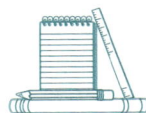

2. 酚苷　由苷元的酚羟基与糖的端基羟基脱水缩合而成的苷。苯酚苷、蒽醌苷、香豆素苷、黄酮苷、木脂素苷等多属于酚苷。如熊果中的熊果苷、天麻中的天麻苷等均属酚苷。

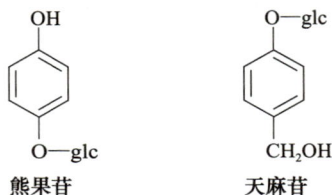

熊果苷　　　　天麻苷

3. 酯苷　由苷元的羧基与糖的端基羟基脱水缩合而成的苷。其苷键既有缩醛性质又有酯的性质，易为稀酸和稀碱水解。如山慈菇中抗霉菌活性成分山慈菇苷 A 为酯苷。

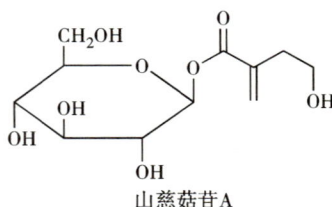

山慈菇苷A

4. 氰苷　指一类具 α－羟腈基的苷元与糖的端基羟基脱水缩合而成的苷。此类苷易水解，其特性是经酶作用生成的苷元 α－羟腈很不稳定，立即分解为醛（酮）和氢氰酸。毛茛科和蔷薇科种子中含有的 α－羟苯腈苷，如苦杏仁苷存在于杏的种子中，具有 α－羟腈结构，属于氰苷类。苦杏仁苷是原生苷，水解后失去一分子葡萄糖生成的野樱苷是次生苷。苦杏仁苷可释放出少量氢氰酸，对呼吸中枢产生抑制作用而镇咳。

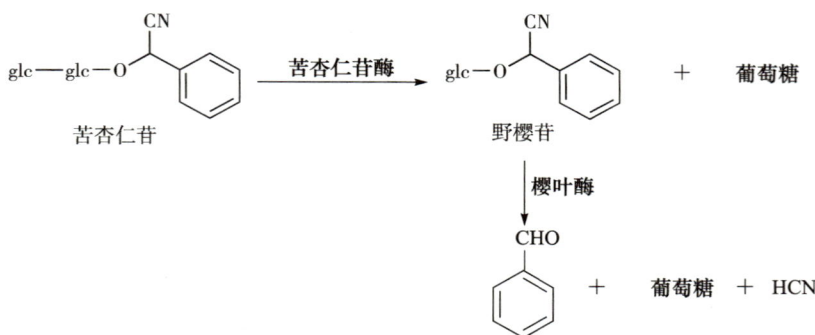

（二）硫苷（S－苷）

由糖的端基羟基与苷元上巯基缩合而成的苷称为硫苷。这类苷为数不多，常存在于十字花科植物中，如萝卜中的萝卜苷，以及黑芥子中的黑芥子苷和白芥子中的白芥子苷等都是硫苷。

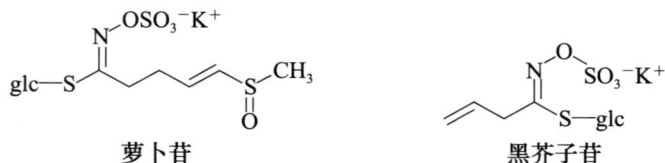

萝卜苷　　　　　　黑芥子苷

（三）氮苷（N－苷）

糖上的端基碳与苷元上的氮原子相连接而成的苷称为氮苷。氮苷是生物化学领域中十分重要的物质。腺苷是核酸的重要组成部分之一。中药巴豆中的巴豆苷，其化学结构与腺苷相似。巴豆苷水解后产生的苷元巴豆毒素能抑制蛋白质的合成。

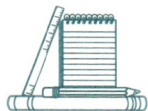

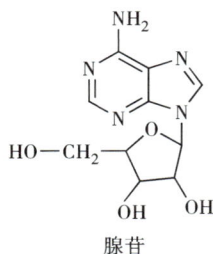

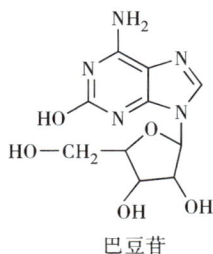

腺苷　　　　　　　　　巴豆苷

（四）碳苷（C - 苷）

碳苷是一类由糖基的端基碳原子直接与苷元碳原子相连而成的苷类化合物。组成碳苷的苷元多为黄酮类、蒽醌类化合物等，其中以黄酮碳苷最为多见。如存在于桑科植物中具有抗肿瘤、降压、抗炎及解痉作用的牡荆素，芦荟中的致泻有效成分芦荟苷都是碳苷。

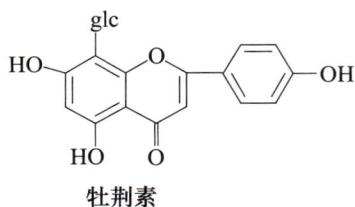

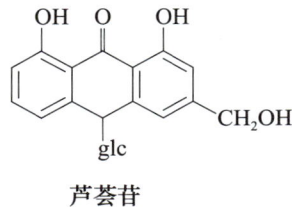

牡荆素　　　　　　　　　芦荟苷

二、苷的性质

（一）性状

苷类均为固体，其中糖基较少的可形成结晶，连接糖基较多的一般为无定形粉末（如皂苷等）。大多数苷类无色，但有些苷类如黄酮苷、蒽醌苷等因苷元结构而呈现一定颜色。苷类一般是无味的，但也有些苷类具有苦味、甜味及辛辣味，其味不但与苷元有关，与糖也有关。

（二）溶解性

苷类的溶解性与糖基的数目、糖基的性质、苷元的结构有密切的关系，其亲水性往往随糖基的增多而增大，而亲脂性又往往随苷元的增大而增强。故苷类大多数具有一定的亲水性，溶于水及甲醇、乙醇等极性较大的溶剂中。苷元一般呈亲脂性，可溶于醇、乙酸乙酯、三氯甲烷、乙醚等有机溶剂中。因此当用不同极性的溶剂顺次提取时，在每种溶剂的提取液中都有可能发现苷类。碳苷与氧苷不同，无论在水或有机溶剂中，溶解度都较小。

（三）旋光性

苷类具旋光性，且多呈左旋。苷类被水解后，由于生成的糖多为右旋，从而使混合物呈右旋。通过比较水解前后旋光性的变化可检识苷类的存在。但要注意，因为二糖或三糖等低聚糖的分子中也都有苷键，所以一定要在水解产物中找到苷元，才能确认有无苷类存在。

（四）苷键的裂解

苷键的裂解反应是研究苷类和多糖的重要反应。通过苷键的裂解反应可以使苷键切断，从而了解组成苷类的苷元结构，糖的组成及种类，苷元和糖的连接方式以及糖和糖的连接方式。能使苷键裂解的方法有酸水解、碱水解、酶水解等。

1. 酸催化水解法　苷键具有缩醛结构，易被稀酸催化水解。酸催化水解反应一般在水或乙醇溶液中进行。其反应历程是苷键原子首先质子化，然后断键生成苷元和糖的阳碳离子，糖的阳碳离子在水中经溶剂化，最后再失去质子而形成糖分子。以氧苷中葡萄糖苷的稀酸水解为例，反应历程如下：

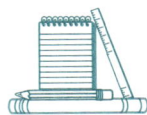

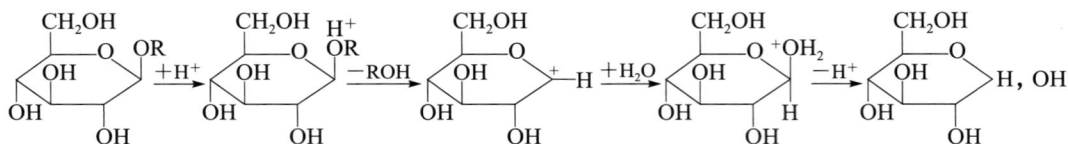

由此反应历程可见，苷类进行酸催化水解的难易与苷键原子的碱度，即苷键原子上的电子云密度及其空间环境有密切关系。凡有利于苷键原子质子化，就有利于水解。因此苷类酸水解的难易有如下规律：

（1）按苷键原子的不同，酸水解的易难顺序为：N－苷＞O－苷＞S－苷＞C－苷。从碱度比较：N＞O＞S＞C，N原子上孤对电子云碱度最大，易接受质子，最易水解，而C原子上无孤对电子，故C－苷最难水解。

（2）呋喃糖苷较吡喃糖苷易水解，这是因为五元呋喃环的平面性使各取代基处于重叠位置，张力较大，水解后张力减小，故有利于水解。

（3）酮糖苷较醛糖苷易水解，因为酮糖多为呋喃糖，而醛糖多为吡喃糖。

（4）吡喃糖苷中，吡喃环的C_5上取代基越大越难水解，其水解之易难顺序为：五碳糖苷＞甲基五碳糖苷＞六碳糖苷＞七碳糖苷＞糖醛酸。

（5）氨基糖较羟基糖难水解，羟基糖又较去氧糖难水解。这是因为吸电子基的诱导效应，尤其是C_2上的取代基对质子的竞争性吸引使苷键原子的电子云密度降低、质子化困难所致。其水解易难顺序为：2,6－二去氧糖苷＞6－去氧糖苷＞2－羟基糖苷＞2－氨基糖苷。

（6）芳香族苷（如酚苷）因苷元部分有供电子结构，故水解较脂肪族苷（如萜苷、甾苷）容易得多。如蒽醌苷、香豆素苷不用加酸，只需加热就可水解。

对于难以水解的苷类，常需在剧烈的条件下进行，如增加酸的浓度、提高温度或延长加热时间等。但此时常可导致苷元发生脱水而形成脱水苷元，从而不能获得真正的苷元。为了防止结构发生变化，可采用两相水解反应，即在进行水解时加入与水不相互溶的有机溶剂（如三氯甲烷、乙醚等），使水解后产生的苷元能及时地转溶于有机溶剂，避免苷元与酸长时间接触，得到真正的苷元。

2. 碱催化水解法　一般苷键对碱是稳定的，不易被碱催化水解。但某些结构特殊的苷如酯苷、酚苷、烯醇苷、β位有吸电子基取代的苷，因具有一定酯的性质，故易被碱水解。

3. 酶催化水解法　酶水解具有专属性强、水解条件温和的特点，用酶催化水解可保护糖和苷元结构不变。

酶是专属性很强的催化剂，特定的酶只能催化水解特定构型的苷键。如麦芽糖酶是一种α－苷酶，只能使α－葡萄糖苷水解；转化糖酶为β－果糖苷酶，只能使β－果糖苷键水解；苦杏仁酶水解β－葡萄糖苷，也可水解其他六碳糖的β－苷键。所以用酶水解苷键可以获知苷键的构型，还可以保留部分苷键得到次生苷或低聚糖，以便获知苷元和糖、糖和糖之间的连接方式。

有些低聚糖苷由于组成糖链的糖种类不同，用一种酶往往不能使其所有的苷键完全断裂，因此近来都采用混合酶，常用的混合酶有粗橙皮苷酶、粗柑橘苷酶、高峰淀粉酶和纤维素酶或这些酶的混合物。需强调的是，含苷的中药往往也含水解相应苷的酶，因此，在中药的采收、加工、贮藏和提取过程中，必须特别注意中药内存的酶对所含苷的影响。

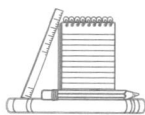

三、苷的提取与分离技术

（一）苷的提取技术

中药中原生苷、次生苷和苷元的存在状态和性质不同，其提取方法也有较大区别。因此，提取苷类成分，首先要明确提取的目的和要求，即要提取的是原生苷、次生苷，还是苷元，然后根据要求进行提取。

在生产实践中，很多中药的有效成分是原生苷，在植物体内，苷类往往也是与其专属水解苷的酶共存，因此在提取原生苷时，尤其是新鲜药材，应注意苷的酶解问题。提取苷类，首先要破坏或抑制酶的活性，以免原生苷被酶解。常用方法是以甲醇、乙醇或沸水进行提取，或在原料中拌入一定量的无机盐（如碳酸钙）。其次在提取过程中要尽量避免与酸或碱接触，以防酸或碱破坏欲提取成分的结构。若药材本身呈一定的酸碱性，可采用适当方法中和，尽可能在中性条件下提取。

如要求提取次生苷，则可根据要求有目的地控制和利用酶、酸或碱的水解作用，采取如发酵、选择性部分水解的方法处理药材，以提高欲提取物的产量。

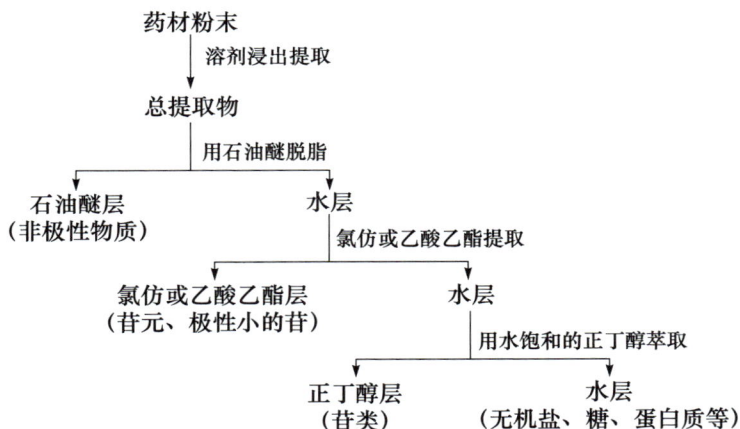

```
                    药材粉末
                      │ 溶剂浸出提取
                    总提取物
                      │ 用石油醚脱脂
          ┌───────────┴───────────┐
       石油醚层                   水层
    （非极性物质）                 │ 氯仿或乙酸乙酯提取
                      ┌───────────┴───────────┐
              氯仿或乙酸乙酯层              水层
            （苷元、极性小的苷）            │ 用水饱和的正丁醇萃取
                            ┌─────────────┴─────────────┐
                         正丁醇层                      水层
                        （苷类）            （无机盐、糖、蛋白质等）
```

目前经常采用树脂吸附法来提取总苷，一般选用非极性或极性较小的大孔吸附树脂。

提取苷元时，通常需要用水解方法把糖基部分去掉，但同时要尽量避免破坏苷元结构。苷元多属脂溶性成分，可用极性小的溶剂提取。一般方法是先将药材用酸水解，水解液用碱中和至中性，然后用三氯甲烷（或乙酸乙酯、石油醚）提取苷元。有时也可先提取出总苷，再将总苷水解为苷元。

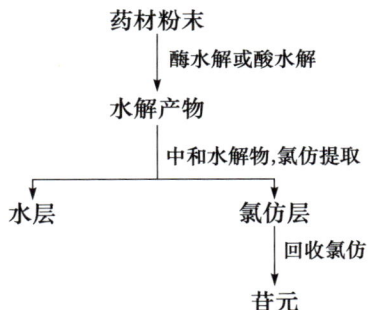

```
                    药材粉末
                      │ 酶水解或酸水解
                    水解产物
                      │ 中和水解物,氯仿提取
          ┌───────────┴───────────┐
        水层                      氯仿层
                                    │ 回收氯仿
                                   苷元
```

（二）苷的分离技术

苷类是极性较大的成分，且多数为非结晶性物质，分离较为困难，一般在提取后先初步精制除去大部分杂质，再用色谱法分离。

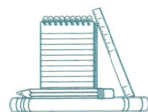

初步精制的方法主要是溶剂法和大孔树脂法。溶剂法是将粗提物溶于少量甲醇（水），再加丙酮（或乙醚），使苷类沉淀析出而精制。大孔树脂法是将提取溶液通过大孔树脂柱，先用水洗去无机盐、糖等水溶性成分，然后再用逐步增加浓度的醇类溶剂洗脱苷类成分。

苷类的色谱分离常用硅胶、反相硅胶、葡聚糖凝胶等色谱法。有些苷类也可用活性炭、纤维素、聚酰胺、离子交换树脂等色谱法分离。硅胶是用于分离苷类成分的常用色谱材料，多用三氯甲烷 – 甲醇 – 水为洗脱剂。但硅胶对苷类的分离效果远不如对脂溶性成分的分离，因此常用于初步分离或部位分离。反相硅胶分离苷类物质效果较好，是目前常用的分离苷类物质的色谱材料，常用洗脱剂是水 – 甲醇等。

四、苷的检识技术

苷类的检识包括苷元和糖的检识。

（一）化学检识技术

苷类成分均含有糖基，经酸水解后可得到单糖或低聚糖，因此可发生与糖相同的显色反应。苷类化合物中的苷元部分，结构可能差异很大，性质也各不相同，由苷元部分产生的颜色反应详见以后各模块内容。

1. α – 萘酚 – 浓硫酸（Molish）反应 取供试样品的乙醇溶液于试管中，加入3% α – 萘酚乙醇溶液混合后，再沿试管壁滴加浓硫酸使分为两层，如两液层交界处产生紫色环，则表明供试样品可能为苷类。其机理是苷类在此条件下能与浓硫酸作用生成单糖，单糖经浓硫酸作用脱水闭环形成糠醛类化合物，在浓硫酸存在下与 α – 萘酚发生酚醛缩合反应，生成紫红色缩合物。

2. 斐林（Fehling）试剂反应 取供试样品的水溶液分置于两支试管中，其中一支试管中加入2%的硫酸加热水解15分钟，然后两支试管分别加入等量斐林试剂，置水浴中加热。如未加酸水解试管呈负反应（无砖红色沉淀），加酸水解试管呈正反应（有砖红色沉淀），或者酸水解后试管生成的沉淀比未加酸水解前多，表明供试液中含有多糖或苷。

此外，苷水解液中的糖，还可应用银镜试验、糖脎试验进行检识。

（二）色谱检识技术

将苷类成分经酸水解后，去除苷元（难溶于水析出沉淀或用亲脂性溶剂萃取），酸性水解液加碱调至中性，适当浓缩后以糖类标准品同时点样作对照，按前述糖类的色谱检识技术进行检测，即可获知苷类化合物中所具有的糖的种类。

复习思考

一、单项选择题

1. 下列苷类中最容易酸水解的苷是（   ）
   A. 糖醛酸苷
   B. 6 – 去氧糖苷
   C. 2 – 羟基糖苷
   D. 2,6 – 二去氧糖苷
   E. 氨基糖苷

2. 提取苷类成分时，为抑制或破坏酶常加入一定量的（   ）
   A. 硫酸
   B. 酒石酸
   C. 碳酸钙
   D. 氢氧化钠
   E. 碳酸钠

3. 提取药材中的原生苷，除了采用沸水提取，还可选用（   ）
   A. 热乙醇
   B. 氯仿
   C. 乙醚
   D. 冷水
   E. 酸水

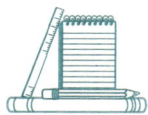

4. 以硅胶分配柱色谱分离下列苷元相同的成分，以氯仿 - 甲醇（9：1）洗脱，最后流出色谱柱的是（　　　）

    A. 四糖苷　　　　　　　　　　B. 三糖苷　　　　　　　　　　C. 双糖苷

    D. 单糖苷　　　　　　　　　　E. 苷元

5. 在天然界存在的苷多数为（　　　）

    A. 氧苷　　　　　　　　　　　B. 碳苷　　　　　　　　　　　C. 氮苷

    D. 酚苷　　　　　　　　　　　E. 硫苷

6. 下列有关苷键酸水解的论述，错误的是（　　　）

    A. 呋喃糖苷比吡喃糖苷易水解

    B. 醛糖苷比酮糖苷易水解

    C. 去氧糖苷比羟基糖苷易水解

    D. 氮苷比硫苷易水解

    E. 氨基糖苷比羟基糖苷难水解

7. Molish 反应的试剂组成是（　　　）

    A. 苯酚 - 硫酸　　　　　　　　B. α - 萘酚 - 浓硫酸　　　　　C. 10% 硫酸乙醇

    D. β - 萘酚 - 硫酸　　　　　　E. 苯酚 - 硫酸

二、多项选择题

1. 下列属于多糖类成分的是（　　　）

    A. 树胶　　　　　　　　　　　B. 黏液质　　　　　　　　　　C. 蛋白质

    D. 纤维素　　　　　　　　　　E. 果胶

2. 下列属于氧苷的是（　　　）

    A. 醇苷　　　　　　　　　　　B. 碳苷　　　　　　　　　　　C. 氮苷

    D. 酚苷　　　　　　　　　　　E. 酯苷

3. 酶水解具有（　　　）

    A. 专属性　　　　　　　　　　B. 条件剧烈　　　　　　　　　C. 氧化性

    D. 保持苷元结构不变　　　　　E. 条件温和

三、填空题

1. 苷类按苷键原子不同分为_____、_____、_____、_____。

2. 苷类是_____与非糖物质通过_____连接而成的化合物。

四、简答题

1. 什么是苷类化合物？什么是原生苷？什么是次生苷？

2. 苷类的酸催化水解与哪些因素有关？水解难易有什么规律？

扫一扫，查阅
复习思考题答案

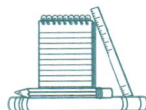

扫一扫，查阅
本模块 PPT、
视频等数字资源

模块四　醌类化合物

【学习目标】

1. 掌握蒽醌类成分的结构特点、理化性质、提取分离和鉴定方法；掌握大黄及虎杖中蒽醌类成分的结构特点、提取分离和检识方法。

2. 熟悉醌类成分的结构类型、性质和鉴定方法。

3. 了解含醌类成分的常用中药紫草、丹参、大黄、虎杖、何首乌、羊蹄、决明子、芦荟、茜草、番泻叶中的主要成分及其生物活性。

醌类化合物广泛存在于自然界，均属植物色素类成分，除具有医疗价值以外，还常被添加到护肤化妆品中，能有效抑制日光中的紫外线，防止色素沉着，保持皮肤白皙。含醌类成分的中药有大黄、虎杖、茜草、番泻叶、芦荟、丹参、紫草、何首乌和决明子等。醌类化合物以蒽醌类的存在最为普遍，并具有多方面生物活性：如大黄、番泻叶中存在的蒽醌苷类有显著泻下作用；大黄、虎杖中存在的游离蒽醌类有抗菌作用；茜草素有止血作用；大黄素有利尿作用；大黄素、大黄酸、芦荟大黄素有抗癌作用；金丝桃素有中枢神经抑制作用等。一般情况下，蒽醌苷的泻下作用强于其苷元，这可能与其在人体消化系统内糖部分对苷元的保护作用有关。

醌类成分在植物体内以游离形式（称为游离醌或醌苷元）或与糖结合成苷（称为醌苷）的形式存在。

项目一　醌类化合物的结构与分类

一、醌类化合物的结构

具有不饱和环二酮结构（醌式结构）的化合物称为醌类化合物。自然界存在的醌类化合物主要包括苯醌类、萘醌类、菲醌类和蒽醌类四种类型，母核上多具有羟基、甲氧基、甲基、羟甲基等取代基。

天然蒽醌类化合物的基本母核结构是：

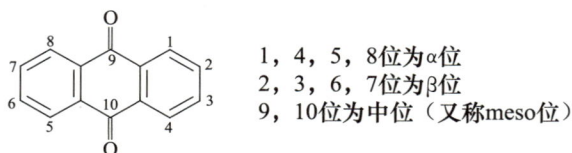

1，4，5，8位为α位
2，3，6，7位为β位
9，10位为中位（又称meso位）

天然蒽醌衍生物几乎都有 α - OH 取代基，β 位常见取代基有—CH_3、—CH_2OH、—OCH_3、—COOH、—OH 等，α、β 位上—OH 均可能与糖结合成蒽醌苷。蒽醌苷中的糖多为葡萄糖、鼠李

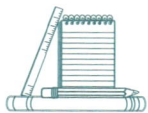

糖，也有阿拉伯糖、木糖等。单糖苷多见，亦有部分为双糖苷。

二、醌类化合物的分类

1. 苯醌、萘醌、菲醌主要结构类型见表4-1。
2. 蒽醌类化合物分为单蒽核和双蒽核两大类，其主要结构类型见表4-2。

表4-1　醌类成分的主要结构类型

类型	基本母核	活性成分实例
苯醌类	对苯醌　邻苯醌	信筒子醌
萘醌类	α-(1,4)萘醌　β-(1,2)萘醌	胡桃醌
菲醌类	邻菲醌	丹参酮ⅡA　R₁=—CH₃，R₂=—H 丹参酮ⅡB　R₁=—CH₂OH，R₂=—H 羟基丹参酮ⅡA　R₁=—CH₃，R₂=—OH
菲醌类	对菲醌	丹参新醌甲　R=—CH(CH₃)CH₂OH 丹参新醌乙　R=—CH(CH₃)CH₃ 丹参新醌丙　R=—CH₃

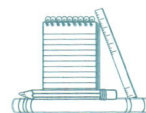

表4-2 蒽醌类成分的主要结构类型

类型	代表化合物
1. 单蒽核类 （1）羟基蒽醌类 ①大黄素型 （—OH 分布于两侧苯环，多呈黄色至橙色）	大黄酚　R_1=—H, R_2=—CH$_3$ 大黄素　R_1=—OH, R_2=—CH$_3$ 大黄酸　R_1=—H, R_2=—COOH
②茜草素型 （—OH 分布于一侧苯环，颜色较深，多呈橙黄色至橙红色）	茜草素　R_1=—OH, R_2=—H, R_3=—H 羟基茜草素　R_1=—OH, R_2=—H, R_3=—OH
（2）蒽酮类	蒽酮　　　　　　　大黄酚蒽酮
（3）蒽酚类 （蒽酚、蒽酮是蒽醌的还原产物）	蒽酚　　　　　　　柯桠素
2. 双蒽核类 二蒽酮类 （两分子蒽酮脱去一分子氢，通过碳碳键结合而成的化合物）	番泻苷A

知识链接

蒽醌结构的互变异构

蒽醌在酸性溶液中被还原成蒽酚及其互变异构体蒽酮。

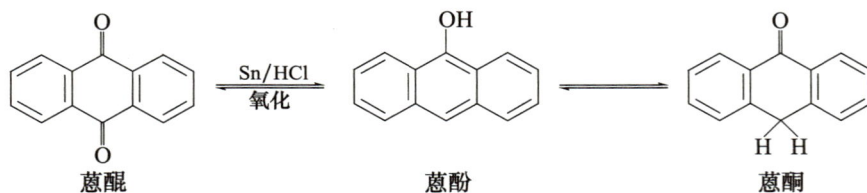

蒽醌　　$\xrightarrow[\text{氧化}]{\text{Sn/HCl}}$　　蒽酚　　⇌　　蒽酮

由于上述氧化还原过程在生物体内也可能发生，故在高等植物中存在的蒽醌类常伴有其还原产物蒽酚、蒽酮类，但这些成分一般仅存在于新鲜植物中，在加工贮藏

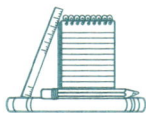

过程中这些蒽醌还原产物会缓慢氧化为蒽醌类成分。如新鲜大黄中含羟基蒽醌类成分对应的蒽酚类成分，这些蒽酚类成分有黏膜刺激作用，口服会引起呕吐，但经两年以上贮存的陈旧大黄则检识不到蒽酚类成分，伤胃的副作用减小。若蒽酚衍生物的中位羟基与糖结合成苷，则性质较为稳定，需水解除去糖后才会被氧化为蒽醌类成分。

项目二　醌类化合物的理化性质

一、性状

天然醌类衍生物多为有色结晶，少数苯醌为黄色油状物。醌类的颜色随着分子中酚羟基等助色团数量的增多而加深，一般呈黄、橙、棕红、紫红等颜色。苯醌、萘醌、菲醌多以游离状态存在，蒽醌一般以苷的状态存在。蒽醌类化合物大多有棕黄色、红色、橙色等荧光，在不同 pH 条件下荧光颜色也不同。

二、升华性

游离醌类化合物一般具有升华性，常用于鉴别。游离蒽醌类化合物常压下加热可升华而不被分解。如炒大黄时可见到药材有黄烟冒出、贮存大黄的塑料袋常被熏成黄色，就是大黄中游离蒽醌类化合物升华的结果。小分子的苯醌和萘醌类还具有挥发性，能随水蒸气蒸馏，此性质常用于对这类成分的提取和精制。

三、溶解性

游离醌类化合物极性较小，一般溶于苯、乙醚、氯仿、乙酸乙酯、乙醇等有机溶剂中，微溶或不溶于水。和糖结合成苷后，极性显著增大，一般易溶于甲醇、乙醇等强极性溶剂中，可溶于热水，难溶或不溶于石油醚、苯、乙醚、三氯甲烷等亲脂性有机溶剂中。但蒽醌的碳苷难溶于水，亦难溶于一般有机溶剂中。

四、酸碱性

1. 酸性　游离醌类及其苷类化合物因结构中多数具有酚羟基，个别尚有羧基，故具有一定的酸性。酸性强弱与结构中羧基的有无及酚羟基的位置和数量有关，其规律为：

（1）带有羧基的醌类化合物其酸性强于不带羧基者，可溶于碳酸氢钠水溶液中。

（2）2-羟基苯醌或萘醌的醌核上有羟基时，呈现插烯酸的结构，酸性与羧基类似而溶于碳酸氢钠水溶液。

（3）萘醌与蒽醌苯环上 β-羟基的酸性强于 α-羟基。这是因为 β-羟基受到对位羰基吸电子影响，使羟基氧原子上的电子云密度降低，质子解离度增高而酸性增强，而 α-羟基易与相邻羰基形成分子内氢键，使质子难解离，所以酸性很弱。带有 β-羟基的蒽醌类化合物可溶于碳酸钠水溶液中，而仅带有 α-羟基的蒽醌类化合物只能溶于氢氧化钠水溶液中。

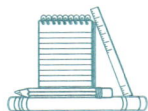

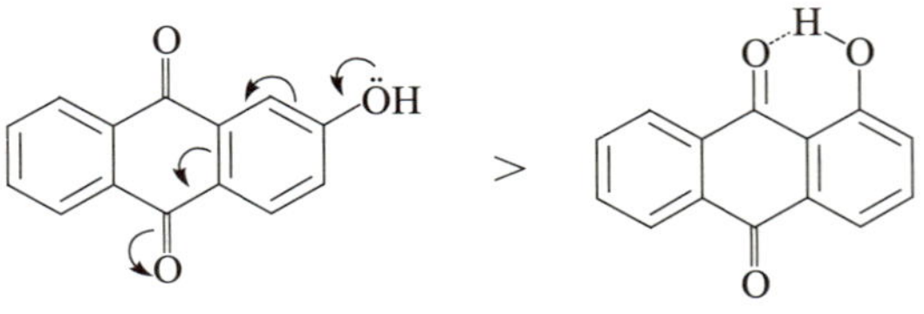

β-羟基蒽醌　　　　　　　　α-羟基蒽醌

（4）酚羟基增多，酸性增强。但酚羟基若形成分子内氢键，则酸性下降。如 1,8 - 二羟基蒽醌的酸性大于 1,5 - 二羟基蒽醌；1,2 - 二羟基蒽醌的酸性反而小于 β - 羟基蒽醌。

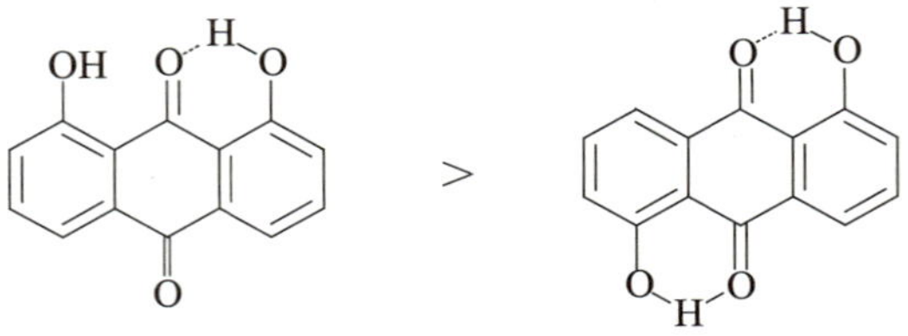

1,8-二羟基蒽醌　　　　　　　1,5-二羟基蒽醌

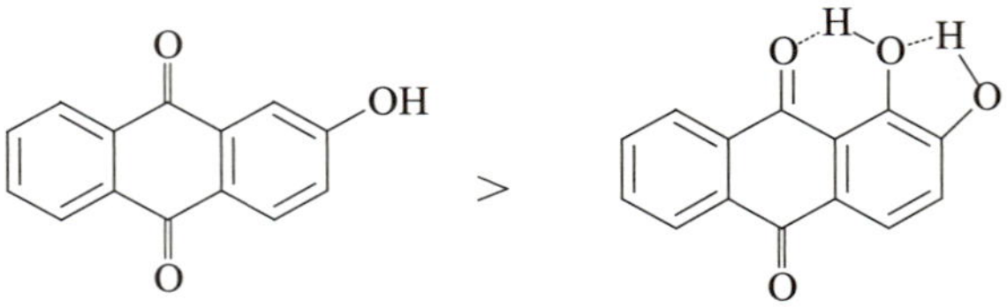

β-羟基蒽醌　　　　　　　　1,2-二羟基蒽醌

综上所述，醌类化合物的酸性强弱排序是：

酸性顺序：　含—COOH ＞含多个 β - OH ＞含一个 β - OH ＞含多个 α - OH　＞含一个 α - OH

依次可溶于：　　5% NaHCO₃　　　5% Na₂CO₃　　　1% NaOH　　　　5% NaOH

　　　　　　　　水溶液　　　　　　水溶液　　　　　　水溶液　　　　　水溶液

2. 碱性　醌类化合物由于羰基上氧原子有未共用电子对，也具有微弱的碱性。如蒽醌类能溶于浓硫酸中形成锌盐再转成阳碳离子，同时伴有颜色的显著加深。羟基蒽醌类化合物在浓硫酸中一般呈红色至红紫色。

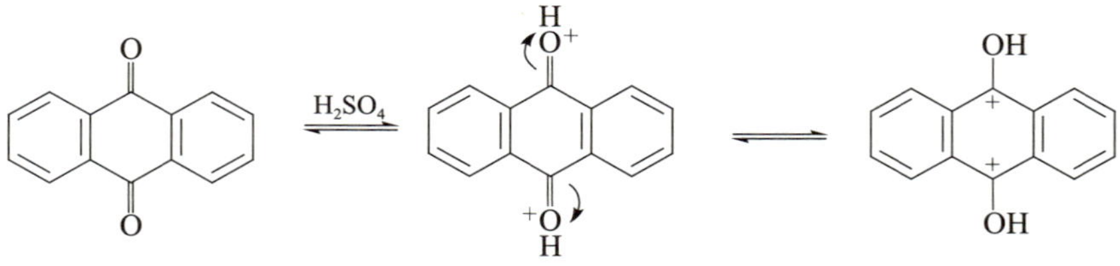

项目三　醌类化合物的提取与分离技术

一、醌类的提取技术

由于醌类化合物在植物体内可能以游离醌类或苷的形式存在，且不同结构类型、不同取代基间极性和溶解性的差异，其提取方法也是多种多样的，常用以下几种方法。

1. 溶剂提取法　实际工作中，一般可用乙醇做溶剂进行回流提取，各种类型的醌类化合物都可被乙醇提取出来，浓缩后再依极性或酸碱性不同进行初步分离。需注意的是，部分具羧基或多羟基取代的醌类化合物酸性较强，往往与植物体内的镁离子、钾离子、钙离子结合成盐而存在，极性较大，难溶于醇，可预先加酸酸化处理使其游离后再用醇提取。

若仅提取游离蒽醌，则可以用稀硫酸将药材中的蒽醌苷水解为游离蒽醌，再用适宜的有机溶剂（如苯、三氯甲烷、乙醚等）回流提取。也可将上述亲脂性有机溶剂与稀硫酸混合后直接对药材进行两相水解回流提取，则药材中水解出的游离蒽醌转溶入有机溶剂中而被提取。

2. 碱提酸沉法　具有酚羟基或羧基的游离蒽醌类成分有一定酸性，可用碱提酸沉法进行提取。加碱液使其成盐溶于水，再加酸酸化使其游离而沉淀析出。

3. 水蒸气蒸馏法　小分子的醌类（苯醌、萘醌）具有挥发性，可随水蒸气馏出而被提取。

二、醌类的分离技术

1. 游离蒽醌与蒽醌苷的分离　将含蒽醌类化合物的乙醇提取液浓缩后加适量水分散，然后加苯、三氯甲烷或乙醚等亲脂性有机溶剂反复萃取，则游离蒽醌转溶于亲脂性有机溶剂中，而蒽醌苷则留于水中。亦可将上述乙醇提取液减压浓缩蒸干，再用上述亲脂性有机溶剂回流提取游离蒽醌，蒽醌苷则留于残渣中。

2. 游离蒽醌的分离

（1）**pH 梯度萃取法**　是分离酸性不同的游离蒽醌类化合物最经典的方法。

不同的游离蒽醌类化合物因酸性不同，在碱水中的溶解能力有所差异。如含有—COOH 或二个以上 β-OH 者可溶于 5% 碳酸氢钠水溶液；含一个 β-OH 者可溶于 5% 碳酸钠水溶液；含二个以上 α-OH 者可溶于 1% 氢氧化钠水溶液；含一个 α-OH 者可溶于 5% 氢氧化钠水溶液。一般将总游离蒽醌类化合物溶于适当的亲脂性有机溶剂中，依次用碱性由小到大的上述碱水进行萃取，酸化碱水萃取液即可在不同萃取部位得到酸性由强到弱的游离蒽醌类化合物。pH 梯度萃取法工艺流程图如下。

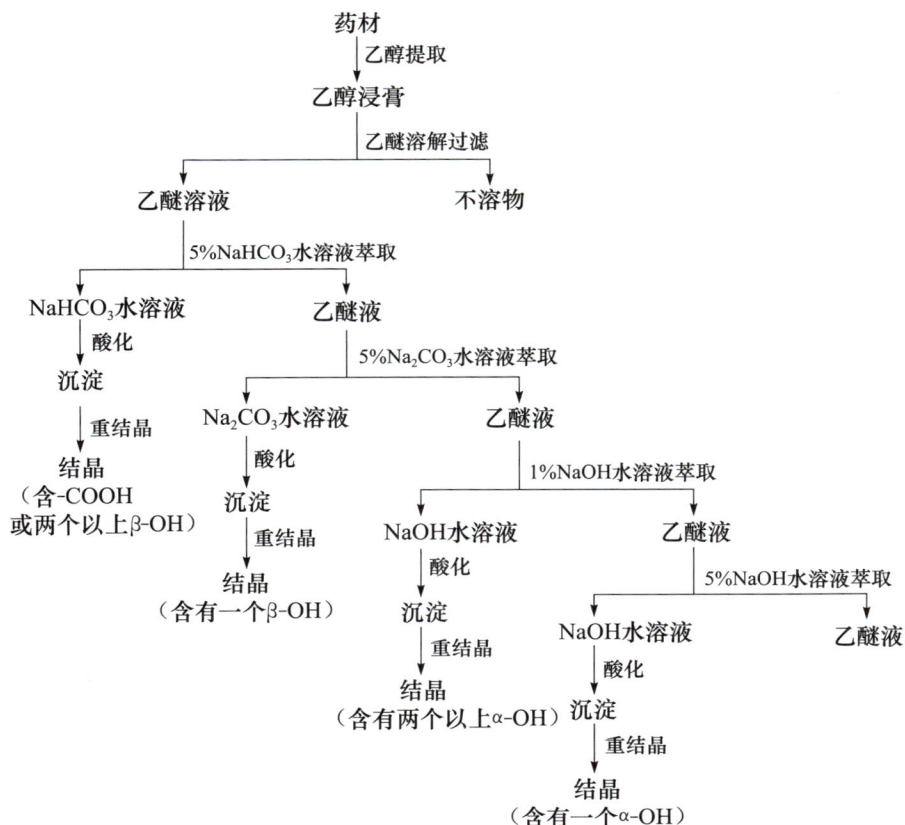

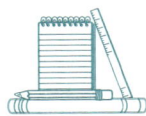

（2）色谱法　一般用经典方法对蒽醌类化合物进行初步分离后，再结合柱色谱或制备薄层色谱作进一步分离。

游离蒽醌类化合物多用吸附色谱分离。一般选用硅胶、磷酸氢钙、聚酰胺粉等作吸附剂，氧化铝易与羟基蒽醌形成牢固螯合物，不易洗脱而不选用。色谱法分离效果较好，特别对酸性接近的蒽醌类化合物，用经典 pH 梯度萃取法难以将其分离时，改用色谱法往往效果良好。

例如大黄酚与大黄素甲醚酸性相同（结构式见实训二），无法用 pH 梯度萃取法分离，但用磷酸氢钙柱色谱，以石油醚洗脱，大黄素甲醚因比大黄酚多一个甲氧基，极性增大易被吸附而后于大黄酚被洗脱出。

3. 蒽醌苷的分离　蒽醌苷亲水性强，较游离蒽醌难分离，传统分离方法不易得纯品，多结合色谱法分离，常用吸附剂有硅胶、聚酰胺、葡聚糖凝胶等。在色谱分离前常用正丁醇（或乙酸乙酯）萃取法将蒽醌苷从其水溶液中萃取出来，与水溶性杂质分离。或用铅盐沉淀法从其水溶液中沉淀出蒽醌苷，再将沉淀物脱铅处理。用上述两种方法得蒽醌苷粗品后再上柱色谱进一步分离。

例如大黄中不同蒽醌苷的分离，采用 Sephadex LH-20 凝胶柱，将大黄的 70% 甲醇提取液上柱，70% 甲醇洗脱，不同结构类型蒽醌的洗出先后次序是：二蒽酮苷（番泻苷 A、B、C、D）、蒽醌双葡萄糖苷、蒽醌单糖苷、游离蒽醌。

项目四　醌类化合物的检识技术

一、醌类化学检识技术

醌类化合物的化学检识可利用颜色反应来进行。

1. 菲格尔反应（Feigl 反应）　醌类衍生物（包括苯醌、萘醌、菲醌及蒽醌）在碱性条件下经加热能迅速与醛类及邻二硝基苯反应生成紫色化合物。

操作技术：取醌类化合物的水或苯溶液 1 滴，加入 25% 碳酸钠水溶液、4% 甲醛及 5% 邻二硝基苯的苯溶液各 1 滴，混合后置水浴上加热，在 1~4 分钟产生显著的紫色。

2. 无色亚甲蓝显色反应　无色亚甲蓝溶液为苯醌及萘醌的专用显色剂。此反应可在纸色谱（PC）或薄层色谱（TLC）上进行，样品在白色背景上与无色亚甲蓝乙醇溶液呈现蓝色斑点，可借此与蒽醌类化合物区别开。

操作技术：常在纸色谱或薄层色谱上进行，展开后以无色亚甲蓝溶液喷雾显色。

3. 碱显色反应（Bornträger's 反应）　羟基蒽醌及其苷类遇碱显红~紫红色的反应称为 Bornträger's 反应，是检识中药中是否含有羟基蒽醌类成分的常用方法之一。其反应机理如下：酚羟基在碱性溶液中，其酚氧负离子受羰基影响，氧原子上的电子通过共轭效应转移到羰基氧原子上，形成新的共轭体系而发生颜色变化，颜色深浅与羟基位置及数量有关。如 1-羟基蒽醌遇碱呈红色；2-羟基蒽醌遇碱呈橙色~红色；1,2-二羟基或 1,4-二羟基蒽醌遇碱呈蓝紫色等。因反应与游离酚羟基有关，故用于检识游离羟基蒽醌及具游离酚羟基的蒽醌苷类化合物。而羟基蒽酚、蒽酮、二蒽酮类化合物遇碱呈黄色，且往往带有绿色荧光，只有将它们氧化成蒽醌后才显红色。

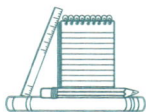

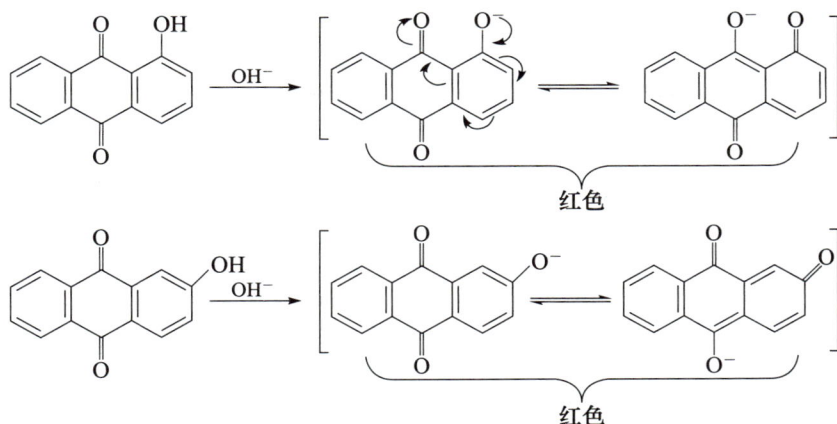

操作技术：取中药粉末约 0.1g，加 10% 稀硫酸 5mL，水浴加热 2～10 分钟，放凉，加 2mL 乙醚振摇，分取乙醚层，加 1mL 5% 氢氧化钠水溶液，振摇。若有羟基蒽醌存在，则乙醚层由黄色褪为无色，碱水层显红色。

4. 乙酸镁反应 羟基蒽醌类化合物能和 0.5% 乙酸镁的醇溶液生成稳定的橙红色、紫红色或紫色络合物，络合物颜色与蒽醌类化合物羟基位置有关。本反应很灵敏，不仅可检识蒽醌类化合物，还可初步判断其羟基的位置。如环上具有单个的 α - 羟基，其络合物为橙色；若有邻二酚羟基则呈蓝紫色；具对二酚羟基呈紫色到红紫色；每个苯环上各有一个 α - 羟基或还有间位羟基为橙红～红色。

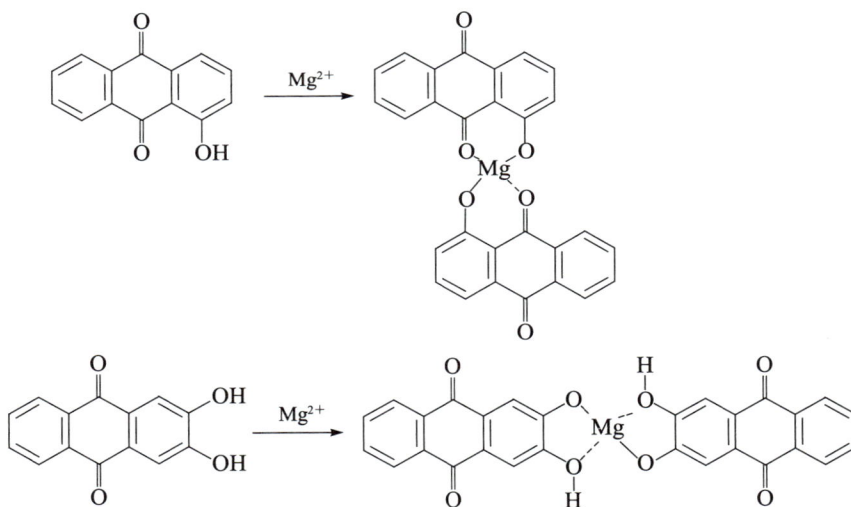

操作技术：将样品溶液滴于滤纸上，干后喷以 0.5% 乙酸镁的醇溶液，90℃ 加热 5 分钟显色。

5. 对亚硝基二甲基苯胺反应 羟基蒽酮类化合物，尤其 1,8 - 二羟基蒽酮衍生物，其酮基对位的亚甲基上有活性氢原子，易与对亚硝基二甲基苯胺（0.1% 吡啶溶液）上的亚硝基氧脱去一分子水，缩合成具较长共轭体系的化合物而显色。随蒽酮类化合物分子结构不同，缩合物呈现紫、绿、蓝、灰等不同颜色。

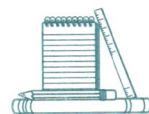

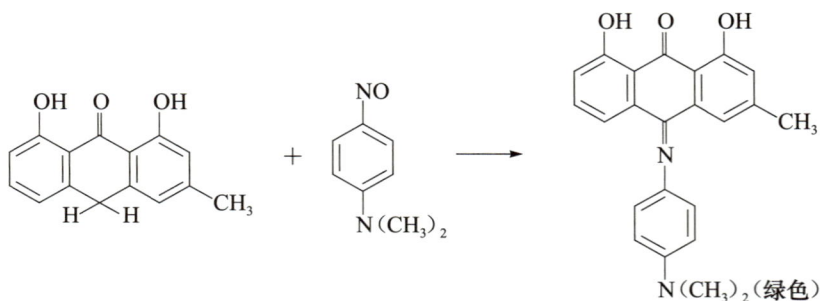

操作技术：常在纸色谱上进行，以吡啶－水－苯（1∶3∶1）的水层作展开剂，对亚硝基二甲基苯胺的乙醇液喷雾显色。

二、蒽醌类色谱检识技术

常用薄层色谱和纸色谱进行检识。

1. 薄层色谱　多采用硅胶色谱、聚酰胺色谱。一般不用氧化铝作载体，以免因其与蒽醌类化合物的螯合而被强烈吸附难以展开。

游离蒽醌类化合物的展开剂多采用混合溶剂系统，常用的有苯－甲醇（9∶1）、石油醚－乙酸乙酯（9∶1）等。蒽醌苷类常用极性稍大的展开剂，如乙酸乙酯－甲醇－冰乙酸（100∶17∶13）、三氯甲烷－95%乙醇（3∶1）等。

蒽醌及其苷类化合物本身具有颜色，展开后可先在自然光下观察色斑位置，然后在紫外灯下观察其荧光斑点，最后用浓氨水熏蒸或喷稀碱水使斑点显红色或更深的颜色以便观察。也可用0.5%乙酸镁的醇溶液喷雾，90℃加热5分钟显色。

2. 纸色谱　游离蒽醌的纸色谱一般在中性或偏酸性的溶剂系统中进行，常用以水、乙醇或丙酮饱和的石油醚、苯展开，如石油醚－丙酮－水（1∶1∶3上层）、97%甲醇饱和的石油醚等。用偏酸性溶剂系统展开时，蒽醌类化合物解离度小，呈分子状态，R_f值增大，展开效果较好，如用正丁醇－乙酸－水（4∶1∶5上层）展开。

蒽醌苷的纸色谱需选极性较大的溶剂系统展开，如正丁醇－乙酸乙酯－水（4∶3∶3上层）、三氯甲烷－甲醇－水（2∶1∶1下层）等。

纸色谱的显色方法参见薄层色谱。

项目五　含蒽醌类化合物的常用中药

含蒽醌类化合物的常用中药见表4-3。

表4-3　含蒽醌类化合物的常用中药

结构类型	药名	基原	主要化学成分
羟基蒽醌类	大黄	蓼科植物掌叶大黄 *Rheum palmatum* L.、药用大黄 *Rheum Officinale* Baill. 或唐古特大黄 *Rheum tanguticum* Maxim. 的根及根茎	大黄酸、大黄素、芦荟大黄素、大黄酚、大黄素甲醚及各自的葡萄糖苷；番泻苷 A、B、C、D 等
	虎杖	蓼科植物虎杖 *Polygonum cuspidatum* Sieb. et Zucc. 的根及根茎	大黄酚、大黄素、大黄素甲醚、大黄素葡萄糖苷、大黄素甲醚葡萄糖苷等，另含有虎杖苷
	何首乌	蓼科植物何首乌 *Polygonum multiflorum* Thunb. 的块根	大黄酚、大黄素、大黄酸、大黄素甲醚、大黄酚蒽酮等

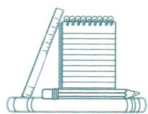

续表

结构类型	药名	基原	主要化学成分
羟基蒽醌类	羊蹄	蓼科植物羊蹄 *Rumex japonicus* Houtt. 的根	大黄酚、大黄素、大黄素甲醚等
	决明子	豆科植物决明 *Cassia obtusifolia* L.、小决明 *Cassia tora* L. 的种子	大黄素、大黄素甲醚、大黄酚、芦荟大黄素、决明素、橙黄决明素等
	芦荟	百合科植物库拉索芦荟 *Aloe barbadensis* Miller、好望角芦荟 *Aloe ferox* Miller 的叶	芦荟大黄素、芦荟大黄素苷、异芦荟大黄素苷等
	茜草	茜草科植物茜草 *Rubia cordifolia* L. 的根及根茎	茜草素、茜草苷、羟基茜草素、伪羟基茜草素等
二蒽酮类	番泻叶	豆科植物狭叶番泻 *Cassia angustifolia* Vahl.、尖叶番泻 *Cassia acutifolia* Delile. 的叶	番泻苷 A、B、C、D 等

复习思考

一、单项选择题

1. 下列除哪种化合物外均具有升华性（　　）

    A. 大黄酸　　　　　　　　　B. 大黄素　　　　　　　　　C. 大黄酚

    D. 茜草素　　　　　　　　　E. 番泻苷

2. 与蒽酚为互变异构体的是（　　）

    A. 蒽酮　　　　　　　　　　B. 蒽醌　　　　　　　　　　C. 氧化蒽酚

    D. 蒽二酚　　　　　　　　　E. 二蒽醌

3. 在大黄的乙醚提取液中，用 5% $NaHCO_3$ 水溶液主要萃取出下列哪一成分（　　）

    A. 大黄酚　　　　　　　　　B. 大黄酸　　　　　　　　　C. 大黄素

    D. 大黄素甲醚　　　　　　　E. 芦荟大黄素

4. 下列化学成分属于二蒽酮类的是（　　）

    A. 山扁豆双醌　　　　　　　B. 茜草素　　　　　　　　　C. 大黄素

    D. 番泻苷　　　　　　　　　E. 芦荟苷

5. 下列化学成分属于碳苷的是（　　）

    A. 番泻苷 A　　　　　　　　B. 番泻苷 B　　　　　　　　C. 番泻苷 C

    D. 番泻苷 D　　　　　　　　E. 芦荟苷

6. 羟基蒽酮的专属性检识试剂是（　　）

    A. 碱水　　　　　　　　　　B. 乙酸镁醇溶液　　　　　　C. 酸水

    D. 三氯化铁溶液　　　　　　E. 对亚硝基二甲基苯胺吡啶溶液

二、多项选择题

1. 柱色谱法分离游离羟基蒽醌常用的吸附剂是（　　）

    A. 硅胶　　　　　　　　　　B. 聚酰胺　　　　　　　　　C. 氧化铝

    D. 磷酸氢钙　　　　　　　　E. 活性炭

2. 关于游离蒽醌类化合物，下列说法正确的是（　　）

    A. 多为有色固体　　　　　　B. 有荧光　　　　　　　　　C. 具有升华性

    D. 有酸性　　　　　　　　　E. 亲水性较强

3. 蒽醌结构母核上哪几位属 α 位（　　）

    A. 1　　　　　　　　　　　　B. 2　　　　　　　　　　　　C. 3

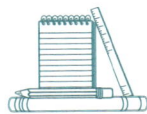

D. 4   E. 5

4. 下列中药中含有蒽醌类成分的有（   ）

A. 虎杖   B. 巴豆   C. 补骨脂

D. 大黄   E. 秦皮

5. 醌类成分按结构分类有（   ）

A. 苯醌   B. 查耳酮   C. 萘醌

D. 蒽醌   E. 菲醌

三、填空题

1. 炒大黄时冒黄烟的现象，说明游离蒽醌类化合物具有_____的物理性质。

2. 蒽醌类化合物大多具有_____取代基，故具有酸性。

3. 根据羟基是否分布于双侧苯环上，将羟基蒽醌分两类：_____、_____。

4. 羟基蒽醌类化合物遇碱水多显_____色。

四、简答题

1. 利用溶剂法怎样分离游离蒽醌及蒽醌苷类成分？

2. 新鲜大黄为什么宜存放一段时间再入药？

3. pH 梯度萃取法的原理是什么？如何分离大黄中的 5 种游离羟基蒽醌化合物（结合实训三）？

扫一扫，查阅
复习思考题答案

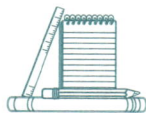

模块五　苯丙素类化合物

【学习目标】
1. 掌握香豆素和木脂素的结构特点。
2. 熟悉苯丙素类化合物的分类，熟悉香豆素和木脂素理化性质、提取分离和显色反应。
3. 了解香豆素和木脂素的分布、生物活性和含有香豆素和木脂素类化合物的常见中药。

　　苯丙素类是指基本母核具有一个或几个 $C_6 - C_3$ 单元的天然有机化合物类群，是一类广泛存在于中药中的天然产物，具有多方面的生理活性。广义的苯丙素类化合物包括简单苯丙素、香豆素类、木脂素和木质素、黄酮类，涵盖了多数的天然芳香族化合物。狭义的苯丙素类化合物是指简单苯丙素类、香豆素类、木脂素类。本模块主要介绍香豆素类化合物和木脂素类化合物。

项目一　香豆素类

　　香豆素类（coumarin）成分是一类具有苯骈 α - 吡喃酮母核的天然化合物的总称，在结构上可以看成顺式邻羟基桂皮酸脱水而形成的内酯类化合物。

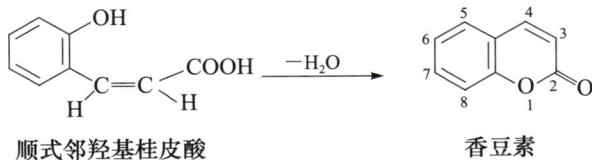

顺式邻羟基桂皮酸　　　　　　　香豆素

　　香豆素类成分广泛分布于高等植物中，亦有少数来自微生物（如黄曲霉菌、假密环菌等）及动物，富含香豆素类成分的植物类群有伞形科、芸香科、菊科、豆科、茄科、瑞香科、兰科、木樨科、五加科、藤黄科等，中药独活、白芷、前胡、蛇床子、九里香、茵陈、补骨脂、秦皮、续随子等都含有香豆素类成分。在植物体内，香豆素类成分可分布于花、茎、皮、果（种子）、根等各个部位，通常以根、果（种子）、皮、幼嫩的枝叶中含量较高。

　　香豆素类成分具有多方面的生物活性，是一类重要的中药有效成分。秦皮中七叶内酯和七叶苷是治疗痢疾的有效成分。茵陈中的滨蒿内酯以及假密环菌中的亮菌甲素均具有解痉、利胆作用。蛇床子中蛇床子素可用于杀虫止痒。补骨脂中补骨脂素具有光敏活性，用于治疗白斑病。

一、香豆素的结构与分类

　　香豆素类成分的结构分类，主要依据在 α - 吡喃酮环上有无取代，7 位羟基是否和 6、8 位取代异戊烯基缩合形成呋喃环、吡喃环来进行，通常将香豆素类化合物分为四类。

（一）简单香豆素类

　　简单香豆素类是指只有在苯环上有取代基的香豆素类。常见取代基为羟基、烷氧基、亚甲二

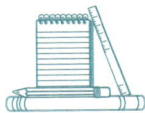

氧基和异戊烯氧基等。秦皮中七叶内酯和七叶苷，当归中当归内酯等均属简单香豆素类。

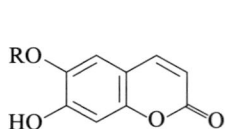
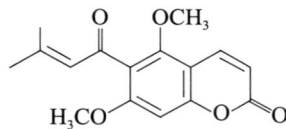

七叶内酯　R=H

七叶苷　　R=葡萄糖

当归内酯

（二）呋喃香豆素类

这类化合物香豆素母核中7位羟基和和6（或8）位取代异戊烯基缩合形成呋喃环。可分6,7 - 呋喃骈香豆素与7,8 - 呋喃骈香豆素，以6,7 - 呋喃骈香豆素为多见。

例如中药补骨脂中的补骨脂素，牛角独活中的佛手柑内酯为6,7 - 呋喃骈香豆素。

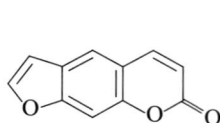
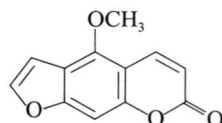

补骨脂素

佛手柑内酯

又如存在于当归中的当归素，牛角独活中的虎耳草素属于7,8 - 呋喃骈香豆素。

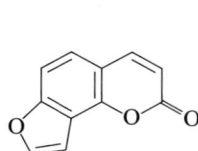
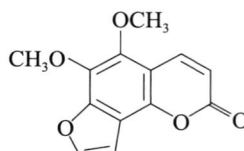

当归素

虎耳草素

（三）吡喃香豆素类

这类化合物香豆素母核中7位羟基和6（或8）位取代异戊烯基环合而成2,2 - 二甲基 - α - 吡喃环结构。同呋喃香豆素一样也可分6,7 - 吡喃骈香豆素与7,8 - 吡喃骈香豆素。如花椒内酯、邪蒿内酯等均属此类。

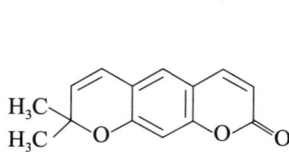
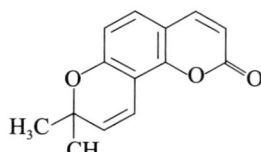

花椒内酯

邪蒿内酯

（四）其他香豆素类

1. 异香豆素类　异香豆素是香豆素的异构体，可看作邻羧基苯乙烯的内酯，此外还有二氢异香豆素。例如茵陈中茵陈内酯（茵陈素）为异香豆素，矮地茶中治疗慢性支气管炎有一定疗效的岩白菜内酯（岩白菜素）为二氢异香豆素。

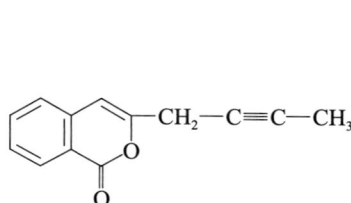
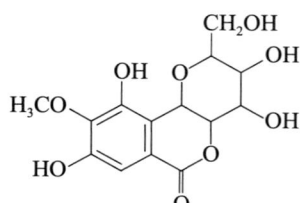

茵陈内酯

岩白菜内酯

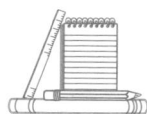

2. 双香豆素类　双香豆素是两分子香豆素相连的化合物，如紫苜蓿中的紫苜蓿酚为双香豆素类。

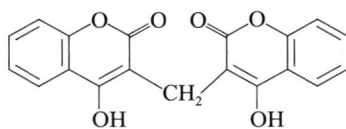

紫苜蓿酚

二、香豆素的理化性质

（一）性状

游离香豆素类成分多为结晶性物质，有比较敏锐的熔点。分子量小的游离香豆素类化合物多具有芳香气味与挥发性，能随水蒸气蒸馏，且具升华性。香豆素苷类一般呈粉末或晶状体，不具挥发性，也不能升华。

（二）溶解性

游离香豆素类成分易溶于乙醚、三氯甲烷、丙酮、乙醇、甲醇等有机溶剂，也能部分溶于沸水，但不溶于冷水。香豆素苷类成分易溶于甲醇、乙醇，可溶于水，难溶于乙醚、三氯甲烷等低极性有机溶剂。

（三）内酯的碱水解

香豆素类分子中具内酯结构，碱性条件下可水解开环，生成顺式邻羟基桂皮酸的盐。顺式邻羟基桂皮酸盐的溶液经酸化至中性或酸性即闭环恢复为内酯结构。但如果与碱液长时间加热，开环产物顺式邻羟基桂皮酸衍生物则发生双键构型的异构化，转变为反式邻羟基桂皮酸衍生物，此时，再经酸化也不能环合为内酯。

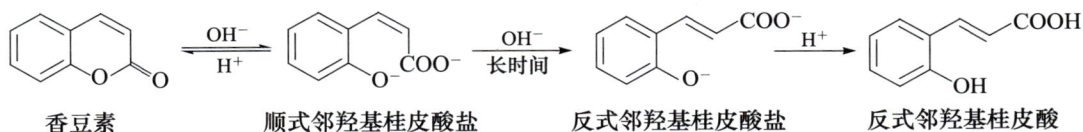

香豆素　　　　　顺式邻羟基桂皮酸盐　　　　反式邻羟基桂皮酸盐　　　反式邻羟基桂皮酸

三、香豆素的提取与分离技术

（一）香豆素的提取方法

香豆素类成分多以亲脂性的游离形式存在于植物中，可以用一般的有机溶剂，如乙醚、三氯甲烷、丙酮等提取，而香豆素苷类因极性增大而具亲水性，可选亲水性溶剂，如甲醇、乙醇或水提取。此外，香豆素类成分具有内酯结构，亦可用碱溶酸沉法提取；部分小分子香豆素类成分具有挥发性，可用水蒸气蒸馏法提取。

1. 溶剂提取法　香豆素类成分可用各种溶剂提取，如甲醇、乙醇、丙酮、乙醚等。其提取方法可采用乙醚等溶剂先提取脂溶性成分，再用甲醇（乙醇）或水提取极性大的成分。也可先用甲醇（乙醇）或水提取，再用溶剂法或大孔吸附树脂法分为脂溶性部位和水溶性部位。溶剂提取法是香豆素类成分提取的主要方法。如从前胡中提取香豆素类成分，可先用乙醇回流提取，回收溶剂得醇浸膏。醇浸膏分散在水中，先以乙酸乙酯萃取得到脂溶性部分，再以正丁醇萃取得到香豆素苷类。

2. 碱溶酸沉法　用溶剂法提取香豆素类成分，常有大量中性杂质存在，可利用香豆素类具有内酯结构，能溶于稀碱液而和其他中性成分分离，碱溶液酸化后内酯环合，香豆素类成分即可

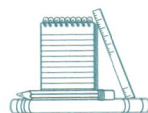

游离析出，或用乙醚等有机溶剂萃取得到。因香豆素类的开环产物顺式邻羟基桂皮酸在碱液中长时间加热会异构化为反式邻羟基桂皮酸，故碱溶酸沉法必须严格控制在比较温和的条件下进行。此外，对酸碱敏感的香豆素类成分不能用碱溶酸沉法提取，以防结构发生改变。

3. 水蒸气蒸馏法　小分子的香豆素类成分因具有挥发性，可采用水蒸气蒸馏法提取，但本法适应面窄，且受热温度高而时间长，有时可能引起结构的变化，现已少用。

（二）香豆素的分离方法

中药中的香豆素类成分往往是结构类似、极性相近的一种或几种类型的香豆素类化合物共同存在，用常规的溶剂法、结晶法难以相互分离，一般应用色谱法进行分离纯化。常用的色谱分离法有柱色谱、制备薄层色谱和高效液相色谱。

柱色谱分离一般采用硅胶为吸附剂，洗脱剂可先用薄层色谱试验筛选，常用的洗脱系统可用环己烷（石油醚）－乙酸乙酯、环己烷（石油醚）－丙酮、三氯甲烷－丙酮等。氧化铝一般不用于香豆素类成分的柱色谱分离。香豆素苷类的分离可用反相硅胶（Rp－18、Rp－8等）柱色谱，常用的洗脱系统有水－甲醇、水－乙腈。此外，葡聚糖凝胶 Sephadex LH－20 柱色谱等也可用于香豆素类成分的分离。

香豆素类成分在薄层色谱上很容易以荧光定位斑点，故制备薄层色谱也可用于香豆素类成分的分离，极性小的香豆素类可用环己烷（石油醚）－乙酸乙酯系统，极性较大的香豆素类可用三氯甲烷－甲醇系统。

四、香豆素的检识技术

（一）香豆素的荧光检识

香豆素类化合物在紫外光（365nm）照射下一般显蓝色或紫色的荧光，可用于检识。7－羟基香豆素类往往有较强的蓝紫色荧光，加碱后其荧光更强，颜色变为绿色；羟基香豆素醚化，或导入非羟基取代基往往使荧光强度减弱、色调变紫；多烷氧基取代的呋喃香豆素类一般呈黄绿色或褐色荧光。

（二）香豆素的化学检识

香豆素类物质分子中具有内酯结构，往往还具有酚羟基，通过这些基团的显色反应，能为检识与鉴别香豆素类成分提供参考。

1. 内酯结构的检识　香豆素类成分具有内酯结构，在碱性条件下开环，与盐酸羟胺缩合生成异羟肟酸，在酸性条件下再与 Fe^{3+} 络合生成异羟肟酸铁而显红色。故此反应称为异羟肟酸铁试验。

异羟肟酸　　　　异羟肟酸铁（红色）

2. 酚羟基的检识

（1）三氯化铁反应　具有酚羟基取代的香豆素类，可与三氯化铁溶液反应产生绿色，酚羟基越多，颜色越深。

（2）重氮化试剂反应　香豆素的酚羟基邻、对位无取代时，可与重氮化试剂（如重氮化对硝基苯胺）缩合显红色至紫红色。

3. 香豆素 C_6 位有无取代基的检识

（1）Gibb's 反应 香豆素类成分在碱性条件（pH9～10）下内酯环水解生成酚羟基，如果其对位（6位）无取代基，则能与 2,6-二氯（溴）苯醌氯亚胺（Gibb's 试剂）反应而显蓝色。利用此反应可判断香豆素分子中 C_6 位是否有取代基存在。

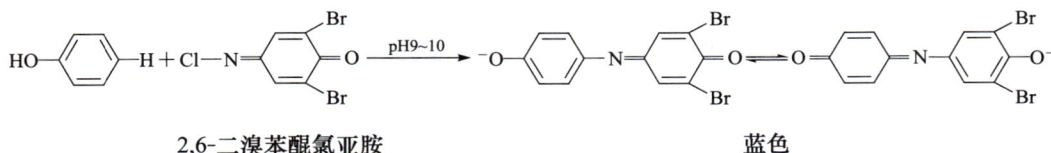

2,6-二溴苯醌氯亚胺 **蓝色**

（2）Emerson 反应 与 Gibb's 反应类似，香豆素类成分如在6位无取代基，内酯环在碱性条件下开环后与 Emerson 试剂（4-氨基安替比林和铁氰化钾）反应生成红色。此反应也可用于判断 C_6 位有无取代基的存在。

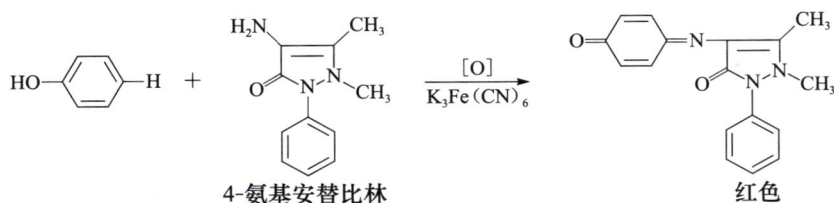

4-氨基安替比林 **红色**

（三）香豆素的色谱检识

香豆素类成分一般用薄层色谱检识，常用硅胶作为吸附剂，游离香豆素类可用环己烷（石油醚）-乙酸乙酯（5：1～1：1）、三氯甲烷-丙酮（9：1～5：1）等溶剂系统展开。香豆素苷类可依极性选用不同比例的三氯甲烷-甲醇作展开剂。在紫外光（365nm）下观察，香豆素类成分在色谱上多显蓝色、紫色荧光斑点，或喷雾异羟肟酸铁试剂显色。此外，纸色谱、聚酰胺色谱也可用于香豆素类化合物的检识。

五、含香豆素类化合物的常用中药

含香豆素类化合物的常用中药见表5-1。

表5-1 含香豆素类化合物的常用中药

结构类型	药名	基原	主要化学成分
简单香豆素	秦皮	苦枥白蜡树 *Fraxinus rhynchophylla* Hance、白蜡树 *Fraxinus chinensis* Roxb.、尖叶白蜡树 *Fraxinus szaboana* Lingelsh. 或宿柱白蜡树 *Fraxinus stylosa*. Lingelsh. 的干燥枝皮或干皮	七叶内酯、七叶苷
简单香豆素	蛇床子	蛇床 *Cnidium monnieri*（L.）Cuss. 的干燥成熟果实	蛇床子素
简单香豆素	独活	重齿毛当归 *Angelica pubescens* Maxim. f. var. *biserrata* Shan et Yuan 的干燥根	当归内酯
呋喃香豆素	前胡	白花前胡 *Peucedanum praeruptorum* Dunn 的干燥根	紫花前胡素、紫花前胡醇
呋喃香豆素	白芷	白芷 *Angelica dahurica*（Fisch. ex Hoffm.）Benth. et Hook. f. 或杭白芷 *Angelica dahurica*（Fisch. ex Hoffm）Benth. et Hook. f. var. *formosana*（Boiss.）Shan et Yuan 的干燥根	欧芹属素乙
呋喃香豆素	补骨脂	补骨脂 *Psoralea corylifolia* L. 的果实	补骨脂素

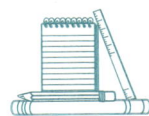

项目二　木脂素类

木脂素（lignans）是由两分子苯丙素衍生物聚合而成的一类天然化合物，主要存在于植物的木部和树脂中，多数呈游离状态，少数与糖结合成苷。木脂素类在自然界中分布较广，且具有多方面生物活性，如五味子科木脂素类成分五味子酯甲、乙、丙和丁能保护肝脏和降低血清 GPT 水平；小檗科鬼臼毒素类木脂素则具有很强的抑制癌细胞增殖作用。

一、木脂素的结构与分类

组成木脂素的单体主要有四种：桂皮酸、桂皮醛、桂皮醇、丙烯苯。前两种单体的侧链 γ - 碳原子是氧化型的，而后两种单体的 γ - 碳原子是非氧化型的。

由于组成木脂素的 $C_6 - C_3$ 单体缩合位置不同及其侧链 γ - 碳原子上的含氧基团相互脱水缩合等反应，形成了不同类型的木脂素。

本章按化学结构分类法，将木脂素分成下列几类。

1. 简单木脂素　简单木脂素由两分子苯丙素仅通过 β 位碳原子（$C_8 - C_{8'}$）连接而成。二氢愈创木脂酸、叶下珠脂素是分别从愈创木树脂及珠子草（*Phyllanthus niruri*）中分得的简单木脂素类化合物。

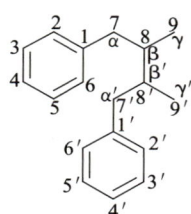

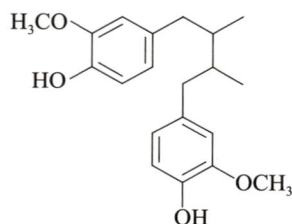

二氢愈创木脂酸　　　　　　　　叶下珠脂素

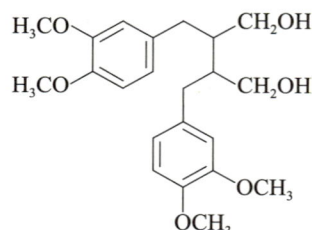

2. 单环氧木脂素　单环氧木脂素结构特征是在简单木脂素基础上，还存在 7 - O - 7′ 或 7 - O - 9′ 或 9 - O - 9′ 等四氢呋喃结构。

如恩施脂素是从翼梗五味子（*Schisandra henryi*）中分离得到的 7, 7′ 位环氧，荜澄茄脂素是从荜澄茄（*Piper cubeba*）果实中分得的 9, 9′ 位环氧的单环氧木脂素类。

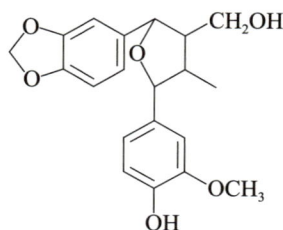

恩施脂素　　　　　　　　　　荜澄茄脂素
（7-O-7′ 环合）　　　　　　　（9-O-9′ 环合）

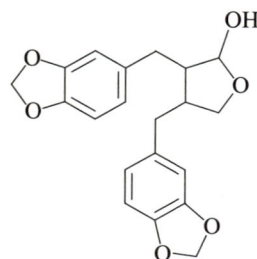

3. 木脂内酯　木脂内酯的结构特征是在简单木脂素基础上，9, 9′ 位环氧，C_9 为 C ═ O，木脂内酯常与其单去氢或双去氢化合物共存于同一植物中。牛蒡子（*Arctium lappa*）的主要成分牛蒡苷元属于木脂内酯。

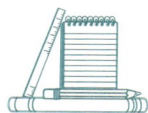

木脂内酯　　　单去氢木脂内酯　　　双去氢木脂内酯　　　牛蒡子苷元

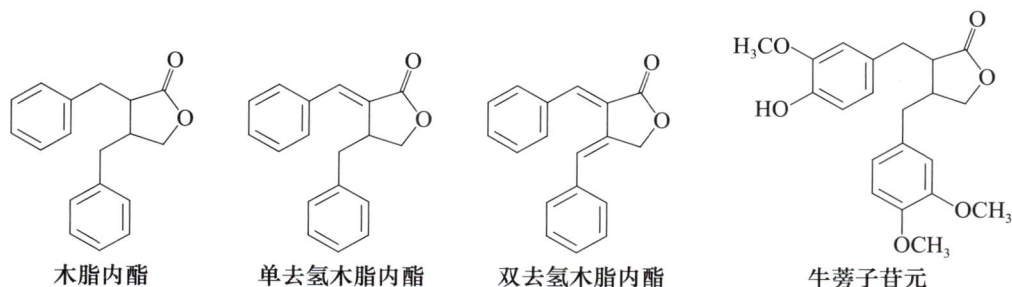

4. 环木脂素　在简单木脂素基础上，通过一个苯丙素单位中苯环的 6 位于另一个苯丙素单位的 7 位环合而成环木脂素。此类又可进一步分成苯代四氢萘、苯代二氢萘及苯代萘等结构类型，自然界中以苯代四氢萘型居多。如从中国紫杉中分离得到的异紫杉脂素具有苯代四氢萘的结构。

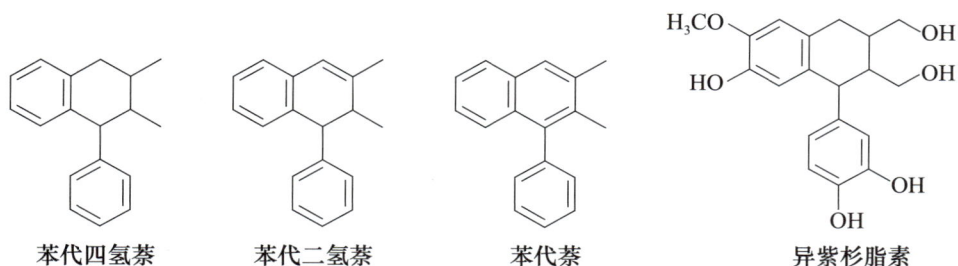

苯代四氢萘　　　苯代二氢萘　　　苯代萘　　　异紫杉脂素

5. 环木脂内酯　环木脂内酯的结构特征是在环木脂素的基础上，其 $C_9 - C_{9'}$ 间环合形成五元内酯环，按其内酯环上羰基的取代可分为上向和下向两种类型。对于苯代萘内酯型环木脂内酯，上向的称 4 - 苯代 - 2,3 - 萘内酯，下向的称为 1 - 苯代 - 2,3 - 萘内酯。如 1 - 鬼臼毒脂素属 1 - 苯代 - 2,3 萘内酯，赛菊芋脂素属 4 - 苯代 - 2,3 - 萘内酯。

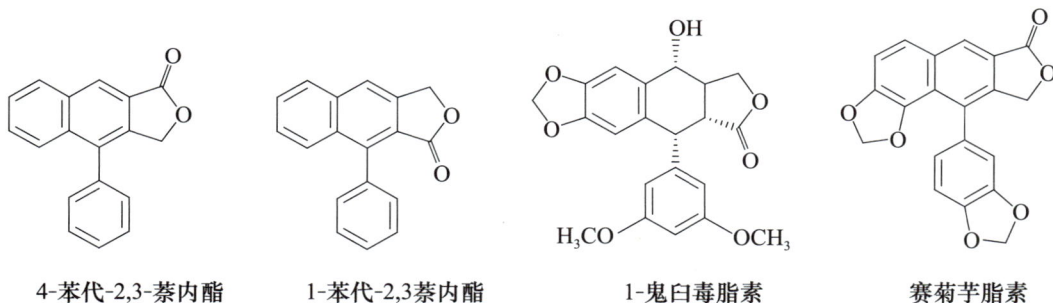

4-苯代-2,3-萘内酯　　　1-苯代-2,3萘内酯　　　1-鬼臼毒脂素　　　赛菊芋脂素

6. 双环氧木脂素　这是由两分子苯丙素侧链相互连接形成两个环氧（即具有双骈四氢呋喃环）结构的一类木脂素，存在许多光学异构体。常见的有以下 4 种光学异构体。如刺五加中的丁香脂素。

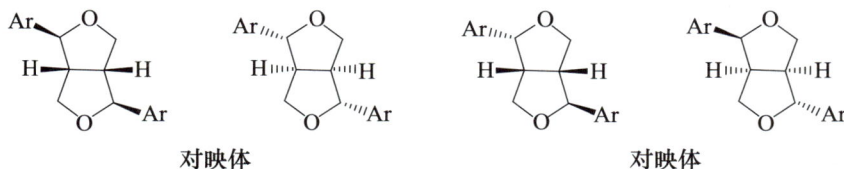

对映体　　　　　　　　　　对映体

7. 联苯环辛烯型木脂素　这类木脂素的结构中既有联苯的结构，又有联苯与侧链环合成的八元环状结构，如五味子醇、五味子素。研究表明五味子的降转氨酶作用与其中所含有的联苯环辛烯型木脂素有关。

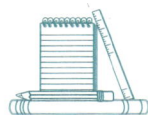

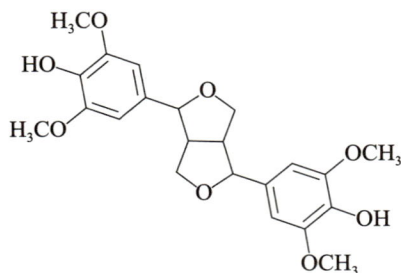
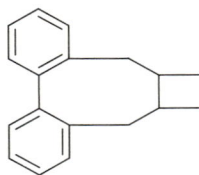
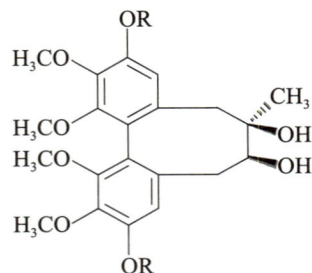

丁香脂素　　　　　　　　联苯环辛烯型　　　　　五味子醇　R＝H
　　　　　　　　　　　　　　　　　　　　　　　　　五味子素　R＝CH₃

8. 联苯型木脂素　这类木脂素中两个苯环通过 3－3′直接相连而成，其侧链为未氧化型。从中药厚朴树皮中分离得到的厚朴酚及日本厚朴树皮中的和厚朴酚是典型的联苯型木脂素。

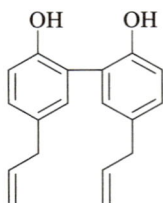
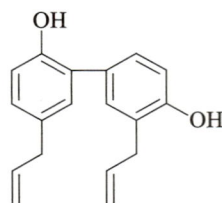

厚朴酚　　　　　　　　　　　和厚朴酚

9. 其他类　近年来，从中药及天然药物中分离得到一些化学结构不属于以上八种类型结构的木脂素，本教材统称为其他木脂素。如丹参中的丹酚酸 B 为四分子苯丙素聚合而成。

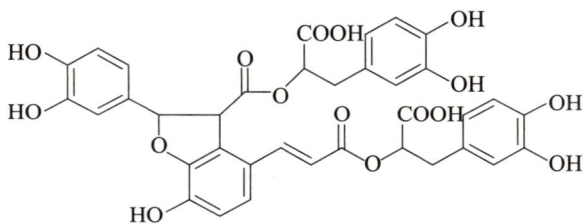

丹酚酸B

二、木脂素的理化性质

1. 性状及溶解度　多数木脂素化合物是无色结晶，一般无挥发性，少数具升华性，如二氢愈创木脂酸。游离木脂素多具有亲脂性，一般难溶于水，易溶于苯、乙醚、三氯甲烷及乙醇等有机溶剂，具有酚羟基的木脂素类可溶于碱性溶液中。木脂素苷类水溶性增大。

2. 光学活性与异构化作用　木脂素常有多个手性碳原子或手性中心，大部分具有光学活性，遇酸易异构化。由于木脂素生理活性常与手性碳的构型有关，因此在提取分离的过程中应注意操作条件，尽量避免与酸、碱接触，以防止其构型的改变。

三、木脂素的提取与分离技术

1. 溶剂法　游离的木脂素亲脂性较强，能溶于乙醚等低极性溶剂，在石油醚和苯中溶解度较小。木脂素苷类极性较大，可按苷类的提取方法提取，如用甲醇或乙醇提取。一般常将药材先用乙醇或丙酮提取，提取液浓缩成浸膏后，用石油醚、乙醚、乙酸乙酯等依次萃取，可得到极性大小不同的部位。木脂素在植物体内常与大量的树脂状物共存，在用溶剂处理过程中容易树脂化，这是在提取分离过程中需要注意解决的问题。

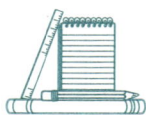

2. 碱溶酸沉法　某些具有酚羟基或内酯环结构的木脂素可用碱水溶解，碱水液加酸酸化后，木脂素游离又沉淀析出，从而达到与其他组分分离的目的。但应注意避免产生异构化而使木脂素类化合物失去生物活性。

3. 色谱法　木脂素的进一步分离还需要依靠色谱分离法。常用吸附剂为硅胶和中性氧化铝，洗脱剂可根据被分离物质的极性，选用石油醚 – 乙醚、三氯甲烷 – 甲醇等溶剂洗脱。也可以应用反相高效液相色谱法进行分离。

随着新技术的发展，最近也有用超临界 CO_2 萃取法提取分离五味子中的木脂素成分的研究报道，超临界 CO_2 萃取法与传统的提取分离法相比，没有有机溶剂残留，而且大大简化了工艺。

四、木脂素的检识技术

1. 化学检识　木脂素分子中常有一些功能基如酚羟基、内酯结构及亚甲二氧基等，可利用这些功能基的性质和反应进行木脂素的检识，如可用 Labat 反应来检查亚甲二氧基的存在与否。

在 Labat 反应中，具有亚甲二氧基的木脂素加浓硫酸后，再加没食子酸，可产生蓝绿色。

如以变色酸代替没食子酸，并保持温度在 70～80℃ 20 分钟，可产生蓝紫色，此反应称为Ecgrine 反应，其反应机理与 Labat 反应相同。但总的来说，木脂素缺乏特征性的理化检识方法。

2. 色谱检识　木脂素类成分一般具有较强的亲脂性，常用硅胶薄层色谱，展开剂一般用亲脂性的溶剂，如苯、三氯甲烷、三氯甲烷 – 甲醇（9∶1）、三氯甲烷 – 二氯甲烷（1∶1）、三氯甲烷 – 乙酸乙酯（9∶1）和乙酸乙酯 – 甲醇（95∶5）等系统。

常用的显色剂有：①1% 茴香醛浓硫酸试剂，110℃ 加热 5 分钟。②5% 或 10% 磷钼酸乙醇溶液，120℃ 加热至斑点明显出现。③10% 硫酸乙醇溶液，110℃ 加热 5 分钟。④三氯化锑试剂，100℃ 加热 10 分钟，在紫外光下观察。⑤碘蒸气，熏后观察应呈黄棕色或置紫外灯下观察荧光。

五、含木脂素类化合物的常用中药

含木脂素类化合物的常用中药见表 5 – 2。

表 5 – 2　含木脂素类化合物的常用中药

结构类型	药名	基原	主要化学成分
双环氧木脂素	连翘	连翘 *Forsythia suspensa*（Thunb.）Vahl 的干燥果实	连翘脂素、连翘苷
联苯环辛烯型木脂素	五味子	五味子 *Schisandra chinensis*（Turcz.）Baill. 的干燥成熟果实	五味子醇、五味子素、五味子酚
联苯型木脂素	厚朴	厚朴 *Magnolia officinalis* Rehd. et Wils. 或凹叶厚朴 *Magnolia officinalis* Rehd. et Wils. var. *biloba* Rehd. et Wils. 的干燥干皮、根皮及枝皮	厚朴酚、和厚朴酚
双环氧木脂素	细辛	北细辛 *Asarum heterotropoides* Fr. Schmidt var. *mandshuricum*（Maxim.）Kitag.、汉城细辛 *Asarum sieboldii* Miq. var. *seoulense* Nakai 或华细辛 *Asarum sieboldii* Miq. 的干燥根和根茎	l – 细辛脂素、l – 芝麻脂素

复习思考

一、单项选择题

1. 香豆素的基本结构是（　　　）

A. 苯骈 α – 吡喃酮　　　　B. 苯骈 γ – 呋喃酮　　　　C. 苯骈 α – 呋喃酮

D. 苯骈 γ – 吡喃酮　　　　E. 苯骈 β – 吡喃酮

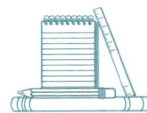

2. 游离香豆素可溶于热的氢氧化钠水溶液，是由于其结构中存在（　　）

　　A. 甲氧基　　　　　　　　　B. 亚甲二氧基　　　　　　　　C. 内酯环

　　D. 羟甲基　　　　　　　　　E. 酮基

3. 7－羟基香豆素在紫外灯下的荧光颜色为（　　）

　　A. 红色　　　　　　　　　　B. 黄色　　　　　　　　　　　C. 蓝色

　　D. 绿色　　　　　　　　　　E. 紫色

4. 可与异羟肟酸铁反应生成紫红色的是（　　）

　　A. 香豆素　　　　　　　　　B. 蒽醌　　　　　　　　　　　C. 生物碱

　　D. 黄酮　　　　　　　　　　E. 皂苷

5. Labat 反应的作用基团是（　　）

　　A. 内酯环　　　　　　　　　B. 亚甲二氧基　　　　　　　　C. 芳环

　　D. 酚羟基　　　　　　　　　E. 羧基

二、多项选择题

1. 下列含香豆素类成分的中药是（　　）

　　A. 牛蒡子　　　　　　　　　B. 厚朴　　　　　　　　　　　C. 补骨脂

　　D. 前胡　　　　　　　　　　E. 蛇床子

2. 下列含木脂素的中药是（　　）

　　A. 五味子　　　　　　　　　B. 茵陈　　　　　　　　　　　C. 牛蒡子

　　D. 辛夷　　　　　　　　　　E. 杜仲

3. 香豆素类成分的荧光与结构的关系是（　　）

　　A. 羟基香豆素显蓝色荧光　　B. 在碱溶液中荧光加强

　　C. 7 位羟基取代，荧光增强　　D. 7 位非羟基取代，荧光减弱

　　E. 呋喃香豆素荧光更强

4. 属于木脂素的性质是（　　）

　　A. 为无色或白色结晶

　　B. 有挥发性

　　C. 能溶于乙醇

　　D. 有光学活性易异构化不稳定

　　E. 均能发生 Labat 反应

5. Emerson 反应呈阳性的化合物是（　　）

　　A. 6,7－二羟基香豆素　　　　B. 5,7－二羟基香豆素

　　C. 7,8－二羟基香豆素　　　　D. 3,6－二羟基香豆素

　　E. 6－羟基香豆素

6. Labat 反应的试剂包括（　　）

　　A. 浓硫酸　　　　　　　　　B. 柠檬酸　　　　　　　　　　C. 氢氧化钠

　　D. 浓硝酸　　　　　　　　　E. 没食子酸

三、简答题

1. 用显色反应鉴别下列成分：

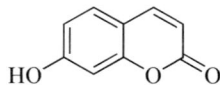

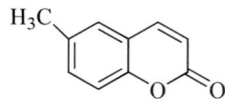

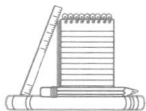

A   B

C   D

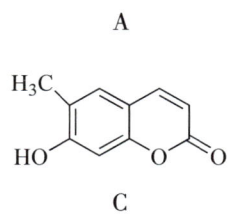

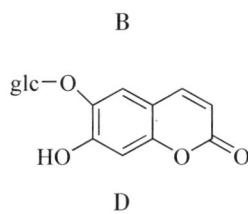

2. 香豆素的荧光性有哪些规律？

扫一扫，查阅
复习思考题答案

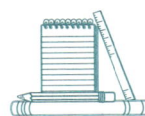

模块六　黄酮类化合物

【学习目标】

1. 掌握黄酮及其苷的结构类型、理化性质、提取分离方法及鉴定方法。

2. 熟悉黄酮及其苷的 UV 光谱测定法。

3. 了解黄酮类化合物在植物中的存在及分布概况；了解含有黄酮及其苷的常用中药。

黄酮类化合物广泛存在于自然界，是一类重要的天然有机化合物。这类化合物多存在于高等植物及蕨类植物中，苔藓类中含有的黄酮类化合物不多，藻类、微生物（如细菌）及其他海洋生物中没有发现黄酮类化合物的存在。黄酮类化合物的存在形式既有与糖结合成苷的，也有游离状态的。

黄酮类化合物的生物活性多种多样，引起了国内外的广泛重视，研究进展很快。如葛根总黄酮及葛根素、银杏叶总黄酮等具有扩张冠状血管作用，临床可用于治疗冠心病；芦丁等具有降低毛细血管脆性和异常通透性作用，可用作毛细血管性出血的止血药及治疗高血压、动脉硬化的辅助药；槲皮素等具有止咳祛痰作用；黄芩素、黄芩苷等具有抗菌、抗病毒作用；牡荆素等具有抗肿瘤的作用。

项目一　黄酮类化合物的结构与分类

一、黄酮类化合物的结构

黄酮类化合物经典的概念主要是指其基本母核为 2 - 苯基色原酮的一系列化合物。现在，黄酮类化合物是泛指两个苯环（A 环与 B 环）通过三个碳原子相互联结而成的一系列化合物。

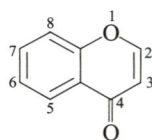　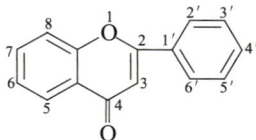　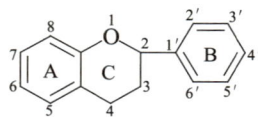

色原酮　　　　　　　　2-苯基色原酮　　　　　　　C_6-C_3-C_6

黄酮类化合物母核（A 与 B 环）的取代基最多的是—OH，其次是—CH_3、—OCH_3 等。天然黄酮类化合物多以苷类形式存在，组成苷的糖常见的有 D - 葡萄糖、D - 半乳糖、L - 鼠李糖、L - 阿拉伯糖、D - 葡萄糖醛酸，还有双糖与三糖等。糖大多与 3 位羟基缩合成苷。

二、黄酮类化合物的分类

根据中央三碳链的氧化程度、B 环连接位置（2 或 3 位）以及三碳链是否构成环状等特点，

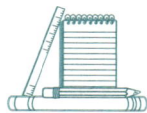

可将主要的天然黄酮类化合物分类。

（一）黄酮和黄酮醇类

基本结构：

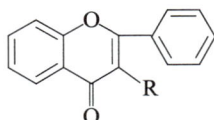

黄酮　　R=H
黄酮醇　R=OH

黄酮的母核为 2 - 苯基色原酮，若其 3 位上有羟基取代则为黄酮醇。例如常用中药黄芩中的黄芩素、黄芩苷等均为黄酮衍生物。

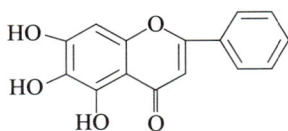

黄芩素

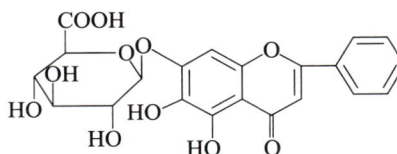

黄芩苷

又如槲皮素及芦丁是植物界分布最为广泛的黄酮醇衍生物。

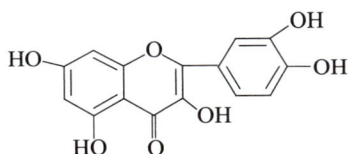

槲皮素

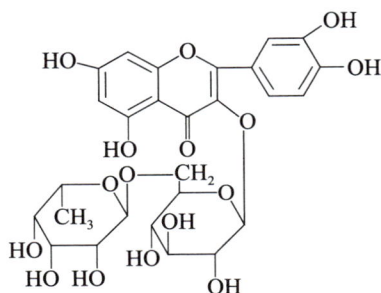

芦丁

（二）二氢黄酮和二氢黄酮醇类

基本结构：

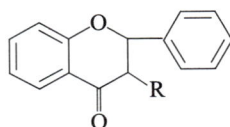

二氢黄酮　　R=H
二氢黄酮醇　R=OH

黄酮的 2 位与 3 位间的双键若被氢化即为二氢黄酮，二氢黄酮的 3 位有羟基取代为二氢黄酮醇。例如橘红中的橙皮素及其苷，桑枝中的二氢桑木素等均为此类衍生物。

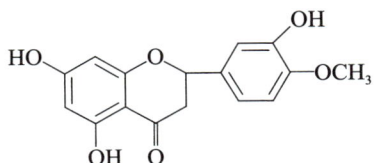

橙皮素

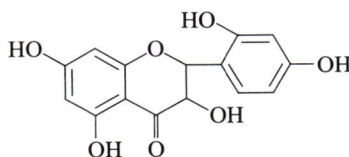

二氢桑木素

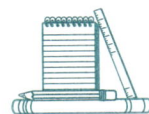

（三）异黄酮类

基本结构：

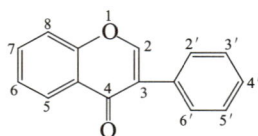 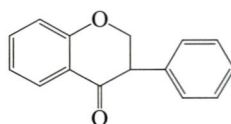

异黄酮　　　　　　　　　二氢异黄酮

异黄酮的母核为 3 - 苯基色原酮，异黄酮的 2 位与 3 位间双键被氢化即为二氢异黄酮。

例如：葛根中含有的大豆素、大豆苷、葛根素均为异黄酮的衍生物。

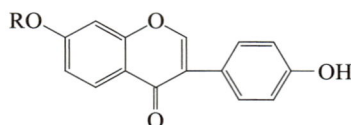 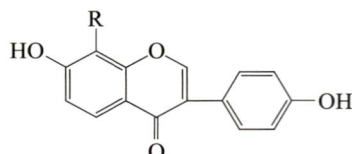

大豆素　　R=H

大豆苷　　R=葡萄糖基

葛根素　　R=葡萄糖基

（四）查耳酮类

基本结构：

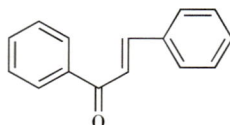

查尔酮

查耳酮类的结构特点是二氢黄酮 C 环的 1,2 位化学键断裂生成的开环衍生物。

查耳酮又称苯甲醛缩苯乙酮，它的邻羟基衍生物可看作是二氢黄酮的异构体，在酸、碱催化下能相互转化，故在植物界查耳酮往往与相应的二氢黄酮共存。

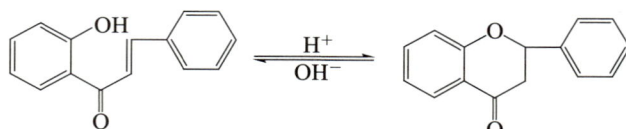

邻羟基查耳酮　　　　　　　二氢黄酮

（五）花色素类和黄烷醇类

基本结构：

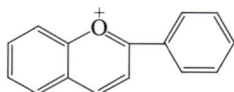 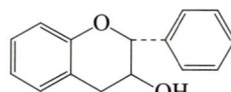

花色素母核（2-苯基色原烯）　　　黄烷-3-醇

花色素类广泛存在于植物的花、果、茎等部位，是显红、蓝、紫色等的色素，多以苷的形式存在，称为花色苷。如矢车菊素是最为常见的花色素。

黄烷醇类主要存在于含鞣质的木本植物中，它们大都是缩合鞣质的前体，如儿茶素类。

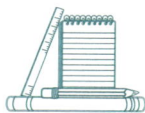

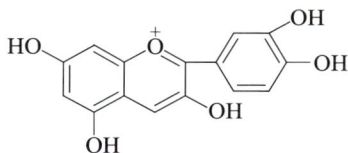

矢车菊素

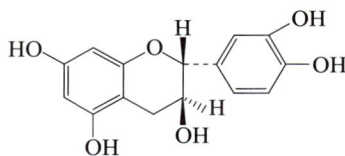

（＋）儿茶素

项目二 黄酮类化合物的理化性质

黄酮类化合物的性质在其提取分离、结构测定方面都有很重要的作用，而化合物的性质又是由其结构所决定的，因此应在分析黄酮类化合物结构的基础上掌握其性质。

一、性状

1. 形态 黄酮类化合物多为结晶形固体，少数（如黄酮苷类）为无定形粉末。

2. 旋光性 各种游离的黄酮类化合物中，仅二氢黄酮、二氢黄酮醇、黄烷及黄烷醇有旋光性，其余均无光学活性。黄酮苷类由于在结构中引入糖分子，故均具有旋光性，且多为左旋。

3. 颜色 多数黄酮类化合物具有颜色，其原因是分子中存在交叉共轭体系。其颜色深浅与助色团（—OH、—OCH$_3$）的种类、数目及取代位置有关。在 7 位或 4′位上引入羟基或甲氧基对颜色影响较显著。

根据上述原则就可以判断各种黄酮类化合物有无颜色以及颜色的深浅。一般情况下，黄酮、黄酮醇及其苷类多显灰黄～黄色，查耳酮呈黄～黄橙色，而二氢黄酮、二氢黄酮醇、异黄酮类，因不具有交叉共轭体系或共轭链短故不显色（二氢黄酮及二氢黄酮醇）或显微黄色（异黄酮）。花色素及其苷元不但有共轭体系且呈䤡盐状态，其颜色随 pH 值不同而改变，一般显红（pH ＜ 7）、紫（pH ＝ 8.5）、蓝（pH ＞ 8.5）等颜色。

二、溶解性

黄酮类化合物的溶解度因其结构及存在状态（苷或苷元、单糖苷、双糖苷或三糖苷）不同而有很大差异。

一般游离苷元难溶或不溶于水，易溶于甲醇、乙醇、乙酸乙酯、乙醚等有机溶剂及稀碱水溶液中。其中黄酮、黄酮醇、查耳酮等平面性强的分子，因分子间排列紧密，分子间引力较大，故更难溶于水；而二氢黄酮及二氢黄酮醇等，因系非平面形分子，故分子与分子间排列不紧密，分子间引力降低，有利于水分子进入，溶解度稍大；花色素虽是平面型结构，但因以离子形式存在，具有盐的通性，故亲水性较强，水中溶解度较大。

黄酮苷类亲水性强，一般易溶于水、稀乙醇、甲醇等极性较强的溶剂，也可溶于碱水溶液，不溶或难溶于苯、三氯甲烷等有机溶剂。

三、酸碱性

1. 酸性 黄酮类化合物因分子中多具有酚羟基，故显酸性，可溶于碱性水溶液、吡啶、甲酰胺及二甲基甲酰胺中。黄酮类化合物分子结构中由于酚羟基数目及位置不同，其酸性强弱也

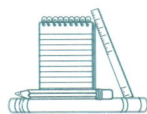

不相同，分子中羟基越多酸性越强，以黄酮为例，其酚羟基酸性强弱次序为：7,4′-二羟基 > 7-或4′-羟基 > 一般酚羟基 > 5-羟基。

此性质可用于提取、分离工作。例如7-羟基或4′-羟基因为能与C_4位羰基形成较好的$p-\pi$共轭效应，使得质子易于解离，所以酸性增强，可溶于碳酸钠水溶液中；而5-羟基因能与C_4位羰基形成分子内氢键，故酸性最弱，只能溶于4%氢氧化钠溶液中。

2. 碱性　黄酮类化合物$\gamma-$吡喃环上的1-氧原子，因有未共用电子对，故表现微弱的碱性，可与强无机酸如浓硫酸、盐酸等生成铢盐，但这种盐性质不稳定，加水后即可分解。

四、显色反应

黄酮类化合物的显色反应多与分子中的酚羟基及$\gamma-$吡喃酮环有关。

（一）还原反应

1. 盐酸-镁粉（或锌粉）反应　多数黄酮类化合物的C环能被盐酸-镁粉还原而显色，此为鉴别黄酮类化合物最常用的颜色反应。方法是将样品溶于1.0mL甲醇或乙醇中，加入少许镁粉（或锌粉）振摇，滴加几滴浓盐酸，1~2分钟内（必要时加热）即可显色。多数黄酮、黄酮醇、二氢黄酮及二氢黄酮醇类化合物显橙红~紫红色，少数显紫~蓝色，当B环上有—OH或—OCH₃取代时，呈现的颜色亦随之加深。但查耳酮、橙酮、儿茶素类则无该显色反应；异黄酮类仅少数显色。

应注意部分查耳酮与花色素在单纯浓盐酸条件下也能产生颜色变化而出现假阳性，故需做空白对照实验（即在供试液中仅加入浓盐酸进行观察）。另外，在植物粗提液中进行预试时，为了避免提取液本身颜色的干扰，可注意观察加入浓盐酸后升起的泡沫颜色。如泡沫为红色，即示含有花色素或查耳酮。

2. 四氢硼钠反应　四氢硼钠（$NaBH_4$）是对二氢黄酮类化合物专属性较高的一种还原剂。与二氢黄酮类化合物产生红~紫色，其他黄酮类化合物均不显色，可与之区别。

方法是在试管中加入0.1mL含有样品的乙醇溶液，再加等量2% $NaBH_4$的甲醇液，1分钟后，加浓盐酸或浓硫酸数滴，生成紫色~紫红色。

（二）金属盐类试剂的络合反应

黄酮类化合物分子中若具有3-羟基、4-羰基或5-羟基、4-羰基或邻二酚羟基，可与铝盐、铅盐、锆盐、镁盐等试剂反应生成有色络合物。

1. 铝盐　常用试剂为1%三氯化铝或硝酸铝溶液，生成的络合物多为黄色并有荧光，可用于定性及定量分析。其原因是黄酮类化合物上的 C ═O 或酚羟基与铝盐反应生成了鲜黄色的配合物。

2. 铅盐　常用1%乙酸铅或碱式乙酸铅的水溶液，可生成黄~红色沉淀（黄酮铅配合物）。乙酸铅能与带有邻二酚羟基或3-羟基、5-羟基结构的黄酮类化合物反应，碱式乙酸铅的沉淀效果要大得多，一般酚羟基都可与它生成沉淀。故铅盐沉淀法不仅可用于鉴定也可用于提取及分离工作。

3. 锆盐　常用2% 二氯氧锆（$ZrOCl_2$）甲醇溶液。黄酮类化合物分子中有游离的3-羟基或5-羟基存在时，均可与该试剂反应生成黄色的锆络合物。但两者对酸的稳定性不同，当再加2%柠檬酸甲醇溶液后，5-羟基黄酮的溶液黄色显著减退，而3-羟基黄酮溶液仍呈鲜黄色。这是因为5-羟基黄酮络合物性质不稳定，而3-羟基黄酮络合物性质稳定。但二氢黄酮醇的3-羟基与4-酮基的锆络合物性质也不稳定。此反应也可以在纸上进行，得到的锆盐络合物

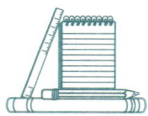

多呈黄绿色，并带荧光，其结构如下：

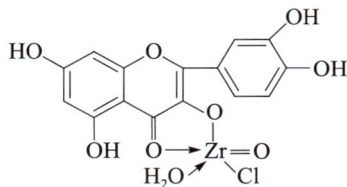

锆络合物

4. 镁盐 常用 1% 乙酸镁甲醇溶液，本反应可在纸上进行。试验时在纸上滴加一滴供试液，喷以乙酸镁的甲醇溶液，加热干燥，在紫外灯下观察。二氢黄酮、二氢黄酮醇类可显天蓝色荧光，若具有 5 - 羟基，色泽更为明显。而黄酮、黄酮醇及异黄酮类等则显黄色～橙黄色～褐色。

5. 三氯化铁反应 三氯化铁水溶液或醇溶液为常用的酚类显色剂。多数黄酮类化合物因分子中含有酚羟基，故可产生阳性反应，但一般仅在含有氢键缔合的酚羟基时，才呈现明显的颜色。

（三）硼酸显色反应

黄酮类化合物分子中含有下列结构时，在无机酸或有机酸存在条件下，可与硼酸反应，产生亮黄色。显然，5 - 羟基黄酮及 2 - 羟基查耳酮类结构满足上述要求，故可与其他类型区别。一般在草酸存在下显黄色并具有绿色荧光，但在枸橼酸丙酮存在条件下，则显亮黄色而无荧光。

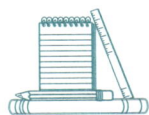

（四）碱性试剂显色反应

由于黄酮与黄酮醇母核上的酚羟基遇碱能解离成负离子，使共轭体系的电子更易转移或重排成新共轭体系，因此遇碱后，颜色可转为亮黄色，在紫外光下更明显；二氢黄酮或二氢黄酮醇在碱液中能开环成对应的异构体查耳酮显橙色或黄色；邻二酚羟基黄酮在碱液中还能被氧化而显棕色。此反应也可在滤纸上进行，将供试液滴于滤纸上，干后喷碳酸钠溶液或暴露于氨蒸气中。氨蒸气易挥发，故氨熏后的颜色放置后易退色，碳酸钠溶液的显色则较稳定。

（五）五氯化锑显色反应

样品 5～10mg 溶于无水四氯化碳 5mL 中，加 2% 五氯化锑溶液 1mL，若为查耳酮类则生成红色或紫红色沉淀，而黄酮、二氢黄酮及黄酮醇类显黄色至橙色，利用此反应可以区别查耳酮类与其他黄酮类化合物。

项目三 黄酮类化合物的提取与分离技术

一、黄酮类化合物的提取技术

黄酮及其苷不但种类多，彼此间性质不同，而且在植物体内存在的部位不同，其结合状态也不同，如在花、果、叶中以苷为主要存在形式，而在木质部以苷元为主要存在形式，所以应根据欲提取的黄酮及其苷的具体情况选用合适的溶剂提取。

（一）亲水性有机溶剂提取法

黄酮苷以及极性较大的苷元（如羟基黄酮、双黄酮、橙酮、查耳酮等），一般可用丙酮－乙酸乙酯－乙醇－水或极性较大的混合溶剂进行提取。其中用得最多的是甲醇－水（1∶1）或甲醇。一些多糖苷则可用沸水提取。

（二）亲脂性有机溶剂提取法

大多数黄酮苷元宜用极性较小的溶剂，如用三氯甲烷、乙醚、乙酸乙酯及高浓度的乙醇提取，多甲氧基黄酮的游离苷元甚至可用苯进行提取。

（三）碱水提取法

黄酮苷类和黄酮苷元都可使用的溶剂是稀碱水溶液，但应注意碱水浓度不宜过高，以免在强碱性条件下加热提取时，破坏黄酮的母核。

用以上各溶剂提取的是黄酮的粗提取物，含有较多杂质，黄酮不易析出结晶，所以尚需精制除去杂质。

二、黄酮类化合物提取液的精制技术

精制除去杂质的方法常用的有以下几种。

（一）溶剂萃取法

根据黄酮类化合物与混入的杂质极性不同，选用不同溶剂进行萃取可达到除杂精制纯化的目的。

1. 亲脂性杂质的除去　若是低极性溶剂的提取液，常伴有亲脂性杂质如叶绿素、油脂与蜡等，可将提取液浓缩，用石油醚处理，亲脂性杂质即转溶于石油醚中；药材中如含有大量油脂则应在提取前先用石油醚脱脂。

2. 亲水性杂质的除去　若是水提取液，常伴有水溶性杂质，将提取液浓缩后加数倍量乙醇沉淀以除去蛋白质、多糖等水溶性杂质。

有时溶剂萃取过程也可以用逆流分配法连续进行。常用的溶剂系统有：水－乙酸乙酯、正丁醇－石油醚等。

溶剂萃取过程在除去杂质的同时，往往还可以收到分离苷和苷元或极性苷元与非极性苷元的效果。

（二）碱提取酸沉淀法

利用黄酮类化合物结构不同酸性不同的性质，依次用不同碱度的碱水提取，再将碱提取液调成酸性，黄酮类化合物即可依次析出沉淀。此法简便易行，如芦丁、橙皮苷、黄芩苷等提取都运用了这种方法。

在用碱提酸沉法进行提取纯化时，应注意所用碱液的浓度不宜过高，以免在强碱性条件下，尤其是加热时破坏黄酮母核。在加酸酸化时酸性也不宜过强，以免生成钅羊盐，致使析出的黄酮类化合物又重新溶解，降低产品收率。另外，像花、果类药材含有大量果胶、黏液等水溶性杂质，宜用石灰乳或石灰水代替其他碱性水溶液进行提取，以使上述含羧基的杂质生成钙盐沉淀，不被溶出，这将有利于黄酮类化合物的纯化处理。

（三）铅盐沉淀法

不具有酚羟基的黄酮类化合物不与乙酸铅产生沉淀，加乙酸铅溶液可使分子中带有羧基或邻二酚羟基的杂质（如树胶、果胶、黏液质、有机酸、蛋白质、氨基酸与鞣质等）沉淀，而黄酮类化合物留于溶液中；具有酚羟基的黄酮类化合物加乙酸铅或碱式乙酸铅可产生沉淀，则杂

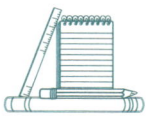

质留于溶液中，然后脱铅即可得到较纯的提取液。

（四）活性炭吸附法

活性炭吸附法主要适用于苷类的精制。通常，在植物的甲醇粗提液中，分次加入活性炭，搅拌，静置，至定性检查上清液无黄酮反应时为止。滤过，收集吸苷的活性炭，依次用沸水、沸甲醇、7% 酚/水、15% 酚/醇溶液进行洗脱。对各部分洗脱液进行定性检查（或用 PC 鉴定）。

三、黄酮类化合物的分离技术

通过提取精制所得的是黄酮类化合物的有效部位，是总黄酮的混合物，故尚需进一步分离方可得到单体的结晶。最常用的分离方法有以下几种。

（一）柱色谱法

分离黄酮类化合物常用的吸附剂或载体有硅胶、聚酰胺及纤维素粉等。氧化铝不常用，因为多数黄酮类化合物结构中有 3 - 羟基、5 - 羟基或邻二酚羟基，易与铝离子形成配合物，吸附于柱上，难以洗脱。

1. 硅胶柱色谱　此法应用范围较广，可分离各类黄酮，但主要适用于分离异黄酮、二氢黄酮、二氢黄酮醇及高度甲基化（或乙醚化）的黄酮及黄酮醇类。在少数情况下，可将硅胶加水去活后即用硅胶分配色谱法分离极性较大的黄酮类化合物如多羟基黄酮醇及其苷类。应注意供试硅胶中混存的微量金属离子，应预先用浓盐酸处理除去，以免干扰分离效果。

2. 聚酰胺柱色谱　聚酰胺是分离黄酮类化合物较为理想的吸附剂，其吸附容量高，分辨能力强，故是目前分离黄酮的常用方法。聚酰胺的吸附强度主要取决于黄酮类化合物分子中羟基的数目和位置以及溶剂与黄酮类化合物或与聚酰胺之间形成氢键缔合能力的大小。聚酰胺柱色谱可用于分离各种类型的黄酮类化合物，包括苷及苷元、查耳酮及二氢黄酮等。黄酮类化合物从聚酰胺柱上洗脱时大体有以下规律：

（1）若用稀醇溶液洗脱时，苷元相同，则洗脱的先后顺序一般是：三糖苷 > 双糖苷 > 单糖苷 > 苷元。

（2）母核上增加羟基，洗脱速度相应减慢。

（3）分子中羟基数目相同时，洗脱顺序为：邻位羟基黄酮 > 对位或间位黄酮。

（4）不同类型黄酮类化合物，洗脱顺序一般是：异黄酮 > 二氢黄酮 > 黄酮 > 黄酮醇。

（5）分子中芳香核、共轭双键多者则易被吸附，故查耳酮往往比相应的二氢黄酮难于洗脱。上述规律也适用于黄酮类化合物在聚酰胺薄层色谱上的行为。

溶剂在聚酰胺柱上对黄酮类化合物洗脱能力的顺序为：水 < 甲醇 < 乙醇 < 丙酮 < 稀氨水 < 稀氢氧化钠溶液 < 甲酰胺 < 二甲酰胺。

3. 葡聚糖凝胶（Sephadex gel）柱色谱　对于黄酮类化合物的分离主要用两种型号的凝胶：Sephadex G 型及 Sephadex LH - 20 型。Sephadex G 型凝胶具有很强的亲水性，而 Sephadex LH - 20 型凝胶具有一定的亲脂性。

用葡聚糖凝胶分离黄酮苷元时，主要靠吸附作用，即凝胶对苷元的吸附程度主要取决于游离酚羟基的数目，游离酚羟基越多，吸附力越强，越难洗脱。但分离黄酮苷时，则分子筛的性质起主导作用，在洗脱时黄酮苷类大体上是按分子量由大到小的顺序流出柱体，见表 6 - 1。

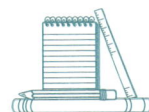

表 6 –1   黄酮类化合物在 Sephadex LH –20（甲醇）上的 V_e/V_o

黄酮类化合物	取代图式	V_e/V_o
芹菜草素	5,7,4′ – 三羟基	5.3
木犀草素	5,7,3′,4′ – 四羟基	6.3
槲皮素	3,5,7,3′,4′ – 五羟基	8.3
杨梅素	3,5,7,3′,4′,5′ – 六羟基	9.2
山奈酚 – 3 – 半乳糖鼠李糖 7 – 鼠李糖苷	三糖苷	3.3
槲皮素 – 3 – 芸香糖苷	双糖苷	4.0
槲皮素 – 3 – 鼠李糖苷	单糖苷	4.9

表 6 –1 中 V_e 为洗脱样品时需要的溶剂总量或洗脱体积；V_o 为柱子的空体积。V_e/V_o（相对洗提率）越小说明化合物越容易被洗脱下来，以上数据表明：游离黄酮的酚羟基越多，V_e/V_o 越大，越难以洗脱；而黄酮苷上连接的糖数目越多，分子量越大，则 V_e/V_o 越小，越容易洗脱。

葡聚糖凝胶柱色谱中常用的洗脱剂有：

（1）碱性水溶液（如 0.1mol/L NH_4OH），含盐水溶液（0.5mol/L NaCl）等。

（2）醇及含水醇：如甲醇、甲醇 – 水（不同比例）等。

（3）其他溶剂：如含水丙酮、甲醇 – 三氯甲烷等。

（二）pH 梯度萃取法

本法适用于酸性强弱不同的黄酮苷元的分离。根据黄酮苷元酚羟基数目及位置不同其酸性强弱也不同的性质，可将其混合物溶于有机溶剂（如乙醚）后，依次用碱度不同的碱液如 5% $NaHCO_3$ 可萃取出 7,4′ – 二羟基黄酮、5% Na_2CO_3 可萃取出 7 – 或 4′ – 羟基黄酮、0.2% NaOH 可萃取出一般酚羟基的黄酮、4% NaOH 可萃取出 5 – 羟基黄酮，然后将各碱性萃取液酸化，再用有机溶剂萃取，回收溶剂，各酸性不同的黄酮苷元即可分离。

（三）硼酸络合法

有邻二酚羟基的黄酮类化合物可与硼酸络合，生成物易溶于水，借此可与无邻二酚羟基的黄酮类化合物相互分离。

在实际工作中，分离黄酮类化合物成分时，常将上述色谱法与各种经典方法相互配合应用，以达到较好的分离效果。

项目四   黄酮类化合物的检识技术

一、黄酮类化合物的理化检识技术

黄酮类化合物的物理检识主要根据黄酮类化合物的形态、颜色等，化学检识主要利用各种颜色反应。用于检识母核类型的反应有盐酸 – 镁粉反应、四氢硼钠反应、碱性试剂显色反应和五氯化锑的反应等；用于检识取代基的反应有锆盐 – 枸橼酸反应、氨性氯化锶反应等。

二、黄酮类化合物的色谱检识技术

（一）纸色谱法（PC）

纸色谱适用于分离各种天然黄酮类化合物及其苷类的混合物。混合物的鉴定常采用双向色谱

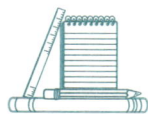

法，一般第一向展开采用醇性展开剂，如正丁醇－乙酸－水（4∶1∶5 上层，BAW）、叔丁醇－乙酸－水（3∶1∶1，TAB）或水饱和的正丁醇等，此为正相分配色谱，极性小的化合物比极性大的化合物 R_f 值大。第二向通常用水性展开剂，如 2%～6% 乙酸、3% 氯化钠及乙酸－浓盐酸－水（30∶3∶3）等，其色谱行为类似于反相分配色谱，极性大的化合物比极性小的化合物 R_f 值大。

黄酮类化合物在纸色谱展开时，R_f 值与结构之间大致有下列关系。

1. 黄酮苷类如用醇性溶剂展开，因极性较黄酮苷元增大，故 R_f 值较后者相应较小，故对相同类型苷元的黄酮苷其 R_f 值依次为：苷元＞单糖苷＞双糖苷。以 BAW 展开剂为例，多数类型的黄酮苷元（花色苷元例外）R_f 值在 0.70 以上，而苷则小于 0.70。但以水性展开剂展开时，则上述顺序将会颠倒，黄酮苷元几乎停留在原点不动，苷类的 R_f 值可在 0.5 以上，糖链越长，则 R_f 值越大。另外，糖的结合位置对 R_f 值也有重要的影响。不同类型的黄酮类化合物在双向纸色谱中常常出现在特定的区域，据此可推测它们的结构类型以及判定是否成苷和含糖数量。

2. 不同类型的黄酮苷元，以水性展开剂（如 3%～5% 乙酸）展开时，平面型分子（如黄酮、黄酮醇、查耳酮等）几乎停留在原点不动（$R_f < 0.02$）；而非平面型分子（如二氢黄酮、二氢黄酮醇、二氢查耳酮等）因亲水性稍强，故 R_f 值较大（0.10～0.30）。

3. 同一类型的黄酮苷元，在用醇性展开剂展开时，如分子中羟基数目越多，极性越大，则 R_f 值越小；相反，羟基数目越少，则 R_f 值越大。

（二）薄层色谱法

薄层色谱法是分离和鉴定黄酮类化合物的重要方法之一。一般采用吸附薄层，吸附剂大多用硅胶和聚酰胺，其次是纤维素。

1. 硅胶薄层色谱　主要用于分离和鉴定极性较小的黄酮类化合物，如大多数游离黄酮，也可用于分离和鉴定黄酮苷。

分离和鉴定黄酮苷元时常用有机溶剂系统展开，如甲苯－甲酸甲酯－甲酸（5∶4∶1）等，也可根据待分离成分极性的大小适当地调整溶剂的比例。

分离和鉴定黄酮苷类则采用极性较大的溶剂系统展开，如正丁醇－乙酸－水（3∶1∶1）、甲酸－乙酸乙酯－水（9∶1∶1）等。

2. 聚酰胺薄层色谱　适用范围较广，可分离与鉴定各类型含游离酚羟基的黄酮苷元和苷。

由于聚酰胺对黄酮类化合物吸附能力较强，因此展开剂需要较强的极性，在展开剂中大多含醇、酸或水。常用的展开剂有乙醇－水（3∶2）、水－乙醇－乙酰丙酮（4∶2∶1）、水－乙醇－甲酸－乙酰丙酮（5∶1.5∶1∶10.5）、丙酮－水（1∶1）等。

3. 纤维素薄层色谱　分离黄酮苷元的溶剂系统有苯－乙酸－水（125∶72∶3）或三氯甲烷－乙酸－水（10∶9∶1）。经典的溶剂系统即正丁醇－乙酸－水（4∶1∶5，上层）。

三、黄酮类化合物的紫外光谱检识

黄酮类化合物的化学结构的规律性，能够很特征地在其 UV 光谱中得到体现，所以 UV 光谱在黄酮类化合物鉴定中具有重要的应用价值，且 UV 光谱的测定仅需要少量的纯样品，通常纸色谱上黄酮类化合物的一个斑点，就可以满足做几个 UV 光谱的样品量。此外，使用诊断试剂与黄酮母核上的一个或几个官能团发生反应，由此测得的 UV 光谱在进行结构鉴定时还可以大大增加结构的信息量。

（一）黄酮类化合物在甲醇溶液中的 UV 光谱特征

大多数黄酮类化合物，因分子中存在由桂皮酰基及苯甲酰基结构片段所构成的交叉共轭体系，故其甲醇溶液的紫外光谱有两个主要的吸收峰，见表 6-2。

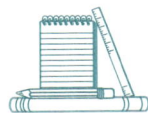

苯甲酰基　　　桂皮酰基

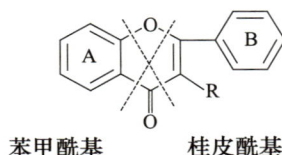

表 6 – 2　甲醇溶液中紫外光谱两个主要的吸收峰

峰带	波长范围	备注
Ⅰ	300 ~ 400nm	B 环桂皮酰基结构所致
Ⅱ	240 ~ 280nm	A 环苯甲酰基结构所致

带Ⅰ峰吸收频率主要受 B 环取代影响，含氧取代越多，则带Ⅰ峰越向长波移动，即越向红移；带Ⅱ峰则受 A 环取代影响，含氧取代基越多，则带Ⅱ越向长波移动，即越向红移。

（二）加入诊断试剂的 UV 光谱在黄酮类化合物鉴定中的作用

加入诊断试剂的主要作用是使样品生成其酚盐或与样品作用生成络合物。其结果引起样品在 UV 中的吸收波长发生位移，将各种光谱图与在甲醇溶液中测定的紫外光谱图进行对比分析，根据位移变化的大小，来判断其结构特点，从而提供重要的信息，见表 6 – 3。

表 6 – 3　带Ⅰ和Ⅱ峰加入诊断试剂后引起的位移及其在结构测定中的意义

诊断试剂	带Ⅱ	带Ⅰ	归属
甲醇钠（NaOMe）		红移 40 ~ 60nm 强度不降	示有 4′ – OH
		红移 50 ~ 60nm 强度下降	示有 3 – OH，无 4′ – OH
乙酸钠（NaOAc）	红移 5 ~ 20nm		示有 7 – OH
		在长波一侧有明显肩峰红移 12 ~ 30nm	示有 4′ – OH，无 3 – OH 或 7 – OH
乙酸钠 – 硼酸（NaOAc/H₃BO₃）	红移 5 ~ 10nm		示 B 环有邻二酚羟基
			示 A 环有邻二酚羟基（不包括 5,6 位）
AlCl₃ 及 AlCl₃/HCl	AlCl₃/HCl 图谱与 AlCl₃ 图谱相同		示结构中无邻二酚羟基
	AlCl₃/HCl 图谱与 AlCl₃ 图谱不同		示结构中可能有邻二酚羟基
	峰带Ⅰ紫移 30 ~ 40nm		示 B 环上有邻二酚羟基
	峰带Ⅰ紫移 50 ~ 60nm		示 A、B 环均可能有邻二酚羟基
	AlCl₃/HCl 图谱与 MeOH 图谱相同		示无 3 – OH 和（或）5 – OH
	AlCl₃/HCl 图谱与 MeOH 图谱不同		示可能有 3 – OH 和（或）5 – OH
	峰带Ⅰ红移 35 ~ 55nm		示只有 5 – OH
	峰带Ⅰ红移 60nm		示只有 3 – OH
	峰带Ⅰ红移 50 ~ 60nm		示可能同时有 3 – OH 和 5 – OH
	峰带Ⅰ红移 17 ~ 20nm		除 5 – OH 外尚有 6 – 含氧取代

知识链接

银杏叶提取物的药用价值

银杏叶具有活血化瘀、通络止痛、敛肺平喘等功效，银杏叶中的主要化学成分为黄酮类和萜内酯类化合物，银杏叶提取物的药用价值很高，采用先进的技术、工艺和设备，通过进一步提取、分离和纯化，其药理作用更加明显，除具有显著的拮抗 PAF 受体作用外，还可以在抗炎、抗过敏、扩张血管、保护心脑血管、改善外周血液循环、降低血清胆固醇及辅助抗癌等方面发挥药效，广泛用于心脑血管、神经等系统疾病的防治和保健。

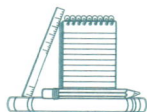

项目五　含黄酮类化合物的常用中药

含黄酮类化合物的常用中药见表6-4。

表6-4　含黄酮类化合物的常用中药

结构类型	药名	基原	主要化学成分
黄酮类	黄芩	唇形科植物黄芩 *Scutellaria baicalensis* Georgi 的根	黄芩苷、黄芩素、汉黄芩苷、汉黄芩素、木蝴蝶素A等
	桑白皮	桑科植物桑 *Morus alba* L. 的干燥根皮	桑素、桑色烯
黄酮醇类	槐米	豆科植物槐 *Sophora japonica* L. 的花蕾	芦丁（芸香苷）、槲皮素等
	蒲黄	香蒲科植物水烛香蒲 *Typha angustifolia* L.、东方蒲黄 *Typha orientalis* Presl 或同属植物的干燥花粉	香蒲新苷、山柰酚-3-O-鼠李糖基葡萄糖苷、槲皮素-3-O-α-L-鼠李糖（1→2）-β-D-葡萄糖苷
异黄酮	葛根	豆科植物野葛 *Pueraria lobata* （Willd.）Ohwi 或甘葛藤 *Pueraria thomsonii* Benth. 的干燥根	葛根素、大豆素、大豆苷等
	黄芪	豆科植物蒙古黄芪 *Astragalus membranaceus* （Fisch.）Bge. var. *mongholicus* （Bge.）Hsiao 或膜荚黄芪 *Astragalus membranaceus* （Fisch.）Bge. 的干燥根及根茎	刺芒柄花素、毛蕊异黄酮
二氢黄酮	陈皮	芸香科植物橘 *Citrus aurantium* L. 及其同属植物的果皮	橙皮苷
	满山红	杜鹃花科植物兴安杜鹃 *Rhododendron dauricum* L. 的干燥叶	杜鹃素、山柰酚、杨梅素、槲皮素、金丝桃苷
查耳酮	补骨脂	豆科植物补骨脂 *Psoralea corylifolia* L. 的干燥成熟果实	补骨脂查耳酮、异补骨脂查耳酮、补骨脂色烯查耳酮
	红花	菊科植物红花 *Carthamus tinctorius* L. 的干燥花	红花苷、异红花苷、红花黄色素等

复习思考

一、单项选择题

1. 黄酮类化合物的基本碳骨架为（　　　）

    A. $C_6-C_1-C_6$　　　　　　B. $C_6-C_2-C_6$　　　　　　C. $C_6-C_3-C_6$

    D. C_6-C_3　　　　　　　　E. $C_6-C_4-C_6$

2. 色原酮C_2、C_3间为双键，苯环B连接在2位的黄酮类化合物是（　　　）

    A. 黄酮　　　　　　　　　B. 黄酮醇　　　　　　　　C. 异黄酮

    D. 二氢黄酮　　　　　　　E. 二氢黄酮醇

3. 二氢黄酮、二氢黄酮醇类苷元在水中溶解度稍大是因为（　　　）

    A. 羟基多　　　　　　　　B. 有羧基　　　　　　　　C. 离子型

    D. C环为平面型　　　　　E. C环为非平面型

4. 黄酮苷和黄酮苷元一般均能溶解的溶剂为（　　　）

    A. 乙醚　　　　　　　　　B. 三氯甲烷　　　　　　　C. 乙醇

    D. 水　　　　　　　　　　E. 酸水

5. 下列黄酮类酸性最强的是（　　　）

    A. 7-羟基黄酮　　　　　B. 4′-羟基黄酮　　　　　C. 3′,4′-二羟基黄酮

    D. 7,4′-二羟基黄酮　　　E. 6,8-二羟基黄酮

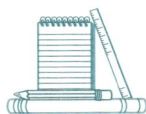

6. 鉴别黄酮类化合物最常用的显色反应是（　　）

    A. 四氢硼钠反应　　　　　　B. 三氯化铝反应　　　　　　C. 三氯化铁反应

    D. 盐酸 – 镁粉反应　　　　　E. 二氯氧锆反应

7. 四氢硼钠反应用于鉴别（　　）

    A. 黄酮、黄酮醇　　　　　　B. 异黄酮　　　　　　　　　C. 查耳酮

    D. 二氢黄酮、二氢黄酮醇　　E. 花色素

8. 属于黄酮醇类化合物的是（　　）

    A. 芦丁　　　　　　　　　　B. 红花苷　　　　　　　　　C. 杜鹃素

    D. 橙皮苷　　　　　　　　　E. 黄芩苷

二、多项选择题

1. 黄酮苷元结构分类的主要依据有（　　）

    A. 三碳链的氧化程度　　　　B. 是否连接糖链　　　　　　C. B 环的连接位置

    D. 三碳链是否成环　　　　　E. 来自何种植物

2. 黄酮与金属盐类试剂络合的必要条件是（　　）

    A. 具 7 – OH　　　　　　　　　　　　　　　　B. 具 5 – OH

    C. 具 3 – OH　　　　　　　　　　　　　　　　D. 具邻二酚羟基

    E. 3 – OH 和 5 – OH 缺一不可

3. 影响黄酮类化合物颜色的因素有（　　）

    A. 取代基的位置　　　　　　　　　　　　　　B. 取代基的种类

    C. 取代基的数目　　　　　　　　　　　　　　D. 与取代基无关

    E. 交叉共轭体系的存在与否

4. 黄芩苷具有的反应有（　　）

    A. 三氯化铝反应　　　　　　B. Molish 反应　　　　　　　C. 三氯化铁反应

    D. 盐酸 – 镁粉反应　　　　　E. 四氢硼钠反应

5. 影响聚酰胺对黄酮类化合物吸附作用的主要因素有（　　）

    A. 化合物中酚羟基的数目

    B. 溶剂和化合物之间形成氢键能力的大小

    C. 化合物中酚羟基的位置

    D. 溶剂和聚酰胺之间形成氢键能力的大小

    E. 分子本身的大小

6. pH 梯度萃取法分离黄酮类化合物（　　）

    A. 将总黄酮溶解在亲脂性有机溶剂中

    B. 以碱液为萃取剂

    C. 适用于分离苷类和苷元

    D. 适用于分离酸性强弱不同的苷元类

    E. 酸性弱的黄酮会首先被萃取出来

三、简答题

1. 黄酮类化合物显酸性的原因是什么？黄酮类化合物的酸性强弱有什么差异？

2. 黄酮类化合物显色反应的类型有哪些？

3. 应用碱溶酸沉法提取黄酮类化合物时，应注意哪些问题？

扫一扫，查阅
复习思考题答案

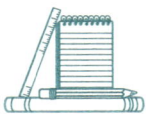

模块七　萜类和挥发油

【学习目标】

1. 掌握萜的含义和主要分类；掌握挥发油的定义、化学组成、理化性质和提取分离技术。

2. 熟悉环烯醚萜的结构特点和主要理化性质，薄荷、黄花蒿、穿心莲、紫杉、龙胆中主要化学成分的结构类型和生物活性。

3. 了解萜类生物活性及含有萜类、挥发油的常见中药。

萜类化合物在自然界分布极为广泛，除主要存在于植物中外，近年来还从海洋生物中发现大量的萜类化合物，据统计萜类化合物已超过 2 万余种。萜类化合物在植物界分布最为广泛的是种子植物，尤其是被子植物，在 30 多个目，数百个科属中均有发现。单萜类化合物大量存在于唇形科、伞形科、樟科及松科的腺体、油室及树脂道内；倍半萜类化合物集中分布在木兰科、芸香科、山茱萸科及菊科中；二萜类主要分布在五加科、马兜铃科、菊科、橄榄科、杜鹃花科、大戟科、豆科、唇形科和茜草科中；二倍半萜类数量较少，主要分布在羊齿植物、菌类、地衣类、海洋生物及昆虫的分泌物中；三萜类化合物在自然界分布很广，在双子叶植物、单子叶植物、菌类、蕨类、动物及海洋生物中均有分布，尤其在双子叶植物中分布最多。

挥发油在植物界分布很广，我国约有 56 科、136 属、300 余种植物含挥发油，主要存在于种子植物，尤其是芳香植物中，如厚朴、辛夷、五味子、八角茴香等，含有较丰富的挥发油成分。挥发油在植物体中存在的部位各不相同，有的全株植物中都含有挥发油，有的则在花、果、叶、根或根茎部分器官中含量较多，常存在于植物的腺毛、油室、油管、分泌细胞或树脂道等各种组织和器官中。大多数呈油滴状态存在，有时与树脂共存于树脂道内，如松树。萜类化合物是挥发油（又称香精油）的主要成分，从植物的花、果、叶、茎、根中得到有挥发性和香味的油状物，具有多种生理活性。

项目一　萜类概述

一、含义

萜类化合物（terpenoids）是一类结构复杂、种类繁多、数量庞大、生物活性广泛的中药化学成分。通常认为萜类化合物是由甲戊二羟酸（mevalonic acid，MVA）衍生而成，是所有异戊二烯的聚合物及其衍生物的总称。

萜类化合物多数具有双键，开链萜烯一般符合（C_5H_8）$_n$ 通式，随着分子中碳环数目的增加，氢原子数的比例相应减少。萜类化合物除以萜烃的形式存在外，多数是以各种含氧衍生物如醇、醛、酮、羧酸、酯类以及苷等形式存在于自然界中，也有少数是以含硫、氮的衍生物存在。萜类

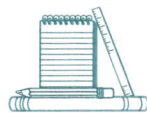

化合物主要依据异戊二烯单位的数目进行分类，其类别及存在形式见表7-1。

表7-1　萜类化合物的分类和存在形式

类别	碳原子数目	异戊二烯单位数	存在形式
半萜	5	1	植物叶
单萜	10	2	挥发油
倍半萜	15	3	挥发油
二萜	20	4	树脂、苦味素、叶绿素
二倍半萜	25	5	海绵、植物病菌、昆虫代谢物
三萜	30	6	皂苷、树脂、植物乳汁
四萜	40	8	胡萝卜素类
多萜	>40	>8	橡胶、硬橡胶

二、生源途径

萜类化合物是由数目不等的 C_5 骨架片段构成，表明萜类化合物有着共同的生源途径。萜类化合物的生源主要有以下两种观点，即经验异戊二烯法则和生源异戊二烯法则。

1. 经验异戊二烯法则　在最初的研究中，认为异戊二烯是萜类化合物在植物体中的生源物质。例如将天然萜类化合物柠檬烯的蒸气经氮气稀释后，低压下通过灼热的铂丝网，能降解产生得率很高的异戊二烯；而当异戊二烯加热到280℃时，可发生每两分子异戊二烯聚合成二戊烯，二戊烯是柠檬烯的外消旋体，是一个典型的单萜类化合物。

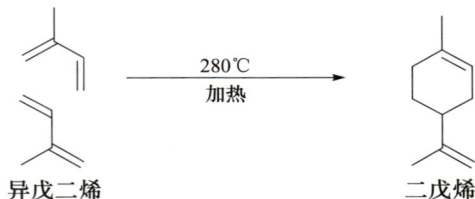

异戊二烯　　　　　　二戊烯

在此后的研究中，Wallach 总结了大量类似的实验结果，于1887年提出经验异戊二烯法则：自然界存在的萜类化合物是异戊二烯首尾相连的聚合物及其衍生物，并以是否符合经验异戊二烯法则作为判断是否为萜类化合物的一个重要依据。然而，随着对萜类化合物的生物合成研究发现，标记的异戊二烯不被植物所利用，在植物体内一直未发现游离的异戊二烯存在。

2. 生源异戊二烯法则　1938年 Ruzicka 提出了生源异戊二烯法则：萜类化合物起源于生物代谢的最基本物质——葡萄糖，葡萄糖在酶的作用下产生乙酸（乙酰辅酶A），三分子乙酸经生物合成为甲戊二羟酸（MVA），认为甲戊二羟酸是形成萜的真正基本单元。甲戊二羟酸经数步反应转化成焦磷酸异戊烯酯（IPP），焦磷酸异戊烯酯可互变异构化转为焦磷酸 γ,γ - 二甲基烯丙酯（DMAPP），焦磷酸异戊烯酯和焦磷酸 γ,γ - 二甲基烯丙酯被认为是萜类化合物在生物体内形成的真正前体，是生物体内的"活性异戊二烯"物质。

焦磷酸异戊烯酯与焦磷酸 γ,γ - 二甲基烯丙酯可转化为半萜，并在酶的作用下，首尾相连缩合为焦磷酸香叶酯（GPP），衍生为单萜化合物，或继续与焦磷酸异戊烯酯缩合为其他萜类化合物，生物合成途径如下：

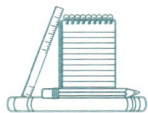

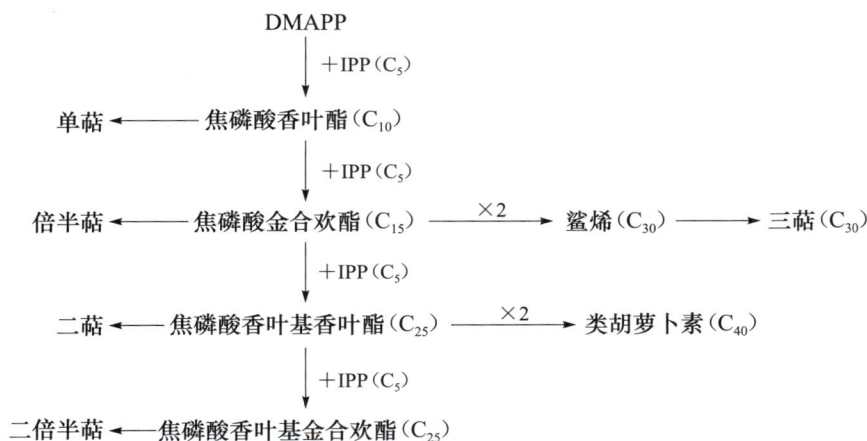

DMAPP
$\downarrow$ +IPP(C_5)
单萜 ← 焦磷酸香叶酯(C_{10})
$\downarrow$ +IPP(C_5)
倍半萜 ← 焦磷酸金合欢酯(C_{15}) $\xrightarrow{\times 2}$ 鲨烯(C_{30}) → 三萜(C_{30})
$\downarrow$ +IPP(C_5)
二萜 ← 焦磷酸香叶基香叶酯(C_{25}) $\xrightarrow{\times 2}$ 类胡萝卜素(C_{40})
$\downarrow$ +IPP(C_5)
二倍半萜 ← 焦磷酸香叶基金合欢酯(C_{25})

知识链接

萜类化合物的活性

萜类化合物结构复杂、性质各异，具有多方面生物活性：芍药苷、银杏内酯、人参皂苷等萜类化合物具有较好的抗血小板聚集、扩张心脑血管、降压、降脂作用；齐墩果酸、甘草酸、甘草次酸及环烯醚萜等具有保肝降酶、利胆健胃、抗胃溃疡作用；穿心莲内酯具有抗上呼吸道感染、抗菌痢以及抗钩端螺旋体作用；雷公藤中提取物有治疗类风湿关节炎、系统性红斑狼疮的作用；马桑毒素、羟基马桑毒素对神经系统有镇静作用；棉酚及16-羟基雷公藤内酯醇有雄性抗生育作用；人参皂苷、绞股蓝皂苷和黄芪皂苷可增强人体的免疫功能；青蒿素、鹰爪甲素有很强的抗疟活性。

项目二　萜的各类化合物

一、单萜类化合物

单萜（monoterpenoids）类化合物由2个异戊二烯单位组成，其基本碳架有10个碳原子。单萜多是挥发油的组成成分，广泛分布于高等植物腺体、油室及树脂道等分泌组织中，单萜的含氧衍生物往往具有浓郁香气，有芳香开窍、疏通理气等生物活性，是医药、食品及化妆品制造业的重要原料。有些单萜以苷的形式存在。

单萜类化合物可分为链状单萜、单环单萜、双环单萜等类型，其中以单环单萜和双环单萜类化合物最多。

（一）链状单萜

常见类型如月桂烷型，较重要的化合物是一些含氧衍生物，如萜醇、萜醛类。

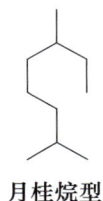

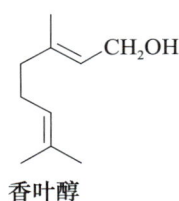

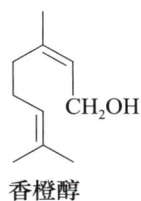

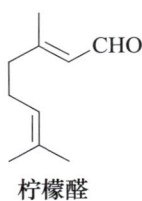

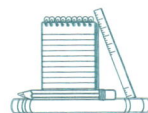

月桂烷型　　　　香叶醇　　　　香橙醇　　　　柠檬醛

香叶醇习称"牻牛儿醇"，玫瑰油、香叶油、柠檬草油和香茅油中均含此成分，具有似玫瑰的香气，是玫瑰系香料必含的成分，玫瑰花中含有香叶醇葡萄糖苷，可缓慢水解，使花的芳香气保持长久。

香橙醇和香叶醇是一对顺反异构体，常共存于同一挥发油中，在香橙油及香柠檬果皮挥发油中存在，具有玫瑰香气，也是香料工业不可缺少的原料。

柠檬醛具有顺反异构体，反式为 α - 柠檬醛，又称香叶醛，顺式为 β - 柠檬醛，又称橙花醛。两者常混合共存，但以反式柠檬醛为主。柠檬醛存在于许多植物的挥发油中，香茅油中含量可达 70% ~ 85%。柠檬醛具有柠檬香气，作为柠檬香味原料广泛用于香料和食品工业。含大量柠檬醛的香茅油具有止腹痛、驱蚊作用，在医药上广泛应用。

（二）环状单萜

环状单萜是由链状单萜环合衍生而来。

1. 单环单萜 由于环合方式不同有多种结构类型，如对 - 薄荷烷型、环香叶烷型和䓬酚酮型等，以对 - 薄荷烷型较为常见。

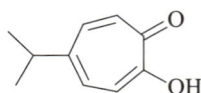

对-薄荷烷型   环香叶烷型   䓬酚酮型

（1）对 - 薄荷烷型 柠檬烯广泛存在于植物体内，尤其是柠檬、橘、柑和佛手等果皮的挥发油中，具有抗菌、镇咳、祛痰等活性。薄荷醇的左旋体习称为薄荷脑，是薄荷油的主要活性成分，有浓郁的薄荷香气，具有清凉、止痒和弱的镇痛作用，并有防腐、杀菌作用。胡椒酮习称洋薄荷酮，存在于芸香草等多种中药挥发油中，有平喘、止咳、抗菌等作用，是治疗支气管哮喘的有效成分。桉油精是桉叶油中的主要成分（含量达 70%），存在于樟油和蛔蒿花蕾的挥发油中，有似樟脑的香气，具有解热、消炎作用，并用作防腐杀菌剂。

（2）䓬酚酮型 是一种变形的单环单萜，其碳架不符合异戊二烯规则，结构中含有一个七元芳环，属非苯芳烃类化合物，具有芳香化合物的性质，环上的羟基具有酚羟基的酸性，其酸性介于酚类和羧酸之间。分子中的羰基类似羧酸中羰基的性质，但不能和一般的羰基试剂反应。能与某金属离子形成不同颜色的络合物结晶体，如铜络合物为绿色结晶，铁络合物为红色结晶，可用于鉴别。

较简单的䓬酚酮型化合物是一些真菌的代谢产物，在柏科植物的心材中也含有此类化合物，如在欧洲产的崖柏以及罗汉柏的心材中含有 α - 崖柏素。䓬酚酮类化合物多具有抗癌活性，但多具有毒性。

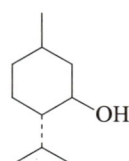 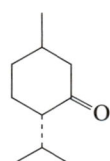 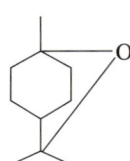 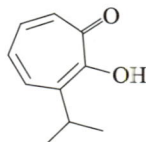

柠檬烯   薄荷醇   胡椒酮   桉油精   α-崖柏素

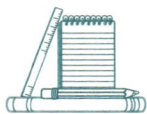

2. 双环单萜 双环单萜类在植物界分布广泛，结构类型有 15 种以上，常见的有 6 种：如蒎烷型、莰烷型、蒈烷型、苧烷型、异莰烷型、葑烷型。

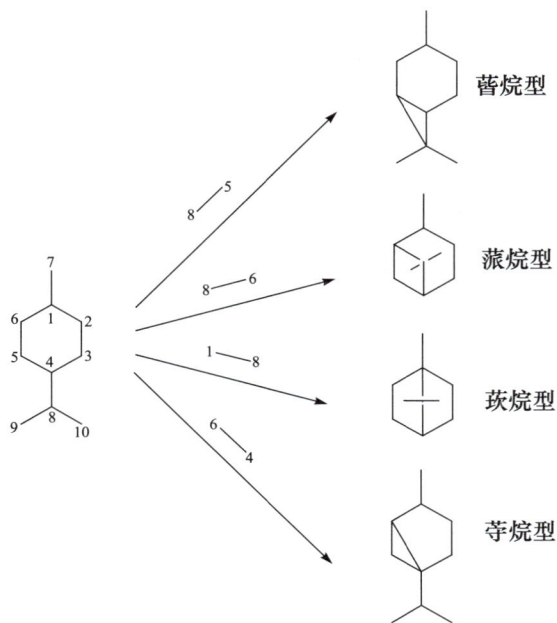

异莰烷型和蒈烷型的结构为：

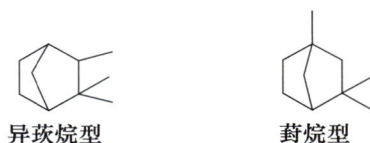

异莰烷型　　　　蒈烷型

上述结构类型中以蒎烷型和莰烷型较稳定，形成的衍生物数量也较多，以柏科植物中分布较为广泛，以下重点介绍蒎烷型和莰烷型衍生物。

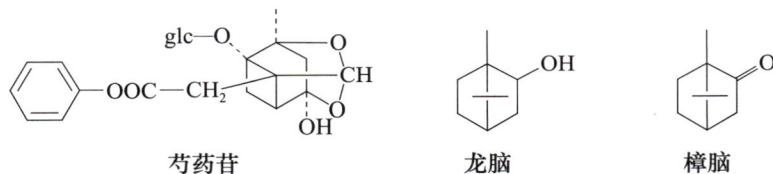

芍药苷　　　　龙脑　　　　樟脑

（1）蒎烷型　芍药苷是从芍药根中得到的蒎烷单萜苷，具有镇痛、镇静、解热、抗炎活性，芍药苷还具有防治老年性痴呆的生物活性。

（2）莰烷型　龙脑即中药冰片，为白色片状结晶，有升华性。冰片具有发汗、兴奋、解痉、防蛀作用，还有显著的抗缺氧作用，与苏合香脂配合制成苏冰滴丸代替冠心苏合丸治疗冠心病、心绞痛，此外还用于香料、清凉剂。樟脑主要存在于樟树的挥发油中，习称为辣薄荷酮，为白色结晶性固体，易升华。樟脑有局部刺激和防腐作用，可用于神经痛、炎症及跌打损伤。

二、环烯醚萜类化合物

环烯醚萜（iridoids）为臭蚁二醛的缩醛衍生物，最初从臭蚁（*Iridomymex detectus*）的分泌物中分离得到，是臭蚁的防御性物质，也是从动物体中得到的第一个抗生素，后来在植物体内发现也有此类成分存在，系由焦磷酸香叶酯（GPP）衍生而成，故属单萜类化合物。环烯醚萜类化合物主要分布在双子叶植物，特别在玄参科、唇形科、茜草科及龙胆科植物中分布广泛，因其具有多种生物活性，近年来受到较大关注，研究进展也较快。

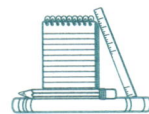

臭蚁二醛   环烯醚萜

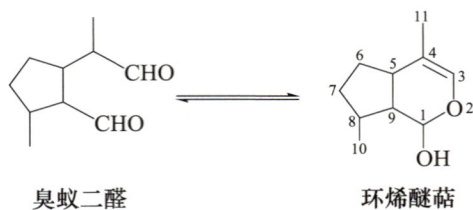

环烯醚萜是一类特殊的环状单萜衍生物，多具有半缩醛及环戊烷的结构特点，半缩醛 C_1 -OH 性质活泼，不稳定，易与糖结合成苷，故多以苷的形式存在，通常根据其环戊烷是否开裂，分为环烯醚萜苷和裂环环烯醚萜苷两种结构类型。

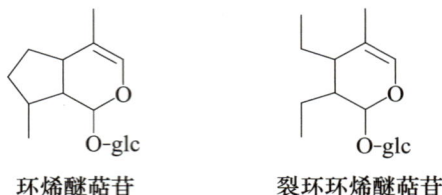

环烯醚萜苷   裂环环烯醚萜苷

（一）环烯醚萜苷类

该类数目较多，根据 C_4 位取代基有无，可进一步分为环烯醚萜苷及 4 - 去甲基环烯醚萜苷两类。

1. 环烯醚萜苷　C_4 位多连接甲基、羧基、酯基、内酯等，又称为 C_4 位有取代环烯醚萜苷。如栀子中的栀子苷、肉苁蓉中的肉苁蓉苷、鸡矢藤中的鸡矢藤苷等。

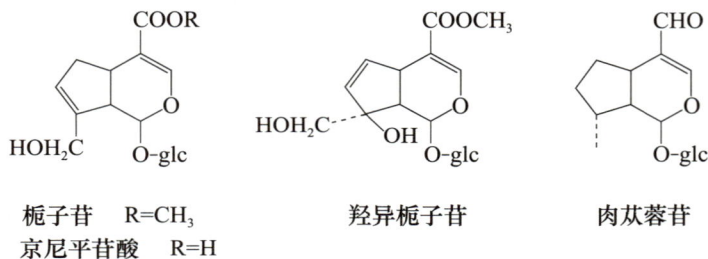

栀子苷　　R=CH₃   羟异栀子苷   肉苁蓉苷
京尼平苷酸　　R=H

栀子苷（京尼平）、京尼平苷酸、羟异栀子苷是中药栀子清热泻火的主要成分，具有缓泻、利胆、镇痛、抗炎等作用。肉苁蓉苷是中药肉苁蓉的主要有效成分，具有滋阴补肾的作用。

2. 4 - 去甲基环烯醚萜苷　由环烯醚萜苷 C_4 位羧基在植物体内生物合成中脱去所致，其基本母核只有 9 个碳原子。如地黄中的梓醇、北玄参中的玄参苷、车前草中的桃叶珊瑚苷等。

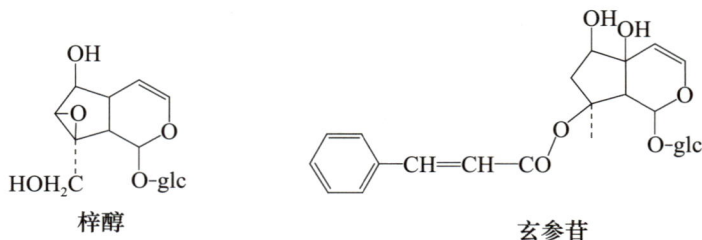

梓醇   玄参苷

梓醇是中药地黄降血糖的有效成分，并有利尿及迟缓性泻下作用。玄参苷又称钩果草苷，存在于北玄参的根中，具一定镇痛抗炎作用。

（二）裂环环烯醚萜苷类

环烯醚萜苷的苷元在 C_7 - C_8 处断键成裂环状态。该类化合物主要分布在龙胆科、茜草科、木犀科、忍冬科等植物中，尤其在龙胆科的龙胆属和獐牙菜属分布更广。

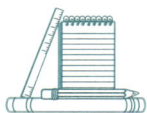

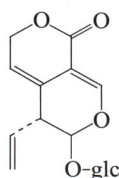
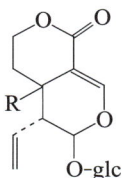

龙胆苦苷	獐牙菜苷　　R=H
	獐牙菜苦苷　R=OH

龙胆苦苷是中药龙胆、芍药、獐牙菜（青叶胆）等植物中共存成分，是龙胆的主要有效成分，具有保肝、健胃、抗炎和利胆作用，味极苦，将其稀释至 1∶12000 的水溶液，仍有显著苦味。獐牙菜苷、獐牙菜苦苷分别称为当药苷、当药苦苷，是中药獐牙菜、当药的苦味成分。

环烯醚萜类化合物多为白色结晶或无定形粉末，味苦，多有旋光性。易溶于水和甲醇，可溶于乙醇、丙酮和正丁醇，难溶于三氯甲烷、乙醚、苯等亲脂性有机溶剂。环烯醚萜苷易被水解，生成的苷元为半缩醛结构，化学性质活泼，易进一步聚合而产生棕黑色沉淀，难以得到结晶性的苷元。如地黄、玄参中的梓醇、玄参苷等环烯醚萜苷，水解后的苷元不稳定，颜色加深变黑，地黄、玄参等中药在加工炮制及贮存过程中颜色变黑系由此类成分引起。

三、倍半萜类化合物

倍半萜（sesquiterpenoids）类化合物由 3 个异戊二烯单位组成，其基本碳架有 15 个碳原子，多与单萜类共存于挥发油中。倍半萜的含氧衍生物具有较强的香气和生物活性，是医药、食品及化妆品工业的重要原料。倍半萜类在植物界、微生物界分布广泛，是萜类成分中最多的一类。

倍半萜类化合物按其结构中碳环的有无及数目不同可分为链状倍半萜、单环倍半萜、双环倍半萜、三环倍半萜、四环倍半萜等结构类型。

（一）链状倍半萜

常见类型有金合欢烷型，如金合欢醇在金合欢油、橙花油、香茅油中含量较多，为重要的高级香料原料，并有一定的抗菌作用。橙花醇具有苹果香气，是橙花油的主要成分之一。

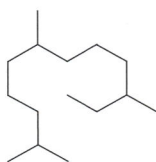
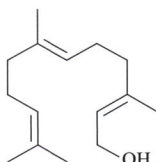
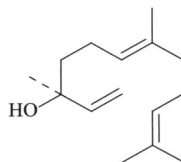

金合欢烷型	金合欢醇	橙花醇

（二）环状倍半萜

1. 单环倍半萜　单环倍半萜有包括从三元环至十二元环等多种类型，其中以六元环居多，如存在于柠檬、檀香、没药等挥发油中的没药烯属于没药烷型。大环类型如存在于大根老鹳草、兴安杜鹃叶挥发油中的吉马酮，具有平喘、镇咳的作用，属于吉马烷型；存在于蛇麻挥发油中的α-蛇麻烯，使啤酒产生独特的香气，具有抗炎作用，属于蛇麻烷型。

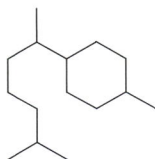
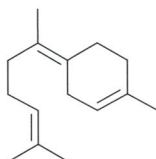
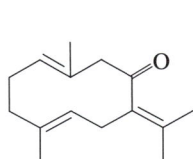
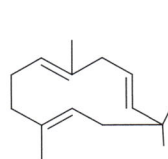

没药烷型	γ-没药烯	吉马酮	α-蛇麻烯

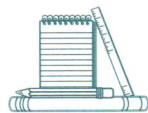

青蒿素是中药青蒿（黄花蒿）（*Artemisia annua* L.）中的抗恶性疟疾活性的有效成分，为倍半萜内酯过氧化物，其多种衍生物制剂已用于临床。

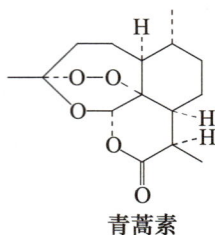

青蒿素

2. 双环倍半萜　双环倍半萜的结构类型很多，最常见的是两个六元环骈合而成的萘型，如桉叶油中的桉叶醇属于桉烷型，棉籽中的棉酚为杜松烷型双分子衍生物。

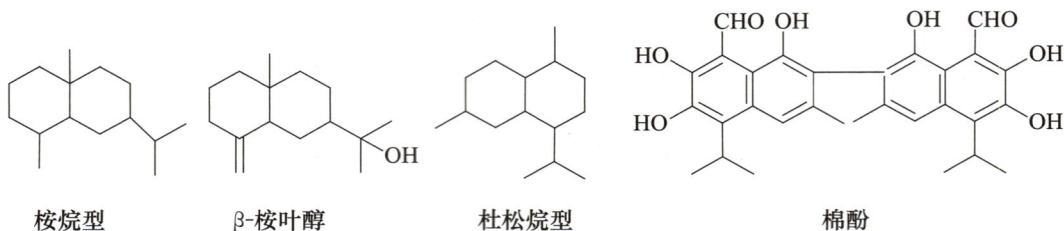

桉烷型　　　**β-桉叶醇**　　　**杜松烷型**　　　**棉酚**

（三）薁类化合物

薁类化合物是由五元环与七元环骈合而成的非苯核芳烃衍生物，自然界中的薁类化合物往往是其氢化产物，故多无芳香性。这类化合物多具有抑菌、抗肿瘤、杀虫等活性，如愈创木薁、莪术醇等。

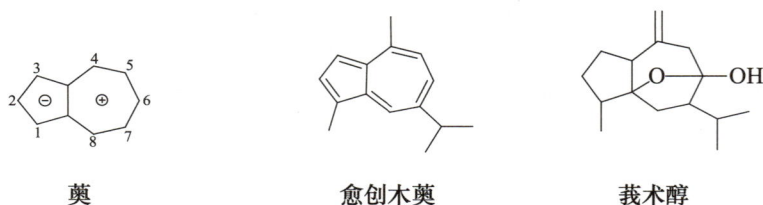

薁　　　　　**愈创木薁**　　　　　**莪术醇**

薁类化合物沸点较高，一般在 250 ~ 300℃，在挥发油分馏时，高沸点馏分中有时可见到美丽的蓝色、紫色或绿色现象，表明可能有薁类化合物存在。薁类化合物不溶于水，可溶于有机溶剂和强酸，故用 60% ~ 65% 的硫酸或磷酸提取时，其提取液加水稀释后，薁类成分即可沉淀析出。

四、二萜和二倍半萜类化合物

二萜（diterpenoids）类化合物由 4 个异戊二烯单位组成，其基本碳架有 20 个碳原子，绝大多数不能随水蒸气蒸馏。二萜类化合物在植物界分布很广，绿色植物中均含有。植物分泌的乳汁及树脂多以二萜类化合物为主成分，尤以松科植物中普遍。此外在菌类代谢产物及海洋生物中也发现不少二萜类化合物。二萜的含氧衍生物往往具有一定的生物活性，如丹参酮、穿心莲内酯、银杏内酯、雷公藤内酯、紫杉醇等，有些已是很重要的临床药物。

二萜类化合物可分为无链状、单环、双环、三环、四环、五环二萜等，其中以双环及三环二萜数量较多。

（一）链状二萜

链状二萜在自然界存在很少，如植物醇是广泛存在于叶绿素中的组成成分，曾作为合成维生素 E 和 K_1 的原料。

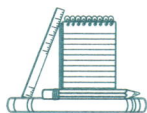

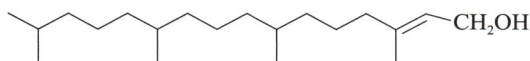

植物醇

（二）环状二萜

自然界中以双环二萜及三环二萜数量较多。

维生素 A 存在于动物肝脏中，特别是鱼肝中含量更丰富，如鲨鱼和鳕鱼的肝油中富含维生素 A，有助于防止夜盲症和视力减退。维生素 A 往往以酯的形式存在，是一种重要的脂溶性维生素。

丹参酮类是中药丹参的一类有效成分，已分离得到 20 种脂溶性化合物，均具有强抑菌作用，其中丹参酮 Ⅱ$_A$ 磺酸化后成为水溶性产物，具有明显的抗心绞痛作用，是治疗冠心病的药物。

穿心莲内酯是中药穿心莲的抗炎主要成分，属于半日花烷型双环二萜，具有抗菌、消炎作用，临床上广泛用于治疗急性菌痢、胃肠炎、咽喉炎及感冒发烧等。

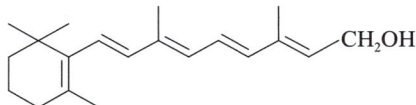

维生素A

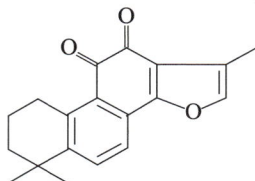

丹参酮Ⅱ$_A$

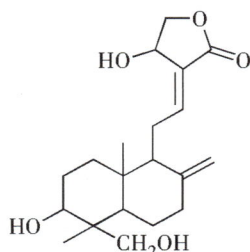

穿心莲内酯

紫杉醇又名红豆杉醇，是从红豆杉树皮中分离得到的具有抗癌作用的二萜生物碱类化合物，属于紫杉烷型三环二萜，临床主要用于治疗卵巢癌、乳腺癌和肺癌等，被认为是 20 世纪 90 年代国际抗肿瘤药三大成就之一，受到世界医药界的普遍关注。

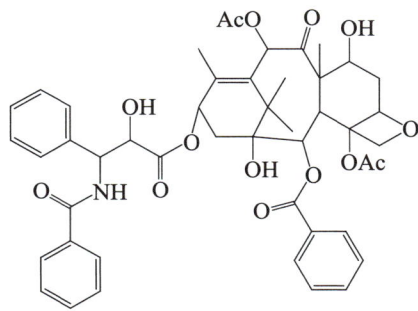

紫杉醇

（三）二倍半萜

二倍半萜（sesterterpenoids）类化合物由 5 个异戊二烯单位组成，其基本碳架有 25 个碳原子。该类化合物发现晚，数量少，主要分布在羊齿植物、菌类、地衣类、海洋生物及昆虫的分泌物中。如蛇孢假壳素 A 是从寄生于稻植物病原菌芝麻枯中分离出的第一个二倍半萜成分，有阻止白藓菌、毛滴虫等生长发育的作用。

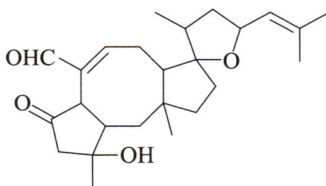

蛇孢假壳素A

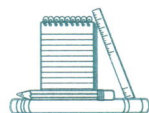

五、三萜类化合物

多数三萜（triterpenoids）类化合物由 6 个异戊二烯单位组成，基本母核由 30 个碳原子组成，是一类重要的中药化学成分。

三萜类化合物在自然界分布很广，一些常用中药如人参、黄芪、三七、甘草、柴胡、桔梗、远志、茯苓等都含有三萜类化合物。该萜苷类大多可溶于水，其水溶液振摇后能产生大量持久性肥皂样泡沫，被称为三萜皂苷。三萜类化合物结构类型很多，主要为四环三萜和五环三萜，该类化合物详见模块八皂苷类化合物。

项目三　挥发油

挥发油（volatile oils）又称精油（essential oils），是存在于植物体中的一类具有挥发性、可随水蒸气蒸馏、与水不相混溶的挥发性油状液体的总称。大多数挥发油具有芳香气味。

植物中挥发油的含量一般在 1% 以下，少数达 10% 以上，如丁香中丁香油含量高达 14%。同一品种由于生长环境或采收季节不同，挥发油的含量和品质也可能有显著差异。全草类药材一般以开花前期或含苞待放时挥发油含量最高，而根茎类药材则以秋天成熟后挥发油含量最高。

知识链接

挥发油的活性

挥发油是中药中一类重要的有效成分，具有广泛的生物活性，临床主要用于消炎、解热、镇痛、解痉、止咳、平喘、祛痰、健胃、抗癌、利尿、降压和强心等。例如薄荷油外用具有清凉、消炎、止痛、止痒作用，内服可用于头痛、鼻咽炎症等；芸香油、满山红油具有显著的止咳、平喘、祛痰、消炎等作用；莪术挥发油具有抗癌肿活性；小茴香、豆蔻、木香的挥发油具有驱风健胃作用；当归、川芎挥发油有活血镇静作用；柴胡挥发油有较好的退热效果；丁香挥发油有局部麻醉止痛作用等。

一、挥发油的组成

挥发油是一种混合物，化学组成比较复杂，一种挥发油多由数十种乃至一二百种化学成分组成。虽然每种挥发油由多种化学成分组成，但其中往往以某种或数种成分占较大比例。根据化学结构可将挥发油中所含成分分为萜类、芳香族类、脂肪族类化合物等。

（一）萜类化合物

挥发油的组成成分中以萜类最多见，主要为单萜、倍半萜及其含氧衍生物，其中含氧衍生物是挥发油中具有较强生物活性或芳香气味的成分，如薄荷油中的薄荷醇、桉叶油中的桉油精、樟树挥发油中的樟脑等。

（二）芳香族化合物

在挥发油中芳香族化合物仅次于萜类，大多是苯丙素类衍生物，具有 C_6-C_3 骨架，如桂皮油中的桂皮醛、丁香油中的丁香酚、八角茴香油中的茴香脑等；少数化合物具有 C_6-C_2 或 C_6-

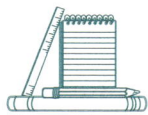

C_1 骨架。

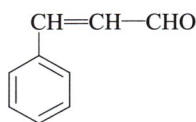

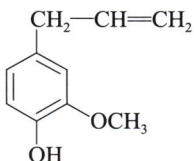

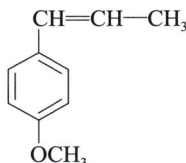

桂皮醛　　　　　　丁香酚　　　　　　茴香脑

（三）脂肪族化合物

在挥发油中存在一些小分子脂肪族化合物，包括烃、醇、醛、酮和酯等，如橙皮油中的正壬醇，姜挥发油中的甲基庚烯酮，鱼腥草挥发油中的癸酰乙醛（鱼腥草素），人参挥发油中的人参炔醇等。

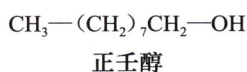

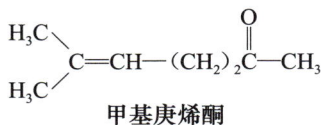

正壬醇　　　　　　　甲基庚烯酮

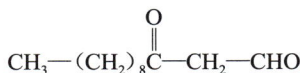

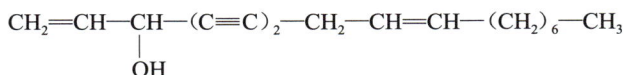

癸酰乙醛（鱼腥草素）　　　　人参炔醇

此外，少数挥发油中有含硫或含氮的化合物，如大蒜辣素、川芎嗪等。

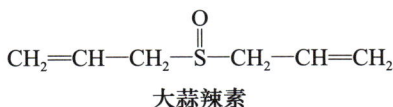

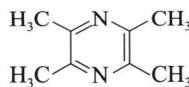

大蒜辣素　　　　　　　　川芎嗪

二、挥发油的理化性质

1. 性状　挥发油在常温下大多为无色或微黄色透明油状液体，有些含薁类或其他色素而呈特殊颜色，如麝香草油呈红色，桂皮油显棕色或黄棕色，苦艾油呈蓝绿色。某些挥发油低温冷却后可析出固体物，析出物习称"脑"，如薄荷脑、樟脑，滤除析出物后的挥发油称"脱脑油"或"素油"，如薄荷油的脱脑油，习称"薄荷素油"。挥发油大多具有强烈的香气和辛辣味，少数有特殊气味，如鱼腥草油有腥味。

2. 挥发性　挥发油具有挥发性，在常温下可挥散，即在常温下可自行挥发而不留油迹，可与脂肪油区别。

3. 溶解性　挥发油为亲脂性成分，易溶于各种有机溶剂，如石油醚、乙醚、苯、三氯甲烷等，在高浓度乙醇中能全部溶解，在低浓度乙醇中只能溶解一定量。挥发油在水中只能溶解极少量，使水具有该挥发油特有的香气和生物活性，根据这一性质制备芳香水与注射液，如薄荷水、柴胡注射液等。

4. 物理常数　挥发油的成分虽复杂，但各种挥发油的组成基本稳定，其物理常数有一定的范围。挥发油的沸点一般在 70～300℃，具有随水蒸气蒸馏的特性。挥发油相对密度一般在 0.85～1.065，多数比水轻，也有少数比水重，如丁香油、桂皮油等。挥发油均具有光学活性，比旋度在 +97°～+117°。有强烈的折光性，折光率在 1.43～1.61，折光率是鉴定挥发油质量的重要依据之一。

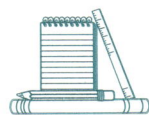

5. 不稳定性　挥发油对空气、光线及温度比较敏感，经常接触会逐渐氧化变质，使挥发油的相对密度增加，颜色变深，原有香气失去，并逐渐聚合为树脂样物质，黏度增大。因此挥发油应贮于棕色瓶内密闭，并于阴凉处保存。

三、挥发油检识技术

（一）挥发性试验

将样品制成石油醚溶液滴在滤纸上，观察油斑能否自行挥发而不留痕迹，如油斑在空气中能挥散，可能含有挥发油；如油斑不消失，可能含油脂。

（二）物理常数的测定

常测的物理常数有折光率、相对密度、旋光度等。可先测定折光率，因测定所需样品极少，且操作简便迅速，若测得的折光率不符合规定，其余检查可不必进行。

（三）化学常数的测定

挥发油除测定必要的物理常数外，还要测定化学常数，酸值、酯值、皂化值是代表挥发油质量较重要的化学指标。

1. 酸值　是代表挥发油中游离羧酸和酚类成分含量的指标，中和1g挥发油中含有的游离羧酸和酚类所需要氢氧化钾的毫克数即为酸值。

2. 酯值　是代表挥发油中酯类成分含量的指标，水解1g挥发油中所含的酯需要氢氧化钾的毫克数即为酯值。

3. 皂化值　是代表挥发油中所含游离羧酸、酚类和酯总量的指标，使1g挥发油中的游离羧酸和酚类成分中和并使酯水解所消耗氢氧化钾的总毫克数即为皂化值，皂化值为酸值和酯值的总和。

（四）挥发油色谱检识

1. 薄层色谱　薄层色谱因具有操作简便的特点，应用较为普遍。

（1）吸附剂　常用硅胶作吸附剂，湿法铺板，80℃干燥1小时。也可用中性氧化铝作吸附剂，湿法铺板，室温干燥后，于105℃干燥1小时。

（2）展开剂　用石油醚或正己烷作展开剂，可使挥发油中不含氧的烃类成分展开，而极性大的含氧化合物一般仍留在原点。用石油醚－乙酸乙酯（85：15）作展开剂，可将不含氧的化合物展至前沿，含氧化合物较好地展开。在实际工作中往往同时测定在这两种展开剂中的薄层色谱图谱。

（3）显色剂　常用的显色剂有两类，一类是通用显色剂，如香草醛－浓硫酸试剂，喷后105℃加热，挥发油中各种成分显不同的颜色；另一类是挥发油各类功能基显色剂，常用的有：

2%高锰酸钾水溶液：产生黄色斑点表明含有不饱和化合物。

2,4－二硝基苯肼试剂：产生黄色斑点表明含有醛或酮类化合物。

异羟肟酸铁试剂：产生淡红色斑点表明含有酯类化合物。

三氯化铁试剂：产生绿或蓝色斑点表明含有酚类化合物。

2. 气相色谱　气相色谱技术具有样品用量少、分离效率和灵敏度高、分析速度快等优点，是研究挥发油成分的重要手段。根据色谱图的出峰数目和各峰面积，可初步了解挥发油中所含成分的种类及各成分的比例。对于已知成分，可利用相对保留时间进行定性鉴别；对于未知成分，目前多采用气相色谱－质谱联用技术（GC－MS），通过比对已知化合物质谱数据库，并参考有关文献数据，可提供化合物的可能结构。

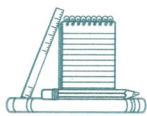

四、挥发油的提取与分离技术

（一）挥发油的提取技术

1. 水蒸气蒸馏法 蒸馏法设备简单、操作简便、成本低、挥发油提取率高，是提取中药中挥发油最常用的方法。根据操作方法不同，分为直接蒸馏和通入水蒸气蒸馏两种方法，前者是将切碎的药材放入蒸馏器中，加水浸泡，直火煮沸，使挥发油与水蒸气一起蒸出。此法操作简便，但因药材直接受热，温度较高，可能使挥发油中某些成分发生分解，同时药材易焦化而影响挥发油质量。后者可克服上述缺点，将切碎的中药先用水湿润，然后通入水蒸气，使挥发油随导入的蒸气一起馏出；或在蒸馏器内安装多孔隔板，药材置于隔板上，蒸馏器内加水，但不浸泡药材，器底的水受热沸腾，挥发油可随水蒸气一起馏出。用该法得到的馏出液，大多因挥发油难溶于水而出现油水分层现象，如馏出液水油共存，形成乳浊液，可采用盐析法促使挥发油自水中析出，或盐析后用低沸点有机溶剂萃取，低温蒸去溶剂即得挥发油。

2. 溶剂提取法 将药材用低沸点的亲脂性有机溶剂如乙醚、石油醚（30～60℃）等连续回流提取或冷浸提取，提取液经蒸馏除去溶剂，即可得到粗制挥发油。此法提取温度低，但由于其他脂溶性成分如树脂、油脂、蜡、叶绿素等也同时被提出，故所得挥发油含杂质较多，须进一步精制提纯。其方法是将挥发油粗品加适量浓乙醇浸渍，放置冷冻（一般在 -20℃左右），滤除析出物后，再蒸馏除去乙醇；也可将粗品再进行水蒸气蒸馏以获得较纯的挥发油。

3. 压榨法 适合于挥发油含量较高的新鲜药材，如鲜橘皮、柠檬皮、橙皮等，经撕裂粉碎后，用机械压榨的方法将挥发油从植物组织中挤压出来，然后静置分层或离心分离，即得粗品。此法于常温下进行，不易引起成分的分解变化，可保持挥发油的原有气味，但中药中的水分、黏液质及细胞组织等杂质也随挥发油一同被挤压出来，而使产品不纯，常呈浑浊状态，同时不易将中药中全部挥发油压榨出来，故可将压榨后的残渣进行水蒸气蒸馏，使挥发油提取完全。

4. 吸收法 常用于提取某些贵重的挥发油，如玫瑰花油、茉莉花油。利用油脂类具有吸收挥发油的性质进行提取，方法是用无臭味的豚脂3份与牛脂2份的混合物，均匀涂在面积50cm×100cm的玻璃板两面，然后将玻璃板嵌入高5～10cm的木框中，在玻板上铺有金属网，网上放新鲜花瓣，然后将一个个木框重叠起来，花瓣被包围在两层脂肪中间，挥发油逐渐被脂肪所吸收，每隔1～2天更换新花瓣，一周后，待脂肪充分吸收芳香成分，刮下脂肪，即为"香脂"，可直接供香料工业用于制作化妆品；也可加入无水乙醇搅拌，减压蒸去乙醇即得挥发油。

5. 二氧化碳超临界流体提取法 是一种现代提取分离技术，其提取温度低，可防止挥发油成分氧化分解而提高品质；萃取过程几乎不用有机溶剂，萃取物中无溶剂残留；提取效率高，节约能耗。但该法设备费用投资大，工艺技术要求高，目前主要限于实验室研究和中小规模生产。如紫苏油、紫丁香花油中特有的香味成分不稳定，遇热易分解，用二氧化碳超临界流体萃取法提取所得挥发油可保留原有芳香气味，优于传统的水蒸气蒸馏法。

（二）挥发油的分离技术

从植物中提取得到的挥发油是一种混合物，要得到单一的化学成分，必须进一步分离，常用的方法有冷冻法、分馏法、化学法和色谱法等。

1. 冷冻法 利用某些挥发油在低温条件下可析出结晶的性质，将挥发油置于0℃以下，必要时降至-20℃放置，使其析出结晶（脑），再经重结晶处理可得纯品，如薄荷油中薄荷脑的分离。此法的优点是操作简单，缺点是分离不完全，且大部分挥发油冷冻后不能析出结晶。

2. 分馏法 依据化合物沸点差异进行分离，由于挥发油成分类别不同，沸点差异较大。挥

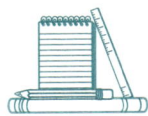

发油的组成成分大多属单萜及倍半萜类，其沸点与分子中双键的数目和位置、含氧官能团极性、分子量大小等因素有关，并存在一定的规律。在单萜中，沸点随双键增多而升高，即三烯＞二烯＞一烯；在含氧单萜中，沸点随官能团极性增大而升高，即醚＜酮＜醛＜醇＜羧酸，但酯比相应的醇沸点高；倍半萜比单萜分子量大，沸点高于单萜。挥发油中萜类成分的沸程见表7－2，因此可采用分馏法分离挥发油中的各成分。

表7－2　萜类的沸程

萜类	常压沸程（℃）	萜类	常压沸程（℃）
半萜	~130	单萜烯烃（链状，三个双键）	180~200
单萜烯烃（双环，一个双键）	150~170	单萜含氧衍生物	200~230
单萜烯烃（单环，二个双键）	170~180	倍半萜及其含氧衍生物	230~300

挥发油中的某些成分在温度接近沸点时容易被破坏，分馏时宜减压（1333Pa）进行，依据温度不同一般可分为三个馏分：

低沸点馏程［（35~70）℃/1333Pa］为单萜烯类化合物。

中沸点馏程［（70~100）℃/1333Pa］为单萜含氧化合物，包括醇、醛、酮和酯等。

高沸点馏程［（100~140）℃/1333Pa］为倍半萜烯及其含氧化合物。

经分馏所得的每一馏分仍可能是混合物，需进一步精馏或采用色谱法分离，可得到单一成分。

3. 化学法　根据挥发油中各成分的结构或功能基的不同，用化学方法进行处理，使各成分分离。

（1）碱性成分的分离　可先将挥发油溶于乙醚，再用1%盐酸或硫酸萃取，分取酸水层，碱化后用乙醚萃取，蒸去乙醚即可得到碱性成分。

（2）酸性成分的分离　分离出碱性成分后的挥发油乙醚溶液，可先用5%碳酸氢钠溶液萃取，分出碱水层后酸化，乙醚萃取，蒸去乙醚可得酸性成分。再用2%氢氧化钠萃取，分取碱水层，酸化后乙醚萃取，蒸去乙醚可得酚类或其他弱酸性成分。

（3）羰基化合物的分离　醛、酮类成分能与多种羰基试剂形成水溶性加成物，而与挥发油中的其他成分分离。常用的有亚硫酸氢钠和吉拉德试剂，但亚硫酸氢钠只能与醛和部分酮形成加成物，而吉拉德试剂适用于所有醛、酮类成分。

① 亚硫酸氢钠法：提取出酸、碱性成分后的挥发油乙醚溶液，加入30%亚硫酸氢钠水溶液，在低温下短时间振摇萃取，分取加成物（一般为结晶），加酸或碱使加成物分解，乙醚萃取，水洗，蒸去乙醚后得原来的醛、酮类化合物。但需注意提取时间不宜过长或温度不宜过高，否则会使双键形成不可逆的亚硫酸氢钠加成物。如从柠檬挥发油中分离柠檬醛时产生不同加成产物。

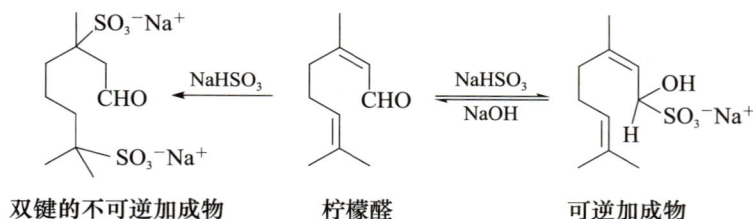

双键的不可逆加成物　　　柠檬醛　　　可逆加成物

② 吉拉德试剂法：吉拉德（Girard）试剂是分子内带有酰肼及季铵基团试剂的总称，可与具羰基的萜类生成水溶性加成物而与脂溶性非羰基萜类分离，常用下列两种试剂：

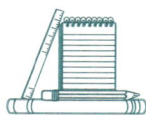

$$(CH_3)_3N^+—CH_2CONHNH_2$$
$$Cl^-$$

吉拉德试剂T

$$N^+—CH_2CONHNH_2$$
$$Cl^-$$

吉拉德试剂P

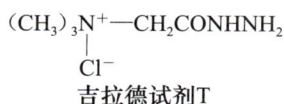

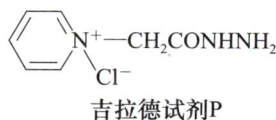

提出酸、碱性成分后的挥发油中性部分，加吉拉德试剂的乙醇溶液和 10% 乙酸以促进反应，加热回流，待反应完成后加水稀释，用乙醚提取，分取水层，酸化，再用乙醚萃取，蒸去乙醚可得原羰基化合物。

挥发油的化学分离流程如下：

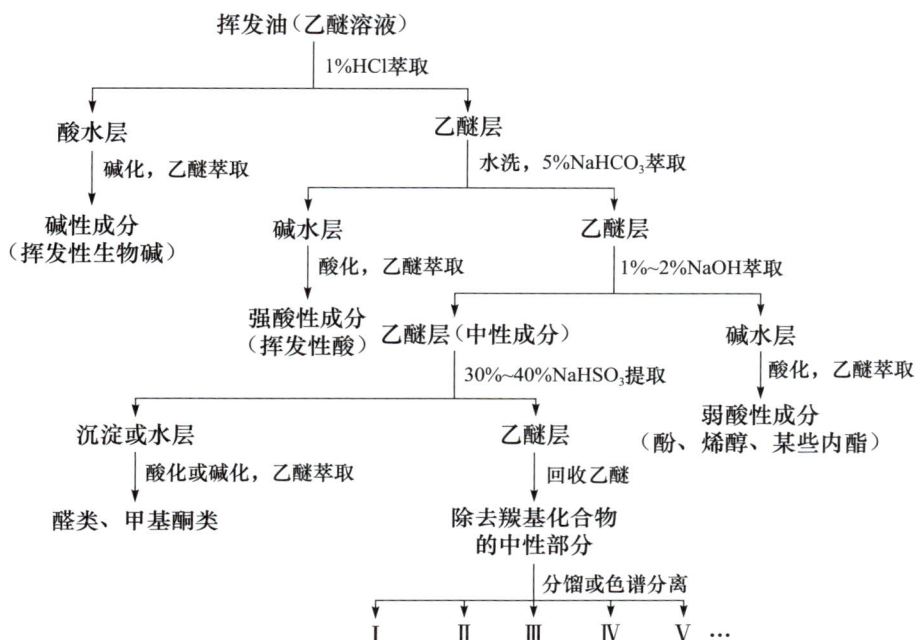

挥发油（乙醚溶液）

1%HCl萃取

酸水层 ← → 乙醚层

酸水层：碱化，乙醚萃取 → 碱性成分（挥发性生物碱）

乙醚层：水洗，5%NaHCO₃萃取

碱水层 ← → 乙醚层

碱水层：酸化，乙醚萃取 → 强酸性成分（挥发性酸）

乙醚层：1%~2%NaOH萃取

乙醚层（中性成分） ← → 碱水层

碱水层：酸化，乙醚萃取 → 弱酸性成分（酚、烯醇、某些内酯）

乙醚层（中性成分）：30%~40%NaHSO₃提取

沉淀或水层 ← → 乙醚层

沉淀或水层：酸化或碱化，乙醚萃取 → 醛类、甲基酮类

乙醚层：回收乙醚 → 除去羰基化合物的中性部分

分馏或色谱分离

Ⅰ　Ⅱ　Ⅲ　Ⅳ　Ⅴ …

4. 色谱法　由于挥发油组成成分复杂，多数挥发油用上述方法分离后难以得到单体化合物，需进一步结合色谱法进行分离，常用的是硅胶和氧化铝柱色谱。一般先用石油醚或己烷洗脱，再用石油醚（己烷）–乙酸乙酯梯度洗脱，逐步增加洗脱剂极性，使挥发油各成分分离。如分离挥发油中柠檬烯和香叶醇，可将挥发油石油醚溶液通过氧化铝吸附柱，先以石油醚洗脱，得到极性较小的柠檬烯；再在石油醚中加少量甲醇洗脱，得到极性较大的香叶醇。

对于用硅胶或氧化铝色谱难以分离的含双键的化合物，可采用硝酸银络合柱色谱分离，多以硝酸银–硅胶或硝酸银–氧化铝作为吸附剂，其分离原理是利用硝酸银可与双键形成 π 络合物，由于不同化合物的双键数目、位置及立体构型不同，形成络合物难易程度及稳定性也有差异，依据此差异进行分离。一般双键数目多的化合物易形成络合物，末端双键形成的络合物稳定性大于其他双键，顺式双键的络合能力大于反式双键。如分离 α–细辛醚、β–细辛醚和欧细辛醚时，将混合物通过用 20% 硝酸银处理的硅胶柱，以苯–乙醚（5：1）洗脱，洗脱先后顺序为：α–细辛醚（苯环外双键为反式）、β–细辛醚（苯环外双键为顺式）、欧细辛醚（苯环外双键为末端双键）。

项目四　含萜类和挥发油的常用中药

含萜类和挥发油的常用中药见表 7–3。

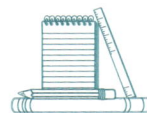

表7-3　含有萜类和挥发油的常用中药

药名	基原	主要化学成分
玄参	玄参科植物玄参 *Scrophularia ningpoensis* Hemsl. 的干燥根	哈帕苷、玄参苷等环烯醚萜苷类
龙胆	龙胆科植物龙胆 *Gentiana scabra* Bge. 的干燥根及根茎	龙胆苦苷、当药苷等裂环环烯醚萜苷类
青蒿	菊科植物黄花蒿 *Artemisia annua* L. 的干燥地上部分	青蒿素、青蒿甲素、青蒿乙素、青蒿丙素等倍半萜内酯类
穿心莲	爵床科植物穿心莲 *Andrographis paniculata*（Burm. f.）Nees 的干燥地上部分	穿心莲内酯、新穿心莲内酯、脱水穿心莲内酯等二萜内酯类
紫杉	红豆杉科植物云南红豆杉 *Taxus yunnanensis* Cheng et L. K. Fu	紫杉醇等二萜化合物
薄荷	唇形科植物薄荷 *Mentha haplocalyx* Briq. 的干燥地上部分	薄荷醇、薄荷酮等单萜
莪术	姜科植物蓬莪术 *Curcuma phaeocaulis* Val.、广西莪术 *C. Kwangsiensis* S. G. Lee et C. F. Ling 或温郁金 *C. wenyujin* Y. H. Chen et C. Ling 的干燥根茎	吉马酮、莪术醇、莪术二酮等倍半萜化合物
艾叶	菊科植物艾 *Artemisia argyi* Lévl. et Vant. 的干燥叶	桉油精、樟脑、龙脑等单萜
鱼腥草	三白草科植物蕺菜 *Houttuynia cordata* Thunb. 的新鲜全草或干燥地上部分	甲基正壬酮、癸酰乙醛（鱼腥草素）等脂肪族化合物
小茴香	伞形科植物茴香 *Foeniculum vulgare* Mill. 的干燥成熟果实	反式茴香脑、茴香醛等芳香族化合物及柠檬烯、小茴香酮等单萜
紫苏	唇形科植物紫苏 *Perilla frutescens*（L.）Britt. 的干燥叶（或带嫩枝）	紫苏醛、柠檬烯、紫苏醇、α-蒎烯等单萜
白术	菊科植物白术 *Atractylodes macrocephala* Koidz. 的干燥根茎	苍术内酯Ⅰ、Ⅱ、Ⅲ，苍术酮等倍半萜

复习思考

一、单项选择题

1. 组成萜类结构骨架的基本单位是（　　）
   A. 异戊二烯　　　　　　B. 苯丙素　　　　　　C. 2-苯基色原酮
   D. 甲戊二羟酸　　　　　E. 苯骈 α-吡喃酮

2. 水解后易发生氧化聚合而产生黑色沉淀的是（　　）
   A. 强心苷　　　　　　　B. 环烯醚萜苷　　　　　C. 黄酮苷
   D. 皂苷　　　　　　　　E. 香豆素苷

3. 提取挥发油最常用的方法是（　　）
   A. 压榨法　　　　　　　B. 乙醚回流法　　　　　C. 水蒸气蒸馏法
   D. 升华法　　　　　　　E. 吸收法

4. 分离沸点不同的成分宜采用（　　）
   A. 萃取法　　　　　　　B. 冷冻法　　　　　　　C. 升华法
   D. 硅胶色谱法　　　　　E. 分馏法

5. 鉴定挥发油和油脂可采用的方法是（　　）
   A. 溶解性试验　　　　　B. 观察颜色　　　　　　C. 测定相对密度
   D. 油迹试验　　　　　　E. 测定折光率

二、多项选择题

1. 下列有关萜类正确的说法是（　　）
   A. 可按异戊二烯数目分类

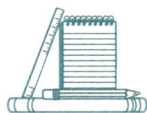

B. 开链萜烯分子式符合（C_5H_8）$_n$

C. 碳原子数一般为 5 的倍数

D. 氢原子数一般为 8 的倍数

E. 由甲戊二羟酸衍生而成

2. 挥发油的化学组成包括（　　　）

A. 单萜及其含氧衍生物　　　B. 倍半萜及其含氧衍生物

C. 二萜及其含氧衍生物　　　D. 脂肪族化合物

E. 芳香族化合物

3. 多数环烯醚萜苷类具有以下哪些性质（　　　）

A. 挥发性　　　　　　　　B. 旋光性　　　　　　　　C. 亲水性

D. 苦味　　　　　　　　　E. 水解后易得到稳定的苷元

4. 挥发油的一般性质为（　　　）

A. 稳定性　　　　　　　　B. 香味　　　　　　　　C. 多数比水轻

D. 难溶于水　　　　　　　E. 挥发性

5. 挥发油的提取方法有（　　　）

A. 水蒸气蒸馏法　　　　　B. 乙醚提取法　　　　　　C. 煎煮法

D. 压榨法　　　　　　　　E. CO_2 超临界提取法

三、填空题

1. 萜类化合物是由＿＿＿＿＿＿＿＿衍生而成，其基本结构可看成是由若干个＿＿＿＿＿＿＿＿聚合而成。

2. 由 2 个异戊二烯单元聚合而成的是＿＿＿＿＿＿＿＿，由 3 个异戊二烯单元聚合而成的是＿＿＿＿＿＿＿＿，由 4 个异戊二烯单元聚合而成的是＿＿＿＿＿＿＿＿，由 6 个异戊二烯单元聚合而成的是＿＿＿＿＿＿＿＿。

3. 评价挥发油品质的物理常数有＿＿＿＿＿＿＿＿、＿＿＿＿＿＿＿＿、＿＿＿＿＿＿＿＿＿和＿＿＿＿＿＿＿＿，化学常数有＿＿＿＿＿＿＿＿、＿＿＿＿＿＿＿＿和＿＿＿＿＿＿＿＿。

4. 挥发油是存在于植物体内的一类具有＿＿＿＿＿＿＿＿性、可随＿＿＿＿＿＿＿＿蒸馏而与水不相混溶的＿＿＿＿＿＿＿＿总称。

四、简答题

1. 根据环烯醚萜类化合物的结构特点和化学性质，说明中药地黄、玄参炮制过程中变黑的原因。

2. 挥发油的提取、分离方法各有哪些？各有何特点？

3. 简述龙胆、青蒿、紫杉、穿心莲以及薄荷和莪术挥发油中的主要萜类成分及其生物活性。

扫一扫，查阅
复习思考题答案

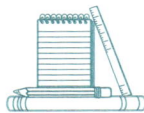

模块八　皂苷类化合物

【学习目标】

1. 掌握皂苷类化合物的结构、分类、理化性质、提取分离和显色反应。

2. 熟悉人参、甘草、柴胡中主要化学成分的结构类型、性质、提取分离和生物活性。

3. 了解皂苷类化合物的分布、生物活性和含有皂苷类化合物的常见中药。

皂苷是一类结构比较复杂的苷类化合物，多为螺甾烷类或三萜类化合物的低聚糖苷。它的水溶液经振摇后能产生大量持久性似肥皂样的泡沫，故名皂苷。皂苷在自然界中分布广泛，单子叶植物和双子叶植物中均有分布，常见于百合科、薯蓣科、石竹科、远志科、玄参科、豆科、五加科和葫芦科等植物中。许多中药如人参、三七、桔梗、柴胡、远志、甘草、薯蓣、知母、绞股蓝等的主要有效成分均为皂苷类化合物。

皂苷具有抗菌、抗炎、抗肿瘤、免疫调节、降胆固醇、保肝、抗病毒、抗生育、杀软体动物等多种生物活性。如人参皂苷和黄芪皂苷具有增强机体免疫功能的作用；七叶皂苷具有抗渗出、抗炎、抗瘀血作用；柴胡皂苷有明显的抗炎作用，并能降低血浆中胆固醇和甘油三酯水平；夏枯草中乌苏酸具有抑制癌细胞活性作用；薯蓣皂苷元可用作合成甾体避孕药和激素类药物的原料。

项目一　皂苷类化合物的结构与分类

皂苷由皂苷元和糖或糖醛酸组成。组成皂苷的糖常见有 D - 葡萄糖、D - 半乳糖、L - 鼠李糖、D - 木糖、L - 阿拉伯糖、D - 葡萄糖醛酸、D - 半乳糖醛酸等，它们多以低聚糖形式与苷元缩合成苷。皂苷有多种分类方法，按皂苷中连接糖链数目不同，可分为单糖链皂苷，双糖链皂苷和三糖链皂苷。与皂苷共存于植物体内的酶可使低聚糖链部分水解，或双糖链皂苷水解成单糖链皂苷，皂苷转化为次生苷，称为次皂苷。根据皂苷元的化学结构不同，可将皂苷分为甾体皂苷和三萜皂苷，并且依据皂苷元是否含有羧基，也分为酸性皂苷和中性皂苷。

目前，常用的分类方法是根据皂苷元的化学结构将皂苷分成甾体皂苷和三萜皂苷两大类。

一、甾体皂苷

（一）甾体皂苷的结构特征

甾体皂苷由甾体皂苷元与糖缩合而成。甾体皂苷由 27 个碳原子组成，其基本碳架是螺甾烷的衍生物。

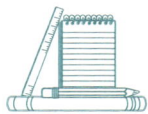

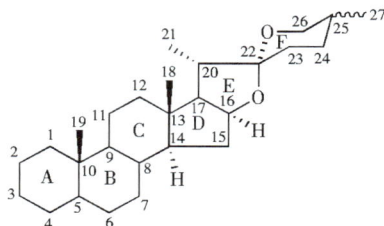

甾体皂苷

1. 甾体皂苷元结构中含有六个环，其中 A、B、C、D 环组成甾体基本母核——环戊烷骈多氢菲。E 环和 F 环以螺缩酮形式相连接，构成螺旋甾烷结构。

2. 一般 A/B 环有顺、反两种稠合方式，B/C 和 C/D 环均为反式稠合。

3. E 环和 F 环中有 C_{20}、C_{22} 和 C_{25} 三个手性碳原子。其中，20 位上的甲基均处于 E 环的平面后。22 位上的含氧侧链处于 F 环的后面。C_{25} 的绝对构型依其上的甲基取向的不同可能有两种构型，当 25 位上的甲基位于 F 环平面上处于直立键时，为 β 取向，其 C_{25} 的绝对构型为 S 型，又称 L 型或 neo 型，为螺旋甾烷；当 25 位上的甲基位于 F 环平面下处于平伏键时，为 α 取向，所以其 C_{25} 的绝对构型为 R 型，又称 D 型或 iso 型，为异螺旋甾烷，较螺旋甾烷稳定。

4. 分子中含有羰基、双键及多个羟基，大多数在 C_3 上有羟基并常与糖结合成苷。

5. 甾体皂苷分子中大多不含羧基，呈中性，故甾体皂苷又常称为中性皂苷。

（二）甾体皂苷的结构类型

按螺甾烷结构中 C_{25} 的构型和 F 环的环合状态，将其分为四种类型。

1. 螺甾烷醇型 由螺甾烷衍生的皂苷为螺甾烷醇型皂苷。如从中药知母中分得的知母皂苷 A－Ⅲ，其中苷元是菝葜皂苷元，简称螺旋甾－3β－醇。

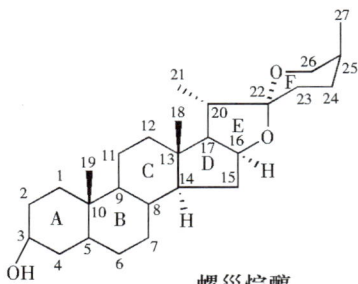

螺甾烷醇

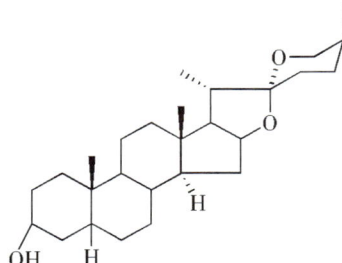

菝葜皂苷元

2. 异螺甾烷醇型 由异螺甾烷衍生的皂苷为异螺甾烷醇型皂苷。如从薯蓣科薯蓣属植物根茎中分得的薯蓣皂苷，其水解产物为薯蓣皂苷元，是合成甾体激素类药和甾体避孕药的重要原料。

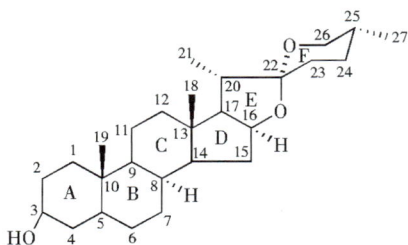

异螺甾烷醇

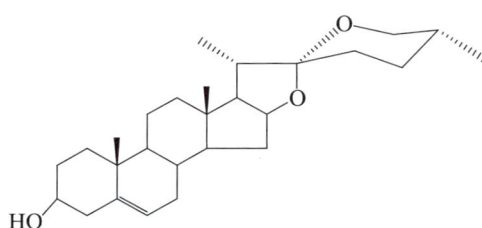

薯蓣皂苷元

3. 呋甾烷醇型 由 F 环裂环，而衍生的皂苷称为呋甾烷醇型皂苷。呋甾烷醇型皂苷中除 C_3 位或其他位可以成苷外，C_{26}－OH 上多与葡萄糖成苷，但其苷键易被酶解。在 C_{26} 位上的糖链被水解下来的同时 F 环也随之环合，成为具有相应螺甾烷或异螺甾侧链的单糖链皂苷。如原蜘蛛抱

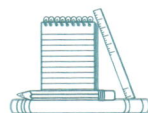

蛋白皂苷在苦杏仁酶的作用下生成蜘蛛抱蛋皂苷。

4. 变形螺甾烷醇型　由 F 环为呋喃环的螺甾烷衍生的皂苷为变形螺甾烷醇型皂苷。天然产物中这类皂苷较少。其 $C_{26}-OH$ 为伯醇基，均与葡萄糖成苷。在酸水解除去此葡萄糖的同时，F 环迅速重排为六元吡喃环，转为具有相应螺甾烷或异螺甾烷侧链的化合物，如燕麦皂苷。

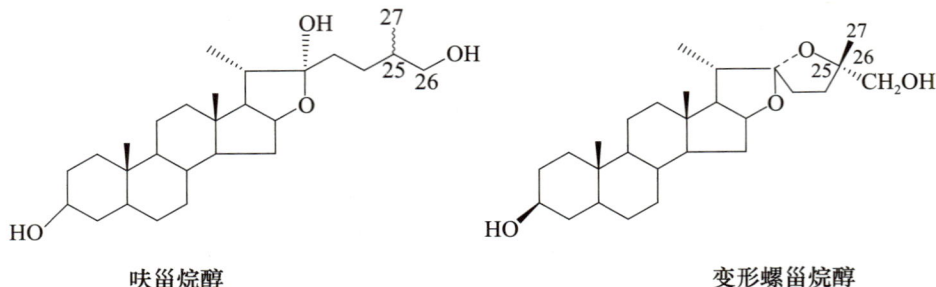

呋甾烷醇　　　　　　　　　　变形螺甾烷醇

二、三萜皂苷

三萜皂苷在自然界分布比甾体皂苷广泛，种类也多。三萜皂苷的苷元多数是由 30 个碳原子构成的三萜类化合物。按照分子中环的数目可进一步分为四环三萜皂苷和五环三萜皂苷。多数为四环三萜和五环三萜，少数为链状、单环、双环或三环三萜。近几十年来也发现了结构复杂的高度氧化的新骨架类型的三萜化合物。此处重点介绍四环三萜和五环三萜类化合物。

（一）四环三萜

四环三萜大部分具有环戊烷骈多氢菲的基本母核，四个环：A/B、B/C、C/D 均为反式稠合，母核的 C_{17} 位上有一个由 8 个碳原子组成的侧链，母核环上有 5 个甲基，其中 4 个连接在 C_4、C_4、C_{10}、C_{14} 位上，另一编号为 C_{18} 的甲基连在 C_8 或 C_{13} 位上，故据 C_{18} 甲基所在位置不同，四环三萜可分为以下两型。

1. 羊毛脂甾烷型　也称为羊毛脂烷，C_{18} 甲基连在 C_{13} 位上，如茯苓酸。

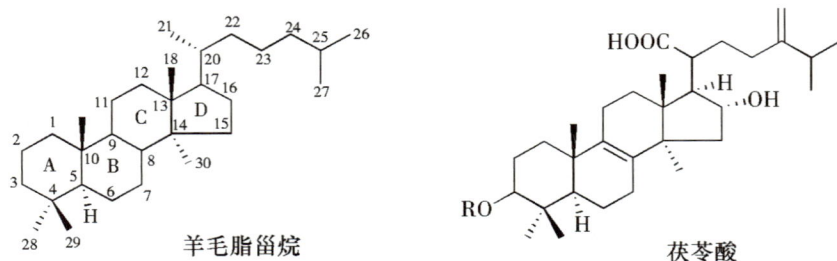

羊毛脂甾烷　　　　　　　　　茯苓酸

茯苓酸、块苓酸是具有利尿、渗湿、健脾、安神功效的中药茯苓的主要成分。这类化合物的特点是在其 C_{24} 位上多出一个碳原子，属于含 31 个碳的三萜类化合物。

2. 达玛烷型　C_{18} 甲基连在 C_8 位上，如 20（S）-原人参二醇。

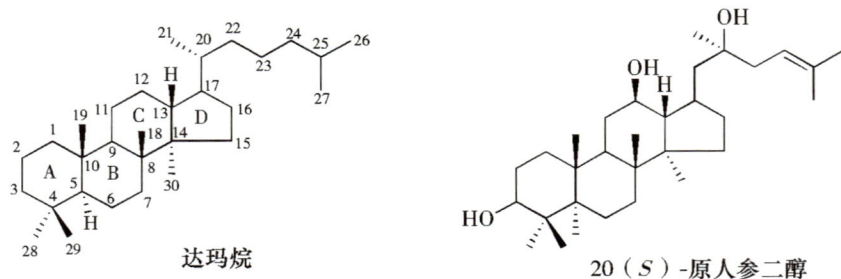

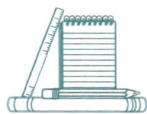

达玛烷　　　　　　　　　　20（S）-原人参二醇

（二）五环三萜

五环三萜类成分在中药中较常见，主要分为以下四类：齐墩果烷型、乌苏烷型、羽扇豆烷型和木栓烷型。

1. 齐墩果烷型　又叫 β-香树脂烷型，其基本碳架为多氢蒎的五元母核。五个环：A/B、B/C、C/D 环为反式稠合，D/E 环为顺式。母核上有 8 个甲基，其中 C_4、C_{20} 位上分别有两个甲基，C_8、C_{10}、C_{17} 的甲基均为 β-型，C_{14} 上甲基为 α-型。如齐墩果酸。

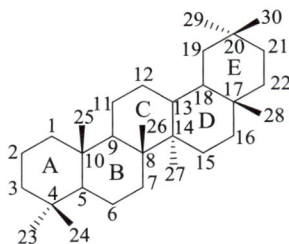

齐墩果烷

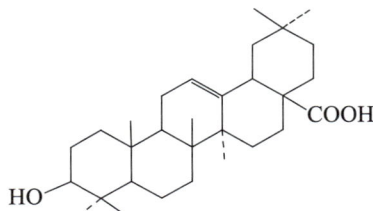

齐墩果酸

齐墩果酸最初由木犀科植物油橄榄（习称齐墩果）的叶中分得，该化合物有降低转氨酶作用，能促进肝细胞再生，防止肝硬变，是治疗急性黄疸型肝炎和迁延型慢性肝炎的有效药物。

2. 乌苏烷型　也称 α-香树脂烷型或熊果烷型，与齐墩果烷型区别在 E 环上的 C_{29}、C_{30} 两个甲基分别在 C_{19} 位和 C_{20} 位上。该类化合物在植物界分布比 β-香树脂烷型少，代表性化合物为熊果酸。

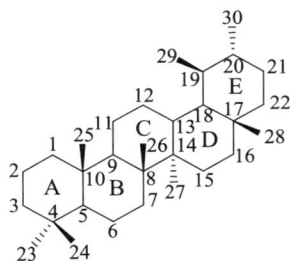

α-香树脂烷

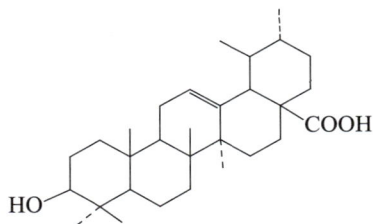

熊果酸（乌苏酸）

熊果酸又称乌苏酸，存在于地榆、山茱萸、车前草、石榴的叶和果实中，具有抗病毒、抗肿瘤、安定等作用。

3. 羽扇豆烷型　与齐墩果酸不同的是 E 环为五元环，在 C_{19} 位上有 α-构型的异丙烷或异丙烯基取代，D/E 环为反式，该类化合物在中药中较少，如中药白头翁中所含的白头翁皂苷元、白头翁苷 A、白头翁苷 B 等。

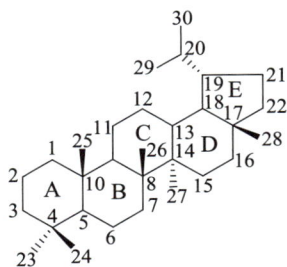

羽扇豆烷

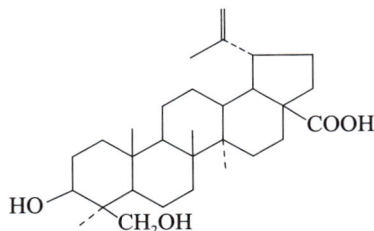

白头翁皂苷元（白桦脂酸）

4. 木栓烷型　该类结构的五个环稠合方式同齐墩果烷型。中药雷公藤对类风湿疾病有独特

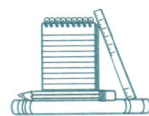

疗效，引起国内外广泛重视。从中分离得到多种三萜类成分，其中一类为木栓烷类，如雷公藤酮为失去 C_{25} 位甲基的木栓烷型衍生物。

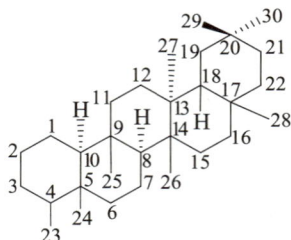

木栓烷

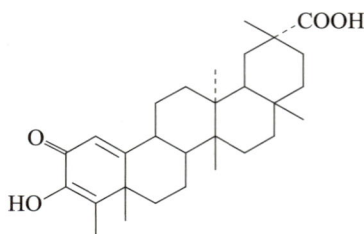

雷公藤酮

多数三萜皂苷含有羧基，所以又称酸性皂苷。在植物体内，这些羧基常与钙、镁离子结合成盐的形式存在，也有与糖成酯苷键形式存在。

组成皂苷常见的糖有葡萄糖、半乳糖、鼠李糖、阿拉伯糖及木糖等，常见的糖醛酸有葡萄糖醛酸、半乳糖醛酸等。这些糖或糖醛酸先结合成低聚糖的形式，再与皂苷元相连形成苷。

项目二　皂苷类化合物的理化性质

一、性状

皂苷多为白色或乳白色无定形粉末，少数有较好的结晶形状。皂苷常在熔融前分解，因此多数无明显的熔点。皂苷味苦而辛辣，对黏膜有刺激性，鼻黏膜受刺激可引起打喷嚏。但也有少数例外，如甘草皂苷，对黏膜的刺激性极小，而且有一定的甜味。

二、溶解性

大多数皂苷极性较大，一般可溶于水，易溶于热水、含水稀醇、热甲醇、乙醇，难溶于丙酮、乙醚、苯等亲脂性有机溶剂。皂苷在含水正丁醇或戊醇中溶解度较大，利用此性质可在含皂苷的水溶液中用正丁醇或戊醇进行萃取，从而与糖类、蛋白质等亲水性杂质分离。

皂苷的水溶性强弱因分子中连接糖的数目不同而有差异，糖数目多水溶性强，糖数目少水溶性弱。皂苷水解生成次生皂苷后，水溶性随之降低，易溶于中等极性的醇、丙酮、乙酸乙酯中。皂苷元不溶于水，可溶于苯、乙醚、三氯甲烷等低极性溶剂。皂苷有表面活性，有一定的助溶性，可促进其他成分在水中的溶解。

三、表面活性

皂苷水溶液经强烈振摇后能产生大量持久不消失的泡沫，且不因加热而消失。这是因为皂苷有降低水溶液表面张力的缘故，故有的皂苷可作为清洁剂、乳化剂使用。皂苷的表面活性作用与其分子内部亲水性（多糖部分）和亲脂性（苷元部分）结构的比例有关，当两者比例合适时，才能较好地发挥出这种表面活性。若皂苷分子中亲水性强于亲脂性或亲脂性强于亲水性，则不出现泡沫或只有微弱的泡沫反应，如甘草皂苷的起泡性就很弱。

蛋白质水溶液也可产生泡沫，但加热后蛋白质凝固而泡沫消失，而皂苷水溶液泡沫不因加热而消失。植物中除皂苷、蛋白质的水溶液有起泡作用外，某些糖类、黏液质、树脂等水溶液振

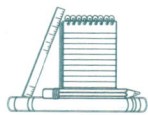

摇后也产生泡沫，只是泡沫的持久性差，且产生的泡沫会因加热而消失，故鉴别时应注意。

四、溶血性

大多数皂苷能破坏红细胞而具有溶血作用，因此含有皂苷的中药制成静脉注射液时必须做溶血试验，皂苷口服无溶血作用。皂苷溶血作用的强弱可用溶血指数来表示。溶血指数是指皂苷对同一动物来源的红细胞稀悬浮液，在同一等渗、缓冲条件及恒温下造成完全溶血的最低浓度。例如：甘草皂苷的溶血指数为 1：4000，薯蓣皂苷的溶血指数为 1：400000。值得注意的是，并不是所有的皂苷都能破坏红细胞产生溶血现象，相反，有的皂苷成分甚至有抗溶血作用，例如人参总皂苷不溶血，其中 A 型人参皂苷有抗溶血作用。

由于皂苷的溶血性，若将其水溶液进行静脉注射，毒性极大，低浓度就能产生溶血，因此又将皂苷称为皂毒类。若将皂苷水溶液肌内注射容易引起肌肉组织坏死，故一般皂苷类水溶液不宜制成注射剂，口服皂苷则无副作用。

知识链接

皂苷溶血作用机制及应用

皂苷的溶血作用是因为皂苷能与血红细胞膜上的胆甾醇结合，生成水不溶性分子复合物，破坏血红细胞的正常渗透，细胞内渗透压增高而使细胞破裂导致溶血。皂苷溶血作用的强弱和糖部分有关，单糖链皂苷作用显著，某些双糖链皂苷则无溶血作用，但经酶解转化成单糖链皂苷后便有了溶血作用。利用溶血现象可对皂苷成分进行定性检查，还可利用溶血指数测定皂苷的粗略含量。

五、皂苷的水解

皂苷可被酸、碱或酶水解，选择合适的水解方法或控制水解的具体条件，可以使皂苷完全水解，也可以使皂苷部分水解，故皂苷水解产物可以是皂苷元和糖或次皂苷和糖。次皂苷中可以是部分糖先被水解，也可以是双糖链皂苷中一条糖链先被水解。

由于皂苷所含的糖是 2 - 羟基糖，水解所需条件较为剧烈，用温和的水解条件不能使苷键断裂，一般用 2~4mol/L 的盐酸或硫酸，有时还需要加热加压。由于水解条件剧烈，常使生成的皂苷元发生脱水、环合、双键转位、取代基位移、构型转化等变化，导致得到的水解产物不是真正的皂苷元，从而造成研究工作更加复杂，甚至产生错误结论。例如，目前已探明人参的真正苷元是 20（S）- 原人参二醇和 20（S）- 原人参三醇，而最初研究人参时，得到的皂苷元是 20（R）- 人参二醇和 20（R）- 人参三醇，这是因为在酸水解过程中发生了构型转化。所以为得到真正的原生皂苷元，可采用酶水解或 Smith 降解。酯苷键可以被碱水解，反应条件比酸温和，苷元也不易被破坏。

项目三　皂苷类化合物的提取与分离技术

一、皂苷的提取技术

1. 皂苷的提取　采用不同浓度的甲醇、乙醇作为提取溶剂，提取液回收溶剂，将残渣溶于

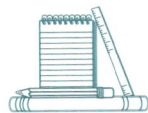

水，滤除不溶物，水溶液再用石油醚、苯等亲脂性有机溶剂萃取，除去油脂、色素等脂溶性杂质，水溶液再用正丁醇进行萃取，皂苷转溶于正丁醇中，而糖类等水溶性杂质则留在水中，取正丁醇溶液，回收溶剂，即得粗总皂苷。本法为目前提取皂苷的通法。也可先用石油醚或苯对药材进行脱脂处理，除去油脂、色素，脱脂后的药材再用甲醇或乙醇为溶剂加热提取，提取液冷却后，多数皂苷难溶于冷甲醇或冷乙醇，沉淀析出。或将醇提取液适当浓缩，再加入适量的丙酮或乙醚，皂苷也可沉淀析出。酸性皂苷可先加碱水溶解，再加酸酸化后沉淀析出而与杂质分离。

2. 皂苷元的提取　皂苷元极性小，易溶于苯、三氯甲烷、石油醚等亲脂性有机溶剂，难溶于水。一般可将粗皂苷加酸加热水解后，再用亲脂性有机溶剂萃取；也可直接将药材酸水解，使皂苷水解生成皂苷元，再用亲脂性有机溶剂提取。

也可以先用酶水解再用酸水解，不但能缩短酸水解时间，还能提高皂苷元得率。注意酸水解皂苷时，在剧烈的水解条件下，皂苷元可能发生异构化。

二、皂苷的分离精制技术

1. 溶剂沉淀法（分段沉淀法）　利用皂苷在醇中溶解度大，在丙酮、乙醚中溶解度小的性质，先将粗总皂苷溶于适量甲醇或乙醇中，逐滴加入丙酮、乙醚或丙酮－乙醚（1：1）的混合溶液至混浊，静置产生沉淀，滤过得极性较大的皂苷。滤液继续滴加丙酮或乙醚至析出沉淀，可得极性较小的皂苷。如此反复处理，可将不同极性的皂苷初步分离。

2. 胆甾醇沉淀法　甾体皂苷可与胆甾醇生成难溶性的分子复合物，利用此性质可分离精制甾体皂苷。先将粗皂苷溶于少量乙醇中，加入胆甾醇的饱和乙醇溶液直至不再析出沉淀为止（混合后需稍加热），滤取沉淀，用水、乙醇、乙醚依次洗涤，以除去糖类、色素、油脂及游离的胆甾醇。然后将沉淀干燥后，用乙醚连续回流提取，此时甾体皂苷与胆甾醇形成的分子复合物受热分解，胆甾醇溶于乙醚中，残留物（沉淀）即为较纯的皂苷。

3. 铅盐沉淀法　利用此法可以分离酸性皂苷和中性皂苷。在粗皂苷乙醇溶液中，加入过量的饱和中性乙酸铅，酸性皂苷可与之产生沉淀，滤出沉淀，滤液再加过量的饱和碱性乙酸铅，中性皂苷可产生沉淀。将沉淀分别悬浮于水或稀醇中用硫化氢进行脱铅处理，脱铅后滤液减压浓缩，残渣溶于乙醇，滴加乙醚至产生沉淀，这样可分离得到酸性皂苷和中性皂苷。

4. 色谱法　用以上经典方法分离精制后，除少数皂苷可获得单体成分外，一般只能除去大部分杂质，获得相对纯的总皂苷，若需得到单体皂苷，还应采用色谱法或其他方法进行分离。

（1）分配色谱法　皂苷极性较大，用分配柱色谱分离效果较好。支持剂可用水饱和的硅胶，用三氯甲烷－甲醇－水等溶剂系统进行梯度洗脱。

（2）吸附色谱法　吸附剂常用硅胶，适用于分离亲脂性皂苷元和少数皂苷，用苯、三氯甲烷、甲醇等混合溶剂梯度洗脱，可依次得到极性从小到大的皂苷元。

（3）高效液相色谱法　多采用反相色谱柱，以甲醇－水或乙腈－水等为流动相，对皂苷的分离和纯化效果较好。

（4）大孔树脂吸附法　适用于皂苷的分离纯化，皂苷的甲醇提取液回收溶剂，残渣用水溶解，上大孔吸附树脂柱，先用水洗去糖类杂质，再用乙醇梯度洗脱，得到不同组分的皂苷混合物，进一步用硅胶柱色谱或高效液相色谱分离得皂苷单体。

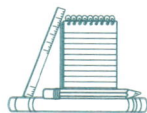

项目四　皂苷类化合物的检识技术

一、皂苷的化学检识技术

（一）显色反应

皂苷在无水条件下，与浓酸或某些 Lewis 酸作用，会出现颜色变化或呈现荧光。此类反应虽然比较灵敏，但专属性较差。常用的显色反应有：

1. 醋酐－浓硫酸反应（Liebermann－Burchard 反应）　试样溶于醋酐中，加入醋酐－浓硫酸（20∶1）数滴，可出现黄－红－紫－蓝－绿色变化，最后可褪色。甾体皂苷颜色变化较快，最后呈蓝绿色；三萜皂苷只能呈红或紫色，不出现绿色。用此法可初步区别甾体皂苷和三萜皂苷。

2. 三氯甲烷－浓硫酸反应（Salkowski 反应）　试样溶于三氯甲烷，加入浓硫酸后，三氯甲烷层呈红或蓝色，硫酸层呈现绿色荧光。

3. 三氯乙酸反应（Rosen－Heimer 反应）　将试样的三氯甲烷溶液滴在滤纸上，喷 25% 三氯乙酸乙醇溶液，甾体皂苷加热至 60℃，呈红色渐变为紫色；三萜皂苷加热到 100℃ 才显色，生成红色渐变为紫色。由于三氯乙酸较浓硫酸温和，可用于纸色谱显色剂。

4. 五氯化锑反应（Kahlenberg 反应）　皂苷与五氯化锑的三氯甲烷溶液呈红、棕或紫色。五氯化锑属 Lewis 酸类试剂，与五烯阳碳离子成盐而显色。用三氯化锑结果相同。

5. 冰乙酸－乙酰氯反应（Tschugaeff 反应）　试样溶于冰乙酸中，加乙酰氯数滴及氯化锌结晶数粒，稍加热，呈现淡红色或紫色。

（二）泡沫试验

取 1g 中药材粉末，加水 10mL，煮沸 10 分钟后滤出水液。取水溶液 1~2mL 置于试管中，密塞后强烈振摇大约 1 分钟，如产生大量的持久性泡沫 15 分钟以上，可能含有皂苷。但应注意并不是所有的皂苷均有起泡现象，而且含蛋白质和黏液质的水溶液剧烈振摇也能产生泡沫，只是泡沫的持久性差，而且产生的泡沫会因加热而消失。

利用泡沫试验可区别甾体皂苷和三萜皂苷：取两支试管分别加入 5mL 0.1mol/L 的 HCl 及 0.1mol/L 的 NaOH，再各加入中药水提液 3 滴，振摇 1 分钟，如两管的泡沫持久性和高度相同，则提示水提液含有三萜皂苷；如果碱管比酸管的泡沫高数倍，且持续时间长，则提示水提液含有甾体皂苷。

（三）溶血试验

取滤纸一小片，滴加 2% 的皂苷水溶液 1 滴，干燥后喷雾血球试液（取兔血 1 份，用玻璃棒搅拌，除去凝集的纤维蛋白，加 pH 值 7.4 的磷酸盐缓冲液 7 份稀释所得），几分钟后，如果在红色的背底中出现白色或淡黄色斑点，说明可能有皂苷存在。但应注意，某些皂苷没有溶血作用，而植物中一些非皂苷成分如某些萜类、胺类也有溶血作用，故应先除去干扰成分，再做溶血试验。具体方法可采用胆甾醇沉淀法，如果胆甾醇沉淀后的滤液不显示溶血作用，而沉淀经分解后有溶血作用，则说明是皂苷类成分引起的溶血现象。

二、皂苷的色谱检识技术

1. 薄层色谱　亲水性强的皂苷用分配色谱效果较好，常用展开剂有水饱和的正丁醇、正丁

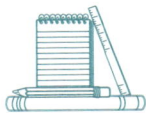

醇－乙酸乙酯－水（4:1:5，上层）、乙酸乙酯－吡啶－水（3:1:3，上层）等。皂苷元和亲脂性强的皂苷用吸附色谱或分配色谱均可，如用硅胶为吸附剂，可采用亲脂性较强的展开剂如苯－乙酸乙酯（1:1）、环己烷－乙酸乙酯（1:1）、苯－丙酮（1:1）、三氯甲烷－丙酮（95:5）等。分离酸性皂苷时，应在展开剂中加少量酸，可避免产生拖尾现象。

薄层色谱常用的显色剂有三氯乙酸、浓硫酸或50%硫酸、三氯化锑或五氯化锑、醋酐－浓硫酸及磷钼酸等试剂。

2. 纸色谱　亲水性强的皂苷，多以水为固定相，展开剂的极性也相应增大。常用的展开剂有水饱和的正丁醇、正丁醇－乙醇－15%氯水（9:2:9，上层）、正丁醇－乙酸－水（4:5:1）等。亲水性弱的皂苷多用甲酰胺为固定相，用甲酰胺饱和的三氯甲烷或苯为展开剂。纸色谱的显色剂常用磷钼酸、三氯化锑或五氯化锑。

项目五　含皂苷类化合物的常用中药

含皂苷类化合物的常用中药见表8-1。

表8-1　含皂苷类化合物的常用中药

结构类型	药名	基原	主要化学成分
甾体皂苷	知母	百合科植物知母 *Anemarrhena asphodeloids* Beg. 的根	知母皂苷A-Ⅰ、A-Ⅱ、A-Ⅲ、A-Ⅳ、B-Ⅰ、B-Ⅱ、B-Ⅴ，另含有芒果苷
	穿山龙	薯蓣科植物穿龙薯蓣 *Dioscorea nipponica* Makino 的干燥根茎	薯蓣皂苷，另含尿囊素
	麦冬	百合科植物麦冬 *Ophiopogon japonicus*（L. f）Ker–Gawl. 的干燥块根	麦冬皂苷A、B、C、D等
四环三萜皂苷	人参	五加科人参属植物人参 *Panax ginseng* C. A. Mey. 的干燥根和根茎	人参皂苷Rb$_1$、Re、Rf、Rg$_1$等
	酸枣仁	鼠李科植物酸枣 *Ziziphus jujuba* Mill. var. *spinosa*（Bunge）Hu ex H. F. Chou 的成熟种子	酸枣仁皂苷A、酸枣仁皂苷B
	黄芪	豆科植物蒙古黄芪 *Astragalus membranaceus*（Fisch.）Bge. var. *mongholicus*（Bge.）Hsiao 或膜夹黄芪 *Astragalus membranaceus*（Fisch.）Bge. 的干燥根及根茎	黄芪甲苷等，另含有花蕊异黄酮葡萄糖苷
四环三萜皂苷	三七	五加科植物三七 *Panax notoginseng*（Bunk.）F. H. Chen 的干燥根和根茎	人参皂苷Rb$_1$、Rb$_2$、Rc、Rd、Re、Rg$_1$，三七皂苷R$_1$，另含三七黄酮
五环三萜皂苷	甘草	豆科植物甘草 *Glycyrrhiza uralensis* Fisch.、胀果甘草 *Glycyrrhiza inflate* Bat. 或光果甘草 *Glycyrrhiza glabra* L. 的干燥根及根茎	甘草皂苷，另含甘草苷
	柴胡	伞形科柴胡属植物柴胡 *Bupleurum chinense* DC. 或狭叶柴胡 *Bupleurum scorzonerifolium* Willd. 的干燥根	柴胡皂苷a、b$_1$、b$_2$、b$_3$、b$_4$、c、d、e等
	桔梗	桔梗科植物桔梗 *Platycodon grandiflorum*（Jacq.）A. DC. 的干燥根	桔梗皂苷A、B、C、D等

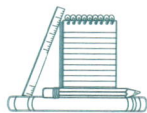

复习思考

一、单项选择题

1. 三萜皂苷元由多少个碳原子组成 （　　　）

　　A. 27 个　　　　　　　　B. 30 个　　　　　　　　C. 25 个

　　D. 28 个　　　　　　　　E. 21 个

2. 为了从水溶液中萃取皂苷类化合物，常选用的溶剂是 （　　　）

　　A. 乙醚　　　　　　　　B. 石油醚　　　　　　　　C. 丙酮

　　D. 正丁醇　　　　　　　E. 乙醇

3. 甾体皂苷元具有 （　　　）

　　A. 六个环　　　　　　　B. 五个环　　　　　　　　C. 四个环

　　D. 三个环　　　　　　　E. 二个环

4. 有甜味的三萜类化合物为 （　　　）

　　A. 柴胡皂苷　　　　　　B. 知母皂苷　　　　　　　C. 甘草皂苷

　　D. 人参皂苷 Ro　　　　 E. 人参皂苷 Rb$_1$

5. 薯蓣皂苷属于 （　　　）

　　A. 酸性皂苷　　　　　　B. 甾体皂苷　　　　　　　C. 四环三萜皂苷

　　D. 五环三萜皂苷　　　　E. 三萜皂苷

二、多项选择题

1. 五环三萜皂苷包括 （　　　）

　　A. β - 香树脂烷型　　　 B. α - 香树脂烷型　　　　C. 羽扇豆烷型

　　D. 达玛烷型　　　　　　E. 羊毛脂甾烷型

2. 皂苷的分离精制可采用 （　　　）

　　A. 胆甾醇沉淀法　　　　B. 铅盐沉淀法　　　　　　C. 分段沉淀法

　　D. 高效液相色谱法　　　E. 气相色谱 - 质谱联用法

3. 区别三萜皂苷和甾体皂苷的方法有 （　　　）

　　A. 泡沫试验　　　　　　B. 三氯甲烷 - 浓硫酸反应

　　C. 溶血试验　　　　　　D. 三氯乙酸反应

　　E. 醋酐 - 浓硫酸反应

4. 用正丁醇不能从水溶液中萃取出 （　　　）

　　A. 无机盐　　　　　　　B. 单糖　　　　　　　　　C. 多糖

　　D. 皂苷　　　　　　　　E. 蛋白质

5. 中药甘草的主要有效成分甘草皂苷 （　　　）

　　A. 为三萜皂苷　　　　　　　　　　　　　　　　　 B. 有甜味

　　C. 难溶于三氯甲烷和乙酸乙酯　　　　　　　　　　 D. Molish 反应阳性

　　E. 能以碱提取酸沉淀法提取

三、填空题

1. 甾体皂苷分子结构中不含_____，呈_____性，故又称_____皂苷。

2. 甘草皂苷又称为_____和_____。

3. 各类皂苷的溶血作用强弱可用_____表示。

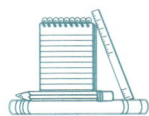

扫一扫，查阅
复习思考题答案

四、简答题

1. 简述甾体皂苷元中螺旋甾烷和异螺旋甾烷两种结构类型的主要区别。

2. 含有皂苷的中药一般能否制成注射剂供临床静脉注射用？为什么？

3. 皂苷类化合物按化学结构可分为哪几类？

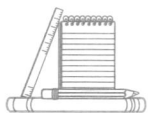

模块九　强心苷类化合物

【学习目标】

1. 掌握强心苷的结构、分类及检识原理。

2. 熟悉强心苷的理化性质和提取分离方法。

3. 了解强心苷的分布、构效关系和生物活性。

强心苷（cardiac glycosides）是指存在于生物界中对心脏具有显著生物活性的甾体苷类，具有选择性增强心肌收缩力和影响心肌电生理特性，是治疗室率过快心房颤动的首选药和慢性心功能不全的主要药物。此类化合物安全范围窄、稍过量即可导致中毒，用药剂量一定要准确。另据报道，某些强心苷有细胞毒活性，动物试验表明可抑制肿瘤。

大多数强心苷存在于一些有毒植物中，主要存在于夹竹桃科、玄参科、百合科、萝摩科、十字花科、毛茛科、卫矛科、桑科、大戟科等十几个科的几百种植物中。如玄参科植物毛花洋地黄、紫花洋地黄，夹竹桃科的黄花夹竹桃、毒毛旋花子、羊角拗等。

已经发现的强心苷主要存在于植物体的花、叶、种子、鳞茎、树皮和木质部等组织器官中，在动物体中尚未发现强心苷类化合物。同一植物体中往往含有几个和几十个结构类似、理化性质近似的强心苷，同时原生苷可被酶水解成多种次生苷，使植物体中强心苷类化合物的种类增多。目前研究发现中药蟾酥中的强心作用成分是蟾毒配基与脂肪酸形成的酯类甾体化合物，不属于苷类。

知识链接

强心苷类药物的药用历史

强心苷类药物的药用历史较早，3000 年前，古埃及人已知多种含强心苷的药用植物。16 世纪和 17 世纪，英国和德国出版的药用植物著作也都提到过知名的洋地黄，18 世纪末，英格兰医师、植物学家 W. Withering 著书论述洋地黄后，洋地黄制剂得到广泛应用，如洋地黄毒苷、地高辛、去乙酰毛花苷丙等，均取自玄参科植物紫花洋地黄及狭叶洋地黄。

迄今为止从各种植物中已发现的强心苷有数百种，用于和曾用于临床的有 20 ~ 30 种，常用的只有六七种。目前临床上常用的强心苷是洋地黄类及毒毛花苷 K 等。强心苷是治疗心力衰竭的重要药物之一。但这些药物的治疗量与中毒量接近，很难掌握，易引起中毒乃至死亡。进行结构修饰（改造）将是探寻毒性低、疗效高的强心苷类新药的主要方式之一。如以蟾毒灵为先导化合物，通过模拟糖的结构，设计、合成了一个类糖结构的蟾毒灵化合物，通过体外细胞毒活性测试（人源 A549 和 Hela 肿瘤细胞株），发现这个化合物的活性比蟾毒灵提高了 30 多倍。

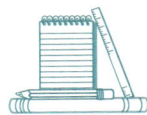

项目一　强心苷类化合物的结构与分类

强心苷结构复杂，是由甾体衍生物与糖缩合形成的苷类。根据结构中甾体部分（苷元部分）的不同，可分为甲型强心苷和乙型强心苷；根据甾体部分与糖连接方式不同，可分为Ⅰ型、Ⅱ型和Ⅲ型强心苷。下面介绍组成强心苷的苷元部分结构、糖的部分结构及糖和苷元的连接方式。

一、苷元部分结构

（一）组成

强心苷元是由甾体母核与 C_{17} 取代的不饱和内酯环组成。甾体母核由环戊烷骈多氢菲构成，包括 A、B、C、D 四个环。

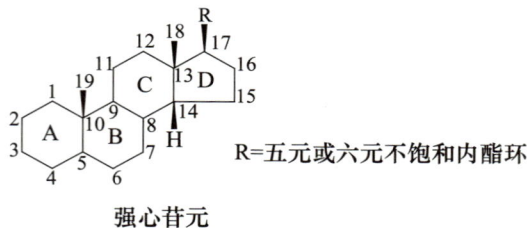

R=五元或六元不饱和内酯环

强心苷元

（二）特点

天然存在的强心苷甾体母核 A/B 环多为顺式（$5\beta-H$）稠合，少数为反式（$5\alpha-H$）稠合；B/C 环均为反式稠合；C/D 环均为顺式稠合（C_{14} 取代基为 β – 构型），若为反式则无强心活性。

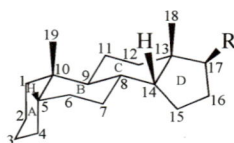

A/B顺式C/D顺式　　　　　　A/B反式C/D顺式

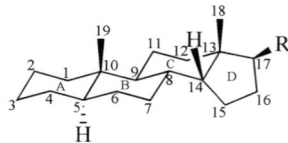

甾体母核 C_3、C_{14} 位有羟基取代，C_3 羟基多数是 β 构型，少数是 α 构型，强心苷中的糖均与 C_3 羟基缩合形成苷。母核其他位置也可能有羟基取代，有的母核含有双键，双键常在 C_4、C_5 位或 C_5、C_6 位。C_{17} 上的取代基大多为 β 构型，个别为 α 构型。

（三）分类

根据 C_{17} 位连接的不饱和内酯环的不同，可将强心苷元可分为两种类型。

1. 甲型强心苷元　C_{17} 位连接五元不饱和内酯环，也称强心甾烯类（cardenolide）。已知自然界存在的强心苷元绝大多数属于此种类型，如毛花洋地黄苷丙等，见表 9 – 1。

2. 乙型强心苷元　C_{17} 位连接六元不饱和内酯环，也称海葱甾二烯类（scillanolides）或蟾酥甾二烯类（bufanolide）。自然界中仅少数苷元属于此种类型，如海葱苷元等，见表 9 – 1。

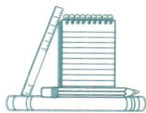

表 9－1 强心苷元的结构类型

结构类型	活性成分	基原	作用与用途
强心甾烯类（甲型强心苷元）（此类较多）	毛花洋地黄苷丙 R＝（洋地黄毒糖）$_2$－3－乙酰洋地黄毒糖－葡萄糖	玄参科植物毛花洋地黄（*Digitalis lanata* Ehrh.）的叶	临床适用于急慢性心力衰竭、心房颤动和阵发性室上性心动过速等。是制备强心药西地兰（cedilanid－D，又称去乙酰毛花苷丙）和地高辛（digoxin，又称异羟基洋地黄毒苷）的主要原料
海葱甾二烯类（蟾蜍甾二烯类）（乙型强心苷元）（此类较少）	海葱苷元	百合科植物海葱（*Scilla maritima* L.）的鳞茎	增加心肌收缩力的作用强且有较强的利尿作用。适用于治疗各种心力衰竭（包括肾功能不全）

二、糖的部分结构

构成强心苷中的糖有 20 多种。根据糖分子中 C_2 位上是否含有羟基，可分为 α－羟基糖（2－羟基糖）和 α－去氧糖（2－去氧糖）两种类型。α－去氧糖是强心苷类特有的糖，是与其他苷类成分相区别的一个重要特征。

1. α－羟基糖 C_2 含有氧原子的糖，如 D－葡萄糖、L－鼠李糖、L－呋糖、D－鸡纳糖、D－洋地黄糖、L－黄花夹竹桃糖等。

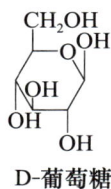

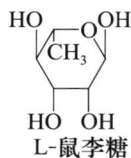

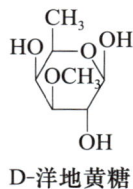

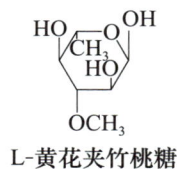

D-葡萄糖　　　L-鼠李糖　　　D-洋地黄糖　　　L-黄花夹竹桃糖

2. α－去氧糖 C_2 不含有氧原子的糖类，如 D－洋地黄毒糖、D－加拿大麻糖、L－夹竹桃糖、D－沙门糖等。

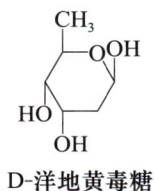

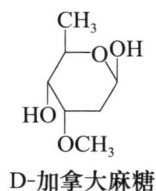

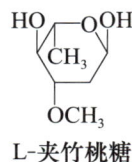

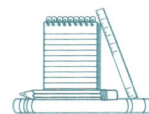

D-洋地黄毒糖　　　D-加拿大麻糖　　　L-夹竹桃糖

三、糖与苷元的连接方式

强心苷大多是低聚糖苷,少数是单糖苷或双糖苷。根据苷元 C_3 位羟基与糖的连接方式不同,可将强心苷分为三类:Ⅰ型、Ⅱ型、Ⅲ型。植物中以Ⅰ型、Ⅱ型较多,Ⅲ型较少。

Ⅰ型强心苷　苷元 C_3 – O –(2,6 – 二去氧糖)$_x$ –(D – 葡萄糖)$_y$,如紫花洋地黄苷 A(purpurea glycoside A)。

Ⅱ型强心苷　苷元 C_3 – O –(6 – 去氧糖)$_x$ –(D – 葡萄糖)$_y$,如黄花夹竹桃苷 A(thevetin A)。

Ⅲ型强心苷　苷元 C_3 – O –(D – 葡萄糖)$_y$,如绿海葱苷(scilliglaucoside)。

上述结构式中 $x = 1 \sim 3$, $y = 1 \sim 2$。

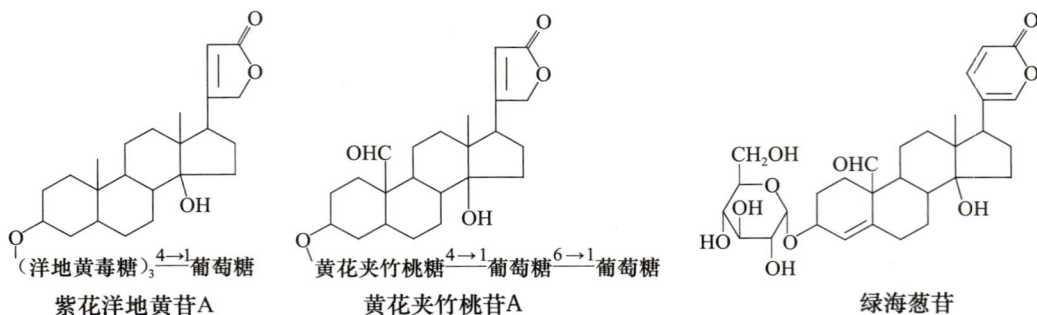

（洋地黄毒糖）$_3 \xrightarrow{4 \to 1}$ 葡萄糖　　黄花夹竹桃糖 $\xrightarrow{4 \to 1}$ 葡萄糖 $\xrightarrow{6 \to 1}$ 葡萄糖

紫花洋地黄苷A　　　　黄花夹竹桃苷A　　　　　　　　　　　绿海葱苷

项目二　强心苷类化合物的理化性质

一、性状

强心苷大多为无色结晶或无定形粉末,对黏膜有刺激性,具有旋光性。C_{17} 侧链为 β – 构型者味苦,有生物活性;若为 α – 构型则无苦味,也无生物活性。

二、溶解性

强心苷一般可溶于水、甲醇、乙醇、丙酮等极性溶剂,微溶于乙酸乙酯、含醇三氯甲烷,几乎不溶于乙醚、苯、石油醚等极性小的溶剂。

强心苷的溶解性与其所含糖的种类、数目及苷元上取代基的种类、数目和位置有关。如原生苷比相应的次生苷和苷元的亲水性大、亲脂性小。但判断强心苷溶解性大小时还需考虑整个强心苷分子中羟基的数量和位置,通常羟基越多,极性越大,在水中溶解度越大;反之,极性越小,在水中溶解度越小。如洋地黄毒苷虽是三糖苷,但所含糖分子均为2,6 – 二去氧糖,整个分子中只有5个羟基,所以极性小,亲水性小而亲脂性大,在水中溶解度小(1:100 000)、易溶于三氯甲烷(1:40);而乌本苷虽是单糖苷,但整个分子中有8个羟基,极性大,水溶性大(1:75),难溶于三氯甲烷。

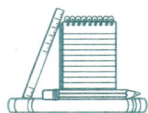

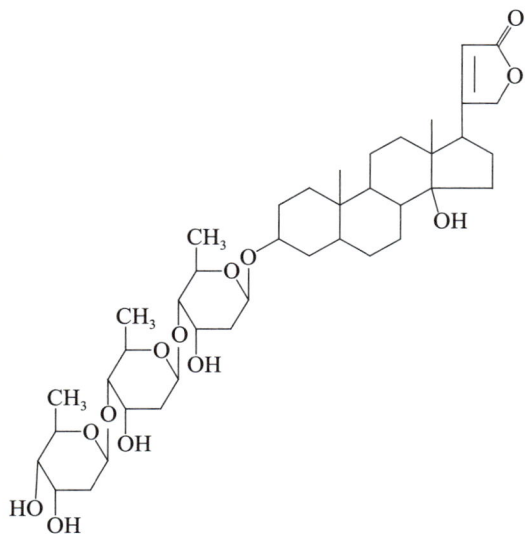

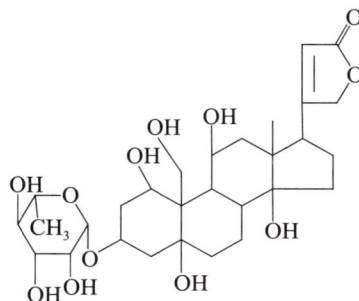

洋地黄毒苷　　　　　　　　　　　　　　乌本苷

三、水解性

水解反应是研究强心苷的化学组成及改造强心苷结构的重要手段，可分为化学方法和生物方法。化学方法主要有酸水解、碱水解；生物方法有酶水解。强心苷中苷键可被酸、酶水解成次生苷或苷元，分子中的内酯环和其他酯键可被碱水解，苷键水解难易和水解产物因组成糖的不同而有所差异，提取分离中必须加以注意。

（一）酸水解

根据酸水解条件的不同，可分为温和酸水解法和强烈酸水解法。

1. 温和酸水解　用稀酸0.02～0.05mol/L的盐酸或硫酸，在含水乙醇中经短时间（半小时至数小时）加热回流，能使苷元与α-去氧糖之间的苷键、α-去氧糖之间的键水解，但α-去氧糖与α-羟基糖之间以及α-羟基糖与α-羟基糖之间的键不被水解。因此，温和酸水解对苷元的影响小、不会使苷元分子发生脱水，也不会导致α-去氧糖分解。如Ⅰ型强心苷可水解成苷元、若干个2,6-二去氧糖单糖分子及含一个2,6-二去氧糖分子的低聚糖，Ⅱ型、Ⅲ型强心苷在此条件下不发生水解。以紫花洋地黄苷A水解为例，反应如下：

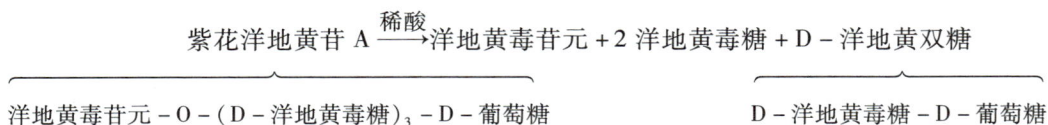

紫花洋地黄苷A $\xrightarrow{稀酸}$ 洋地黄毒苷元＋2 洋地黄毒糖＋D-洋地黄双糖

洋地黄毒苷元-O-(D-洋地黄毒糖)₃-D-葡萄糖　　　　　　D-洋地黄毒糖-D-葡萄糖

2. 强烈酸水解　与Ⅱ型、Ⅲ型强心苷苷元相连的糖均为α-羟基糖，由于α-羟基阻碍了苷键原子的质子化，使强心苷在温和酸的条件下无法水解，须提高酸的浓度至3%～5%，并延长水解时间或同时加温加压，在此条件下，可水解所有的苷键，但常使苷元结构发生脱水反应，失去1分子或多分子水，因此水解产物是包括若干个单糖和脱水苷元，如紫花洋地黄苷A在此条件下的水解反应如下：

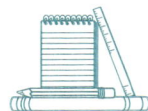

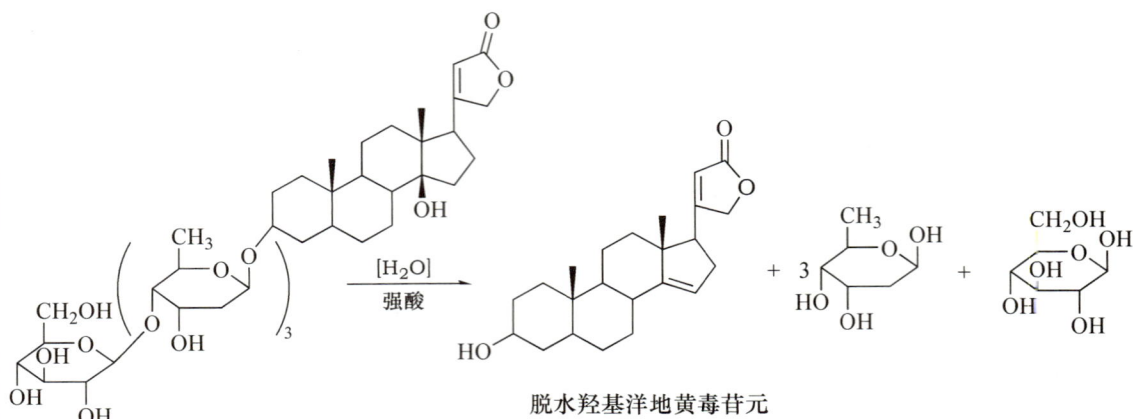

脱水羟基洋地黄毒苷元

（二）碱水解

强心苷分子中的苷键为缩醛结构不被碱水解，但内酯键、酰基在不同的碱性条件下，可以发生水解、双键转位及异构化等反应。

1. 酰基的水解 强心苷苷元或糖上常有酰基存在，它们遇碱可水解脱去酰基。α-去氧糖上的酰基最易脱去，采用碳酸氢钠、碳酸氢钾处理可水解；而羟基糖或苷元上的酰基需要用氢氧化钙、氢氧化钡处理方能水解强心苷分子中所有的酰基，但不会使内酯键水解。甲酰基较乙酰基易水解，提取分离时用氢氧化钙处理即可水解。

2. 内酯键的水解 在水溶液中，氢氧化钠、氢氧化钾溶液可使内酯环水解开裂，加酸后可再环合；在醇溶液中，氢氧化钠、氢氧化钾溶液使内酯环开环并发生异构，酸化后不能再环合成原来的内酯环。

甲型强心苷在氢氧化钾（氢氧化钠）醇溶液中，$\Delta^{\alpha\beta}$-γ-内酯可发生双键转位，由20（22）转移到20（21），生成C_{22}活性亚甲基，活性亚甲基可与某些试剂产生颜色反应，用于定性检识。乙型强心苷在此条件，双键不会转移，不能产生活性亚甲基，只能使内酯键水解开环生成甲酯异构化苷。

（三）酶水解

酶水解反应条件温和、专属性强。在含强心苷的植物中，有水解葡萄糖的酶，无水解α-去氧糖的酶，所以酶水解只能水解除去分子中的葡萄糖，保留α-去氧糖部分，生成次生苷。如紫花洋地黄苷A经酶水解生成了次生苷。故在含强心苷的植物中，常常含有苷元相同、葡萄糖个数不同的一系列苷。

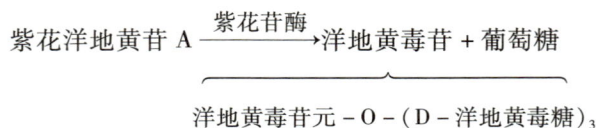

$$紫花洋地黄苷 A \xrightarrow{\text{紫花苷酶}} 洋地黄毒苷 + 葡萄糖$$

洋地黄毒苷元-O-（D-洋地黄毒糖）$_3$

植物体中所含的酶并不能使所有的强心苷发生酶解，此时可选择其他生物中的水解酶，如蜗牛酶（一种混合酶，来源于蜗牛的消化液），几乎能水解所有苷键，能使强心苷分子中的糖基逐步水解，直至得到苷元。若强心苷的糖基上有乙酰基时，酶水解较慢，且苷元结构不同则酶解的难易程度也不同，如甲型强心苷较乙型强心苷难发生酶水解。

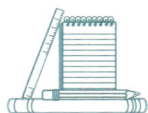

项目三　强心苷类化合物的提取与分离

强心苷类化合物的提取分离工作比较复杂，原因很多，如强心苷在植物体中的含量较低，总苷含量常低于1%；同一植物中又可能含有几个甚至几十个结构、性质相似的强心苷类化合物；强心苷常与糖类、皂苷、色素、鞣质等化学成分的共存，使强心苷在多种溶剂中的溶解度受到影响；强心苷在提取分离过程中，易发生水解、脱水和异构化等反应，使生物活性降低，所以提取分离过程中须多加注意。

一、强心苷的提取技术

提取强心苷时须考虑其在植物体中的存在形式，同时应根据研究和生产的需要明确是提取原生苷还是次生苷。提取原生苷要注意抑制酶的活性，防止酶解。原料须新鲜，采收后要低温（50～60℃）通风快速干燥，保存期间注意防潮，同时提取过程中注意避免酸或碱的影响；如需提取次生苷，则要利用酶的活性，使之发生酶水解。

（一）原生苷的提取技术

强心苷中无论亲脂性苷、弱亲脂性苷还是水溶性苷，均可以溶解在亲水性有机溶剂中，如用70%～80%的乙醇进行提取，既可提高提取效率，又可以破坏酶的活性。如从紫花洋地黄叶中提取强心苷总苷采用70%的热乙醇（60℃）渗滤法提取。提取时应注意以下事项：

1. 当原料中含脂类杂质较多时，可先用石油醚或汽油脱脂后再提取。

2. 原料如是叶或全草，含叶绿素较多时，可将醇提取液浓缩后保留适当浓度的醇，静置，使叶绿素等脂溶性杂质成胶状沉淀析出除去；或用活性炭吸附法除去强心苷稀醇液中的叶绿素等脂溶性杂质。

3. 提取液中的皂苷、糖、水溶性色素、鞣质、酸性及酚性等物质可用氧化铝、聚酰胺吸附法或铅盐沉淀法除去，但须注意强心苷也有可能被吸附而损失，且吸附量与提取液中的乙醇浓度有关。

（二）次生苷的提取技术

提取次生苷时，可采用40℃发酵酶解或适当的化学方法使原生苷水解后，再用70%～80%的乙醇进行提取。如地高辛的提取，先将毛花洋地黄叶加等量水于40℃环境中酶解20小时，再用80%的乙醇回流提取。

知识链接

强心苷类药物——地高辛

地高辛（digoxin）用于治疗各种急性和慢性心功能不全以及室上性心动过速、心房颤动和扑动等。本品为白色结晶或结晶性粉末，无臭，味苦，在吡啶中易溶，在稀醇中微溶，在氯仿中极微溶解，在水或乙醚中不溶。地高辛为西地兰经酶解去掉末端的葡糖糖而生成的次生苷，西地兰由毛花洋地黄苷丙去乙酰基制得。

二、强心苷的分离技术

强心苷的分离通常采用重结晶法、溶剂萃取法、逆流分溶法和色谱分离法。在大多数情况下

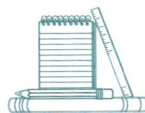

需要采用多种方法配合使用，反复分离纯化才能得到单体成分。含量较高的成分，可选用适当的溶剂，经反复重结晶即可得到单体成分；或可以利用强心苷在两相溶剂中分配系数不同而达到分离。如毛花洋地黄总苷中苷甲、苷乙在三氯甲烷中溶解度大于苷丙，因此可利用两相溶剂萃取法进行分离。

色谱法几乎可以分离各种强心苷。吸附色谱法常用于分离亲脂性强心苷，一般用硅胶为吸附剂，苯－甲醇、三氯甲烷－甲醇作流动相进行梯度洗脱；分配色谱法常用于极性较大的强心苷的分离，可用硅胶、硅藻土、纤维素为支持剂的，以三氯甲烷－甲醇－水、乙酸乙酯－甲醇－水等溶剂系统进行梯度洗脱；高效液相色谱法则用于分离复杂组分及低含量强心苷的分离，作用较好，效果较满意。

项目四　强心苷类化合物的检识技术

一、强心苷的化学检识技术

强心苷的显色反应主要与甾体母核、五元不饱和内酯环、α－去氧糖等结构有关。可根据反应条件发生在分子的不同部位来选择如下检识试剂。

（一）作用于甾体母核的检识反应

在无水条件下，甾类成分遇强酸（H_2SO_4、H_3PO_4、$HClO_4$）、中强酸（CCl_3COOH）或 Lewis 酸（如三氯化锑、二氧化锌等）会产生一系列的颜色变化。常见的反应有：

1. 醋酐－浓硫酸（Liebermann－Burchard）反应　将试样溶于三氯甲烷，加浓硫酸－醋酐（1∶20）试剂，反应液呈黄→红→蓝→紫→绿等变化，最后褪色。

2. 三氯乙酸（Rosenheimer）反应　将试样溶于三氯甲烷，加25%的三氯甲烷乙酸乙醇溶液，反应液呈红色至紫色。

3. 三氯甲烷－浓硫酸（Salkowski）反应　取试管，将试样溶于三氯甲烷，沿管壁加入浓硫酸，静置，三氯甲烷层呈红色或青色，硫酸层有绿色荧光。

4. 三氯化锑（五氯化锑）反应　将试样的醇溶液点与滤纸上，喷20%三氯化锑（或五氯化锑）的三氯甲烷溶液（不含乙醇和水），于60～70℃加热3～5分钟，样品处呈灰蓝、蓝、灰紫等颜色的斑点。

（二）C_{17}位上不饱和内酯环的检识反应

甲型强心苷类 C_{17} 位上连接的五元不饱和内酯环，在氢氧化钠或氢氧化钾醇溶液中发生双键转位，产生 C_{22} 活性亚甲基，活性亚甲基上的活性氢原子能与活性亚甲基试剂反应而显色。乙型强心苷在碱性醇溶液中不能产生活性亚甲基，故无此类反应，以此区分甲型强心苷和乙型强心苷。

1. 亚硝酰铁氰化钠试剂（Legal）反应　取试样1～2mg，溶于2～3滴吡啶中，加3%亚硝酰铁氰化钠和2mol/L氢氧化钠各1滴，反应液呈深红色并逐渐消失。

2. 间二硝基苯试剂（Raymond）反应　取试样约1mg，溶于适量的50%乙醇中，加1%间

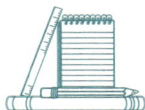

二硝基苯乙醇液 0.1mL，摇匀后，再加 20% 氢氧化钠溶液 0.2mL，反应液呈紫红色。本试剂可作为甲型强心苷的纸色谱显色剂。

3. 3,5 二硝基苯甲酸试剂（Kedde）反应　取试样的甲醇或乙醇溶液于试管中，加入 3,5 二硝基苯甲酸试剂（A 液：2% 的 3,5 - 二硝基苯甲酸甲醇或乙醇溶液；B 液：2mol/L 氢氧化钾溶液，用前等量混合）3~4 滴，产生红色或紫红色溶液。本试剂也可用作此类强心苷纸色谱和薄层色谱的显色剂，喷雾后显紫红色，几分钟后退去。

4. 碱性苦味酸试剂（Baljet）反应　取试样的甲醇或乙醇溶液于试管中，加入碱性苦味酸试剂（A 液：1% 苦味酸乙醇溶液；B 液：5% 氢氧化钠水溶液，用前等量混合）数滴，呈现橙色或橙红色，反应有时速度较慢，需要 15 分钟以后才能显色。

（三）α - 去氧糖的显色反应

1. 三氯化铁 - 冰乙酸（Keller - Kiliani）反应（简称 K - K 反应）　于试管中将试样 1mg 溶于 5mL 冰乙酸后，加 1 滴 20% 三氯化铁溶液，沿试管壁缓缓加入 5mL 浓硫酸，观察界面和醋酸层的颜色变化，如有游离的 α - 去氧糖存在，乙酸层渐呈蓝或蓝绿色。界面的呈色因浓硫酸对苷元所起的作用而逐渐向下层扩散，具体颜色随苷元羟基、双键的位置和数目不同而异，可显红色、绿色、黄色等，界面的呈色是由于浓硫酸的作用，久置后因炭化作用均转为暗色。

本反应为 α - 去氧糖的特征反应，只对游离的 α - 去氧糖或在此条件下能水解产生游离 α - 去氧糖的强心苷显色。但对 α - 去氧糖和葡萄糖或其他羟基糖连接的二糖苷或三糖苷及乙酰化的 α - 去氧糖在此反应条件下不能水解生成 α - 去氧糖，故不显色，故应注意此反应的阴性结果的判断。

2. 呫吨氢醇反应（Xanthydrol 反应）　取试样少许加入呫吨氢醇试剂（10mg 呫吨氢醇溶解于 100mL 冰醋酸中，加入 1mL 浓硫酸）1mL，置水浴中加热数分钟后呈红色。此类反应非常灵敏，所有含 α - 去氧糖的化合物都能呈色，可用于含 α - 去氧糖化合物的定性、定量分析。

3. 对二甲氨基苯甲醛反应　将试样的醇溶液点在滤纸上，晾干后喷对二甲氨基苯甲醛试剂（1% 对二甲氨基苯甲醛的乙醇溶液 4mL 加浓盐酸 1mL 混匀），于 90℃加热，若含 α - 去氧糖的强心苷可显灰红色斑点。

4. 过碘酸 - 对硝基苯胺反应　取试样的醇溶液点在滤纸或薄层板上，先喷过碘酸钠水溶液（过碘酸钠水溶液 5mL 加蒸馏水 10mL），于室温放置 10 分钟，再喷对硝基苯胺试剂（1% 对硝基苯胺的乙醇溶液 4mL 加浓盐酸 1mL 混匀），在灰黄色背底上可迅速出现深黄色斑点，将纸条置紫外灯下观察，则棕色背底上现黄色荧光斑点，再喷 5% 氢氧化钠甲醇溶液，色斑转为绿色。

此反应可作为薄层色谱或纸色谱显色剂。

二、强心苷的色谱检识技术

色谱检识技术是鉴定强心苷类成分的重要手段之一，最早使用的是纸色谱，1961 年后薄层色谱开始用于强心苷类成分的鉴定。

（一）纸色谱

用纸色谱检识强心苷时，可根据强心苷及苷元的极性选择固定相，若强心苷的极性较大，宜

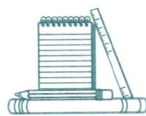

选浸透水的滤纸为固定相，水饱和的丁酮、乙醇－甲苯－水（4：6：1）、三氯甲烷－甲醇－水（10：2：5）等为流动相；亲水性较弱的强心苷或苷元，可用甲酰胺为固定相，甲酰胺饱和的甲苯或苯为流动相；亲脂性较强的强心苷，多将滤纸预先用甲酰胺或丙二醇浸渍数分钟后作为固定相，以甲酰胺饱和的苯或甲苯为流动相。

（二）　薄层色谱

强心苷的薄层色谱法有分配色谱和吸附色谱法，以分配色谱效果较好。不仅所得色斑清晰、集中，而且薄层上能承载的样品量也较大，即使样品量稍大时，也不会拖尾。

1. 分配薄层色谱　适用于分离极性较大的强心苷类化合物。常选用硅藻土、纤维素为支持剂，甲酰胺、二甲基甲酰胺或乙二醇作固定相；三氯甲烷－丙酮（4：1）、三氯甲烷－正丁醇（19：1）等溶剂系统作流动相进行展开。

2. 吸附薄层色谱　吸附剂选择过程中，由于强心苷分子中含有较多的极性基团，尤其是含有多糖的强心苷，其极性强，与氧化铝上产生的吸附作用也较强，分离效果较差，因此可采用硅胶作吸附剂，三氯甲烷－甲醇－冰醋酸（85：13：2）、二氯甲烷－甲醇－甲酰胺（80：19：1）、乙酸乙酯－甲醇－水（8：5：5）等溶剂系统作为流动相进行检识，若展开剂中加少量甲酰胺或水可以减少拖尾现象。

（三）　常用显色剂

1. 检识甲型强心苷的显色剂　1%苦味酸水溶液与10%氢氧化钠水溶液（95：5）混合，喷后于100℃加热数分钟，显橙红色；2% 3,5－二硝基苯甲酸乙醇溶液与2mol/L氢氧化钾溶液等体积混合，喷后显红色，数分钟后红色渐渐褪去。

2. 检识各种强心苷的显色剂　2%三氯化锑的溶液，喷后于100℃加热数分钟，各种强心苷及苷元显不同颜色；25%三氯醋酸乙醇溶液与3%氯胺T（4：1）混合，喷后于100℃加热数分钟，在紫外灯下显蓝（紫）、黄（褐）色荧光。

项目五　强心苷的提取分离实例

一、毛花洋地黄中西地兰的制备

毛花洋地黄是玄参科植物毛花洋地黄（*Digitalis lanata* Ehrh.）的叶。具有强心、利尿的功能，能兴奋心肌，增加心肌收缩力，使收缩期的血液输出量大为增加，改善血液循环等。临床主要用于治疗心力衰竭、心脏性水肿。临床应用已逾百年，至今仍是治疗心力衰竭的有效药物。

毛花洋地黄是制备强心药西地兰（cedilanid－D）（又称去乙酰毛花苷丙）和地高辛（digoxin）（又称异羟基洋地黄毒苷）的主要原料。

（一）毛花洋地黄中主要有效成分的结构、理化性质

毛花洋地黄的叶中含有30多种强心苷类化合物，多为次生苷。但其中毛花洋地黄苷甲、乙、丙、丁和戊为原生苷，其中以苷甲和苷丙含量较高。此外，还含叶绿素、树脂、皂苷、蛋白质、水溶性色素、糖类等杂质。

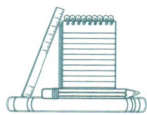

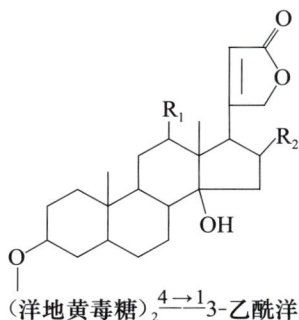

	R_1	R_2
毛花洋地黄苷甲	H	H
毛花洋地黄苷乙	H	OH
毛花洋地黄苷丙	OH	H
毛花洋地黄苷丁	OH	OH
毛花洋地黄苷戊	H	OCHO

（洋地黄毒糖）$_2\xrightarrow{4\rightarrow1}$3-乙酰洋地黄毒糖$\xrightarrow{4\rightarrow1}$葡萄糖

西地兰（cedilanid – D）：又名去乙酰毛花苷丙。为无色结晶，mp 265 ~ 268℃（分解），$[\alpha]_D^{20}$ +12.2°（75%乙醇）。能溶于水（1：500）、甲醇（1：200）或乙醇（1：2500），微溶于三氯甲烷，几乎不溶于乙醚。而地高辛为西地兰经酶解去掉末端的葡糖糖而生成的次生苷。

（二）毛花洋地黄中主要有效成分的提取分离

根据乙醇既能破坏酶的活性又能使总苷溶于其中的性质进行提取，并经除脂溶性杂质、水溶性杂质后得总苷，再用一定比例的甲醇－三氯甲烷－水溶剂系统萃取，利用苷甲、乙、丙三者中苷丙的极性最大，最难溶于三氯甲烷而分离出苷丙，最后利用氢氧化钙能使强心苷分子中的酰基水解去掉的性质制得去乙酰毛花苷丙（西地兰）。

1. 毛花洋地黄中总苷的提取

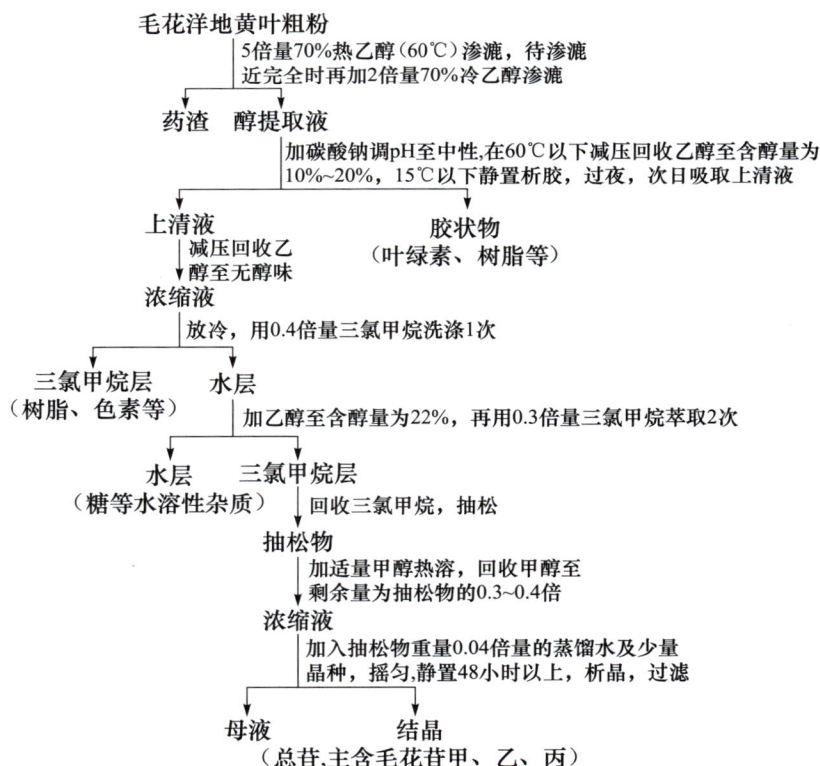

毛花洋地黄叶粗粉
　5倍量70%热乙醇（60℃）渗漉，待渗漉
　近完全时再加2倍量70%冷乙醇渗漉
药渣　醇提取液
　加碳酸钠调pH至中性,在60℃以下减压回收乙醇至含醇量为
　10%~20%，15℃以下静置析胶，过夜，次日吸取上清液
上清液　　　　　　胶状物
　减压回收乙　　（叶绿素、树脂等）
　醇至无醇味
浓缩液
　放冷，用0.4倍量三氯甲烷洗涤1次
三氯甲烷层　水层
（树脂、色素等）　加乙醇至含醇量为22%，再用0.3倍量三氯甲烷萃取2次
水层　　三氯甲烷层
（糖等水溶性杂质）　回收三氯甲烷，抽松
抽松物
　加适量甲醇热溶，回收甲醇至
　剩余量为抽松物的0.3~0.4倍
浓缩液
　加入抽松物重量0.04倍量的蒸馏水及少量
　晶种，摇匀,静置48小时以上，析晶，过滤
母液　　结晶
（总苷,主含毛花苷甲、乙、丙）

2. 毛花苷丙的分离

粗总苷中所含毛花洋地黄苷甲、乙、丙的苷元由于羟基的数目和位置不同，使得它们的极性和溶解度亦有差别。其极性大小顺序为苷丙＞苷乙＞苷甲，在水中溶解度情况见表9－2。

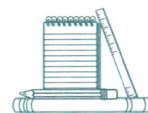

表 9-2　毛花洋地黄苷甲、乙、丙的溶解度

化合物	水	甲醇	乙醇	三氯甲烷
毛花洋地黄苷甲	不溶（1∶16000）	1∶20	1∶40	1∶125
毛花洋地黄苷乙	几乎不溶	1∶20	1∶40	1∶550
毛花洋地黄苷丙	不溶（1∶18500）	1∶20	1∶45	1∶1750

分离毛花洋地黄苷丙常采用粗总苷 - 甲醇 - 三氯甲烷 - 水（1∶100∶500∶500）的混合溶剂系统进行。极性小的化合物在非极性溶剂（三氯甲烷）中含量大，极性大者在极性溶剂（稀甲醇）中含量大，据此可使毛花洋地黄苷甲、乙、丙分离。

3. 去乙酰基　毛花洋地黄苷丙去乙酰基，常采用氢氧化钙或碳酸钾。按苷丙 - 甲醇 - 氢氧化钙 - 水以 1g∶33mL∶（50~70）mg∶33mL 的配比，先将苷丙溶于甲醇中，氢氧化钙溶于水中，分别滤清，再混合均匀，静置过夜。检测水解液 pH 值，一般应使其稍显碱性。水解完毕，以 1% 的盐酸调至中性。滤过，滤液减压浓缩至约 20% 的体积，放置过夜，滤集沉淀或结晶，以 150 倍甲醇重结晶即得西地兰纯品。

二、黄花夹竹桃中强心灵的制取

黄花夹竹桃为夹竹桃科植物黄花夹竹桃〔*Thevetia peruviana*（Pers.）k. Schum.〕的果仁。性寒味苦，有毒。具有强心利尿、祛痰定喘、祛瘀镇痛功效。临床用于治疗心力衰竭，喘息咳嗽，跌打损伤，肿痛等。

（一）黄花夹竹桃中有效成分的结构、理化性质

黄花夹竹桃果仁中含有多种强心苷类成分，总苷含量 8%~10%，主要为 2 种原生苷：黄夹苷甲（thevetin A）、黄夹苷乙（thevetin B），以及 5 种次生苷（黄夹次苷甲、乙、丙、丁和单乙酰黄夹次苷乙），用酶解法可获得总次生苷（又称黄夹苷，商品名为强心灵），其强心效价高，约是原生苷的 5 倍。

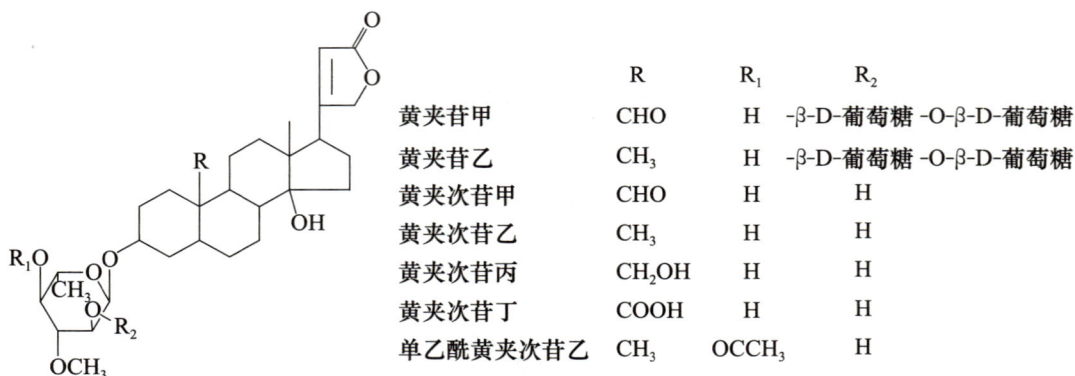

	R	R_1	R_2
黄夹苷甲	CHO	H	-β-D-葡萄糖 -O-β-D-葡萄糖
黄夹苷乙	CH_3	H	-β-D-葡萄糖 -O-β-D-葡萄糖
黄夹次苷甲	CHO	H	H
黄夹次苷乙	CH_3	H	H
黄夹次苷丙	CH_2OH	H	H
黄夹次苷丁	COOH	H	H
单乙酰黄夹次苷乙	CH_3	$OCCH_3$	H

黄夹苷以黄夹次苷甲、黄夹次苷乙和单乙酰黄夹次苷乙为主要成分，为白色结晶性粉末，无臭，味极苦，对黏膜有刺激性，易溶于甲醇、乙醇、丙酮、三氯甲烷，微溶于乙醚、水，不溶于苯及石油醚。

（二）强心灵的制备方法

取黄花夹竹桃果仁粉，脱脂，加 5 倍水，2.5% 甲苯（防霉）置 37℃ 发酵酶解 24 小时，酶解物用乙醇提取，60℃ 以下减压浓缩，冷却，粗品再用乙醇溶解，活性炭脱色，重结晶，即得强心灵纯品。

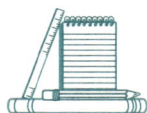

项目六　含强心苷类化合物的常用中药

含强心苷类化合物的常用中药见表9-3。

表9-3　含强心苷类化合物的常用中药

药名	基原	主要化学成分
香加皮	萝藦科植物杠柳 *Periploca sepium* Bge. 的干燥根皮	杠柳毒苷，杠柳次苷，香加皮苷A、B、C、D、E、F、G、K等
罗布麻叶	夹竹桃科植物罗布麻 *Apocynum venetum* Linn. 的叶	加拿大麻苷，毒毛旋花子苷元，K-毒毛旋花子次苷-β
夹竹桃	夹竹桃科植物夹竹桃 *Nerium indicum* Mill. 的叶或树皮	欧夹竹桃苷丙，欧夹竹桃苷甲，欧夹竹桃苷乙，夹竹桃苷A、B、D、F、G、H、K等
见血封喉	桑科植物见血封喉 *Antiaris toxicaria* Lesch. 的分泌物	见血封喉别糖苷，见血封喉醛，见血封喉糖苷
铃兰	百合科植物铃兰 *Convallaria keiskei* Miq. 全草及根	铃兰毒苷，铃兰毒醇苷，铃兰毒原苷，去葡萄糖墙花毒苷
羊角拗	夹竹桃科植物羊角拗 *Strophanthus divaricatus.* （Lour.）的根及茎叶	羊角拗苷，羊角拗异苷，西诺苷，西诺异苷，考多苷，考多异苷，沙木苷，D-毒毛旋光苷-Ⅰ，D-毒毛旋光苷-Ⅲ

复习思考

一、单项选择题

1. Ⅱ型强心苷的苷元和糖的连接方式是（　　）

　　A. 苷元 - （D-葡萄糖）

　　B. 苷元 - （6-去氧糖甲醚）$_x$ - （D-葡萄糖）$_y$

　　C. 苷元 - （2,6-二去氧糖）$_x$ - （D-葡萄糖）$_y$

　　D. 苷元 - （6-去氧糖）$_x$ - （D-葡萄糖）$_y$

　　E. 苷元 - （D-葡萄糖）$_x$ - （2,6-二去氧糖）$_y$

2. 属于6-去氧糖甲醚的是（　　）

　　A. D-葡萄糖　　　　　　B. D-弩箭子糖　　　　　　C. L-鼠李糖

　　D. L-呋糖　　　　　　　E. D-洋地黄糖

3. 乙型强心苷苷元甾体母核中 C_{17} 位上的取代基是（　　）

　　A. 醛基　　　　　　　　B. 六元不饱和内酯环　　　C. 糖链

　　D. 羧基　　　　　　　　E. 五元不饱和内酯环

4. 洋地黄毒苷溶解性的特点是（　　）

　　A. 易溶于水　　　　　　B. 易溶于石油醚　　　　　C. 易溶于三氯甲烷

　　D. 易溶于乙醚　　　　　E. 易溶于环己烷

5. 洋地黄毒糖是（　　）

　　A. 6-去氧糖　　　　　　B. 2,6-二去氧糖　　　　　C. 6-去氧糖甲醚

　　D. α-氨基糖　　　　　　E. α-羟基糖

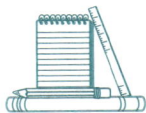

6. Ⅲ型强心苷是（   ）

    A. 苷元 –（D – 葡萄糖）$_y$

    B. 苷元 –（6 – 去氧糖甲醚）$_x$ –（D – 葡萄糖）$_y$

    C. 苷元 –（2,6 – 二去氧糖）$_x$ –（D – 葡萄糖）$_y$

    D. 苷元 –（6 – 去氧糖）$_x$ –（D – 葡萄糖）$_y$

    E. 苷元 –（D – 葡萄糖）$_x$ –（2,6 – 二去氧糖）$_y$

7. 紫花洋地黄苷 A 用温和酸水解得到的产物是（   ）

    A. 洋地黄毒苷元、2 分子 D – 洋地黄毒糖和 1 分子洋地黄双糖

    B. 洋地黄毒苷元、2 分子 D – 洋地黄毒糖和 1 分子 D – 葡萄糖

    C. 洋地黄毒苷元、3 分子 D – 洋地黄毒糖和 1 分子 D – 葡萄糖

    D. 洋地黄毒苷元、5 分子 D – 洋地黄毒糖和 1 分子 D – 葡萄糖

    E. 洋地黄毒苷元、1 分子 D – 洋地黄毒糖和 2 分子洋地黄双糖

8. 强烈酸水解法水解强心苷，其主要产物是（   ）

    A. 二糖　　　　　　　　B. 脱水苷元　　　　　　　　C. 次级苷

    D. 原生苷元　　　　　　E. 三糖

9. 甲型强心苷甾体母核 C_{17} 的侧链是（   ）

    A. 葡萄糖　　　　　　　　B. 鼠李糖

    C. 六元不饱和内酯环　　　D. 五元不饱和内酯环

    E. 羧基

10. 强心苷能发生温和酸水解的原因是（   ）

    A. 分子中含有葡萄糖　　　B. 分子中含有 α – 羟基糖

    C. 分子中含有蔗糖　　　　D. 分子中含有 6 – 去氧糖甲醚

    E. 分子中含有 α – 去氧糖

二、多项选择题

1. 强心苷的结构特点（   ）

    A. 具有甾体母核结构　　　B. C_3 位常有羟基取代

    C. C_3 位常有硝基取代　　　D. C_3 位常有苯基取代

    E. C/D 环均为顺式稠合，若为反式则无强心活性

2. 能够发生甾体母核显色反应的结构类型有（   ）

    A. 木脂素类　　　　　　　B. 甲型强心苷类　　　　　C. 乙型强心苷类

    D. 香豆素类　　　　　　　E. 生物碱类

3. 含有强心苷的常用中药有（   ）

    A. 罗布麻叶　　　　　　　B. 香加皮　　　　　　　　C. 白术

    D. 淫羊藿　　　　　　　　E. 人参

三、填空题

1. 强心苷是指存在于生物界中对心脏的一类具有_____的_____苷类。

2. 根据结构中_____的不同，可分为甲型强心苷和乙型强心苷；根据甾体部分与糖连接方式不同，可分为_____、_____和_____强心苷。

3. 水解反应是研究强心苷的化学组成及改造强心苷结构的重要手段，可分为化学方法和生物方法。化学方法主要有_____、_____；生物方法有_____。

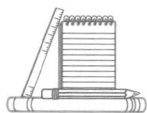

四、简答题

1. 强心苷根据苷元结构可分为哪几类？根据连接糖的不同分为哪几类？

2. 强心苷中 α – 去氧糖的鉴别反应有哪些？

3. 甲型强心苷和乙型强心苷在结构上有什么不同，试用化学方法区别？

扫一扫，查阅
复习思考题答案

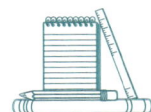

模块十　生物碱类化合物

【学习目标】

1. 掌握生物碱的含义、理化性质、提取分离和检识技术。

2. 熟悉生物碱的主要结构分类特征、碱性大小影响因素及应用。

3. 了解生物碱的分布、生物活性及含有生物碱类化合物的常见中药。

生物碱（alkaloids）是来源于生物界的一类含氮有机化合物。大多数具有氮杂环结构，呈碱性，能与酸结合成盐，并有较强的生物活性。但也有一些例外，如麻黄碱的氮原子不在环内，秋水仙碱几乎没有碱性。一般来说，生物界除生物体必须的含氮有机化合物，如氨基酸、氨基糖、肽类、蛋白质、核酸、核苷酸及含氮维生素外，其他含氮有机化合物均可视为生物碱。

生物碱主要分布在植物界，在动物中也存在（如麝香中的麝香吡啶等）。绝大多数生物碱分布在高等植物中，尤其是在双子叶植物，例如毛茛科黄连、防己科汉防己、罂粟科罂粟、茄科洋金花等 50 多个科的 120 多个属植物中。单子叶植物中分布较少，如百合科（川贝母、浙贝母）、石蒜科等。裸子植物中分布更少，如麻黄科、红豆杉科等。低等植物中只有极个别植物存在，如麦角。植物亲缘关系相近的品种往往含有化学结构相似或相同的生物碱，如茄科的颠茄属、曼陀罗属和莨菪属等植物中都含有莨菪碱和东莨菪碱。这种联系为发现和寻找新的药用资源提供了有效途径。

生物碱在植物体内的分布，多数集中在植物某一部位。如麻黄生物碱主要集中于茎中，以髓部含量高，黄柏生物碱主要集中于树皮部分，三尖杉生物碱在枝、叶、根、种子各部位都存在，但以叶和种子中含量高。生物碱在植物中含量差别也很大，如黄连根茎中含生物碱 7% 以上，而抗癌成分美登素在美登木中含量仅为千万分之二。

在植物体内，绝大多数生物碱与共存的有机酸（如酒石酸、柠檬酸和草酸等）结合成生物碱盐；少数生物碱与无机酸（硫酸和盐酸等）成盐；还有少数碱性极弱的生物碱以游离态存在，如酰胺类生物碱；极少数生物碱以酯、苷、氮氧化物的形式存在。

多数生物碱具有显著的生物活性。如：鸦片中分离的吗啡具有强烈镇痛作用，可待因具有止咳作用；黄连中的小檗碱用于抗菌消炎；金鸡纳树皮中的奎宁具有抗疟疾作用；喜树中的喜树碱用于抗肿瘤；萝芙木中的利血平用于降压等。

知识链接

奎宁的故事

关于奎宁有一则流传很广的故事，1638 年当时秘鲁总督的夫人金琼染上间日疟，由统治安地斯地区的西班牙省长带来了一些金鸡纳树皮磨成的粉。据当地的原住民告

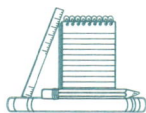

诉省长，这种树皮可以退烧，结果真的有效。后来女伯爵把药带回故乡西班牙，当时疟疾在欧洲大陆肆虐，这种树皮粉就成为欧洲人首次能有效治疗疟疾的药品。

金鸡纳树皮粉虽然治好了许多疟疾患者，但一直不清楚其有效成分是什么。奎宁治疗疟疾被发现于 1737 年。1826 年，法国药师佩雷蒂尔（Pelletier）和卡文顿（Caventou）从金鸡纳树皮中分离出金鸡纳霜（奎宁）。1850 年左右开始大规模使用奎宁。1944 年，化学合成的奎宁才告问世。虽然目前有众多新的抗疟药物被发现和应用，但奎宁这个"抗疟老英雄"，依然占有一定的地位。

项目一　生物碱的结构与分类

生物碱类化合物种类繁多，结构复杂，分类方法主要有三种：按植物来源分类，如黄连生物碱、苦参生物碱等；按化学结构类型分类，如异喹啉类生物碱、吡咯类生物碱等；按生源途径结合化学结构类型分类，如来源于鸟氨酸的吡咯烷类生物碱等。常用的分类方法是依据氮原子是否在环上，将生物碱分为有机胺和氮杂环两大类型。

一、有机胺类生物碱

这类生物碱的结构特点是氮原子不结合在环状结构内。

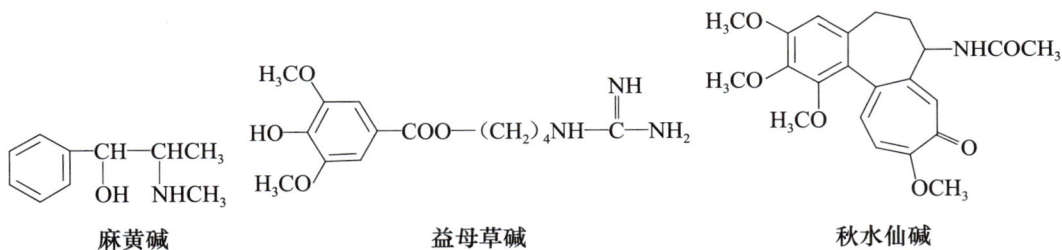

麻黄碱　　　　　　益母草碱　　　　　　秋水仙碱

二、氮杂环类生物碱

（一）吡咯烷类生物碱

这类生物碱由吡咯或四氢吡咯衍生而成，包括简单吡咯烷类和吡咯里西啶类。

1. 简单吡咯烷类　这类生物碱为吡咯或四氢吡咯的衍生物。

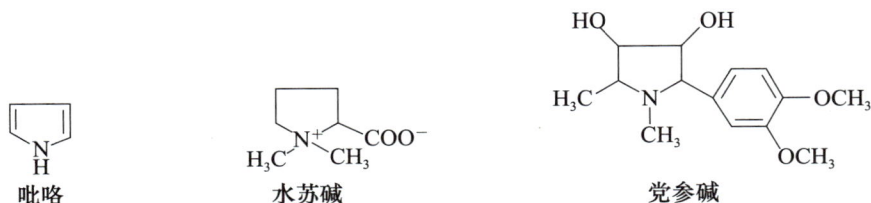

吡咯　　　　　水苏碱　　　　　党参碱

2. 吡咯里西啶类　这类生物碱是由两个吡咯烷共用一个氮原子的稠环衍生物。

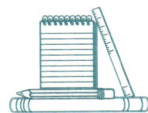

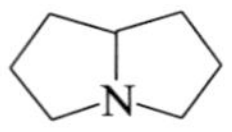

吡咯里西啶

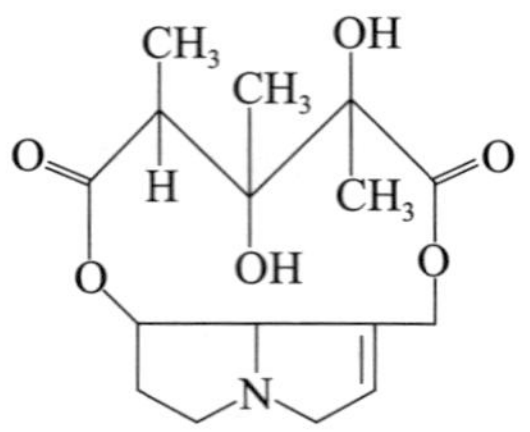

野百合碱

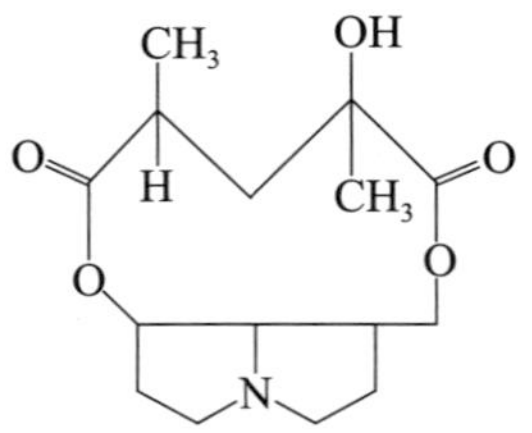

阔叶千里光碱

（二）吲哚类生物碱

此类生物碱由色氨酸衍生而成，根据其结构主要分成五种类型。

1. 单吲哚类　这类生物碱只含有一个吲哚母核。

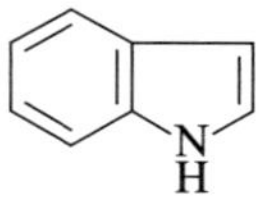

吲哚

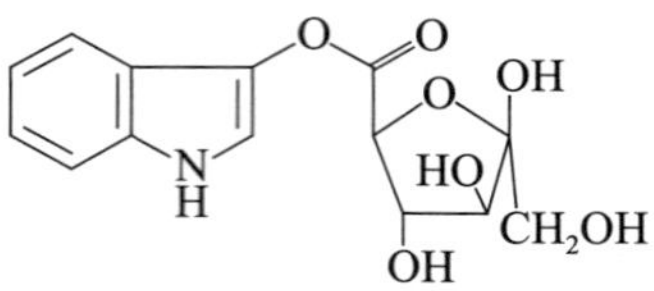

大青素B

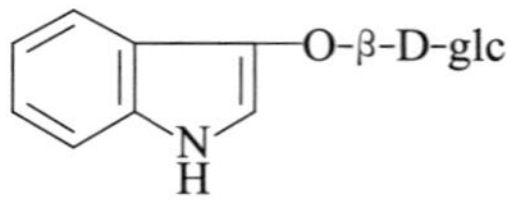

靛青苷

2. 色胺吲哚类　这类生物碱只有色胺部分组成的结构，含两个氮原子。

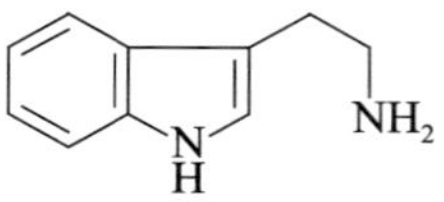

色胺

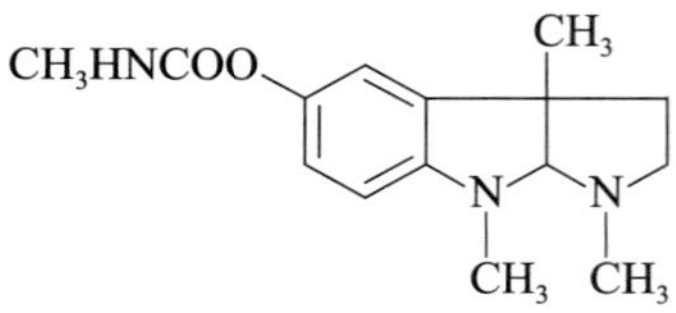

毒扁豆碱

3. 半萜吲哚类　这类生物碱是由色胺构成的吲哚衍生物上接一个异戊二烯单位后形成。

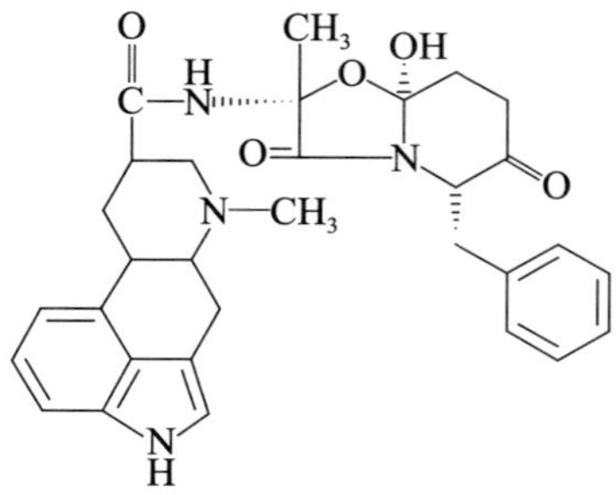

麦角胺碱

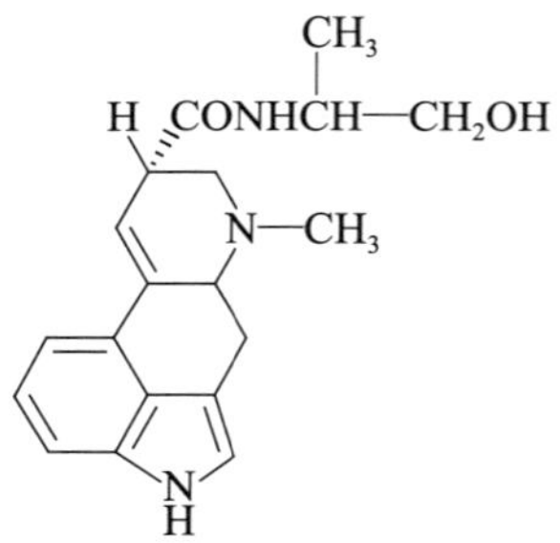

麦角新碱

4. 单萜吲哚类　此类生物碱是由色胺和单萜（10C 或 9C）形成的吲哚类生物碱。

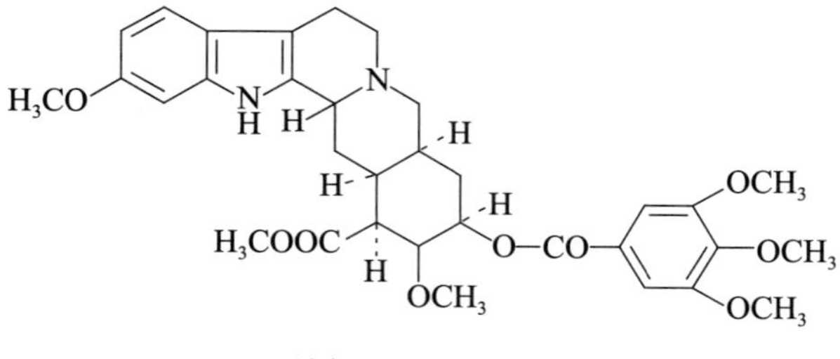

利血平

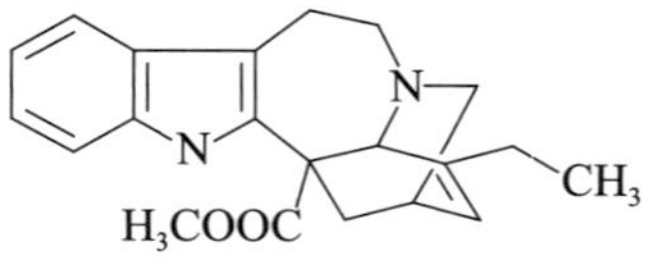

长春花碱

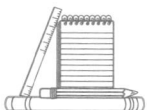

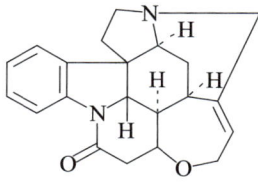

士的宁

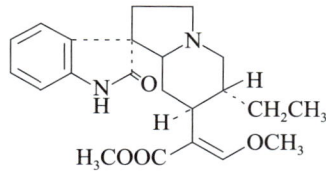

钩藤碱

5. 二聚吲哚类　这类生物碱由二分子单萜吲哚聚合而成。

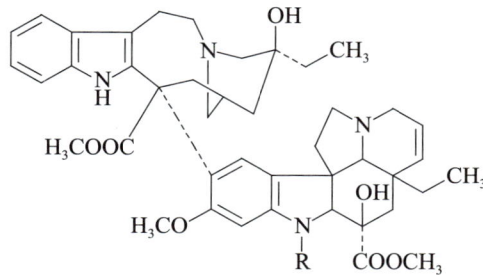

长春碱　　　R=CH₃
长春新碱　　R=CHO

（三）吡啶类生物碱

此类生物碱由吡啶或六氢吡啶（哌啶）衍生而成，主要分为以下三种类型。

1. 哌啶和吡啶类　此类生物碱结构简单，有的呈液态。

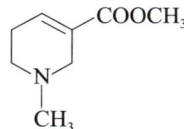

哌啶　　　　　　吡啶　　　　　　槟榔碱

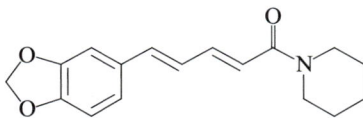

胡椒碱

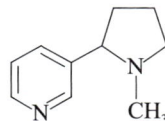

烟碱

2. 吲哚里西啶类　它是哌啶和吡咯啶共用一个氮原子的稠环衍生物。

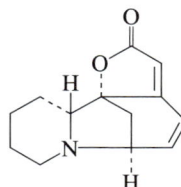

吲哚里西啶　　　　　　一叶萩碱

3. 喹诺里西啶类　这类生物碱是二个哌啶共用一个氮原子的稠环衍生物。

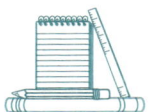

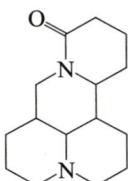
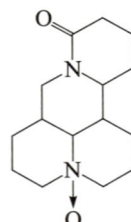

喹诺里西啶　　　　　苦参碱　　　　　　氧化苦参碱

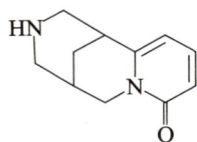
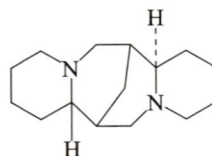

金雀儿碱　　　　　　　　　　　无叶豆碱

（四）喹啉类生物碱

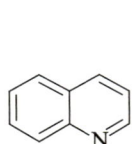
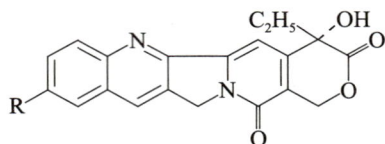
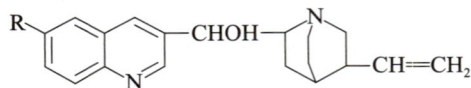

喹啉　　　　　喜树碱　　　R=H　　　　　　奎宁　　R=OCH₃

　　　　　10-羟基喜树碱　　　R=OH　　　　金鸡宁　　R=H

（五）异喹啉类生物碱

这类生物碱以异喹啉或四氢异喹啉为基本母核，按结构可分成 20 多类，现将主要类型介绍如下。

1. 原小檗碱类　这类生物碱结构可视为两个异喹啉稠合而成。

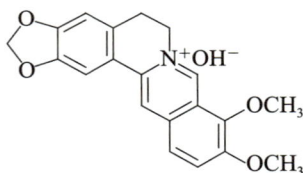
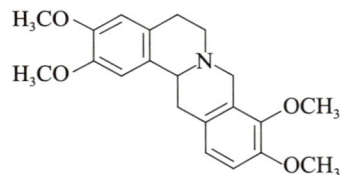

异喹啉　　　　　　小檗碱　　　　　　　延胡索乙素

2. 苄基异喹啉类　这类生物碱由异喹啉的一位碳和一个苄基相连而成。

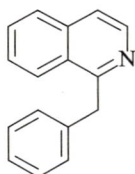
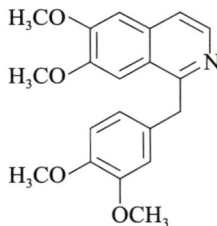
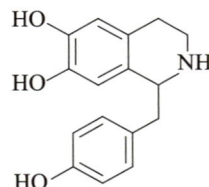

苄基异喹啉　　　　　　罂粟碱　　　　　　去甲乌药碱

3. 双苄基异喹啉类　由二个分子的苄基异喹啉衍生物通过醚键结合而成。

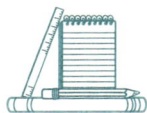

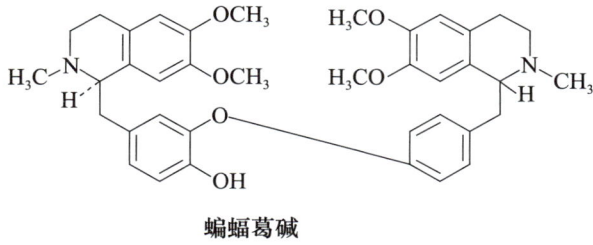

蝙蝠葛碱

锡生藤碱

4. 吗啡烷类　这类生物碱具有部分饱和的菲核。

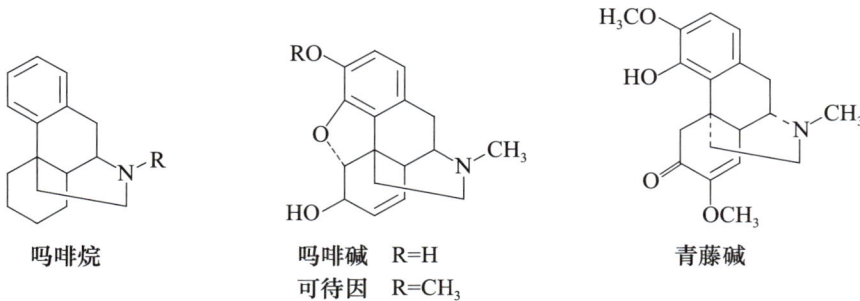

吗啡烷

吗啡碱　R=H
可待因　R=CH₃

青藤碱

（六）莨菪烷类生物碱

此类生物碱大多数是由莨菪烷衍生的氨基醇与不同有机酸结合而成的一元酯。莨菪碱呈左旋光性，阿托品（Atropine）为其消旋体。

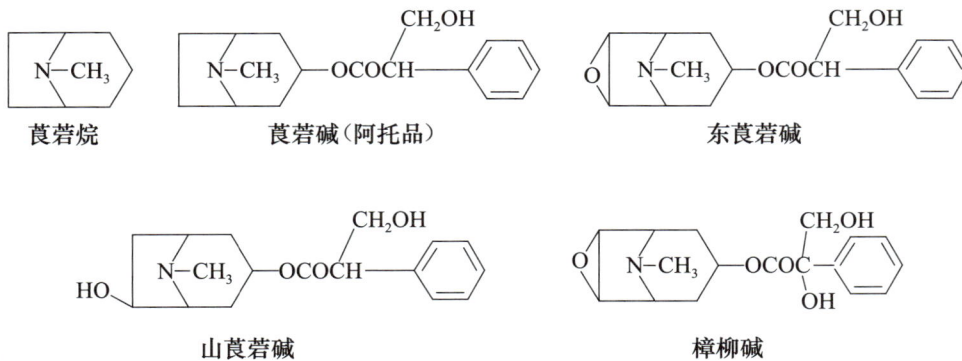

莨菪烷

莨菪碱（阿托品）

东莨菪碱

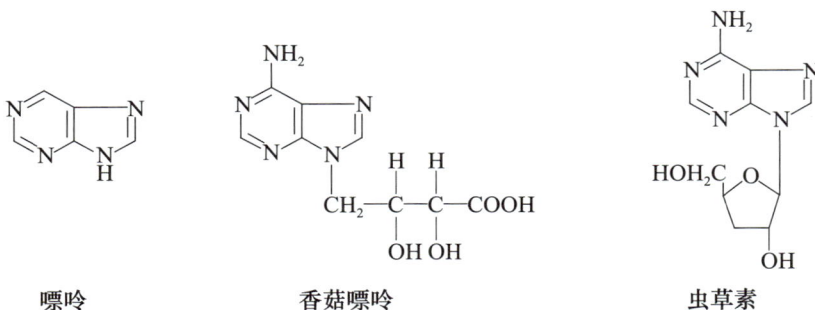

山莨菪碱

樟柳碱

（七）嘌呤及黄嘌呤类生物碱

由嘌呤或黄嘌呤衍生的生物碱。

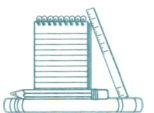

嘌呤

香菇嘌呤

虫草素

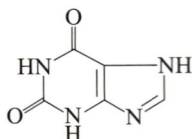
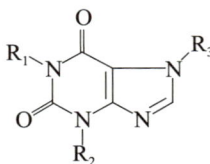

黄嘌呤

咖啡因　　$R_1=R_2=R_3=CH_3$
茶碱　　　$R_1=R_2=CH_3$　$R_3=H$
可可碱　　$R_1=H$　$R_2=R_3=CH_3$

（八）萜类生物碱

此类生物碱可包含单萜类生物碱、倍半萜类生物碱、二萜类生物碱和三萜类生物碱等。

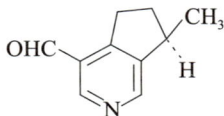
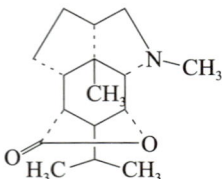
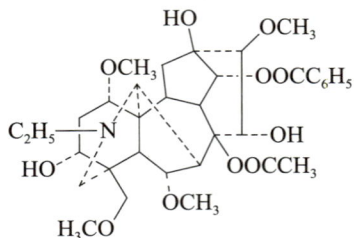

肉苁蓉碱　　　　　　　　石斛碱　　　　　　　　乌头碱

（九）甾体类生物碱

这类生物碱有甾体母核，还含有氮原子，氮原子即可在杂环内，也可在杂环外，但不在甾体母核内。

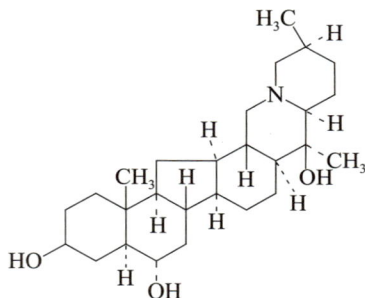

贝母碱

知识链接

乌头中的生物碱

　　乌头碱为二萜类双酯型生物碱，具麻辣味（1/10000 溶液就可产生麻感），毒性极强。若将乌头在水中长时间浸泡或直接水中加热，均可使酯基水解。水解分两步进行，先水解去掉一个酯基生成单酯型生物碱（乌头次碱），然后再水解去掉一个酯基，生成无酯键的醇胺型生物碱（乌头原碱）。乌头次碱毒性为乌头碱的 1/200；乌头原碱毒性为乌头碱的 1/2000，几乎无麻辣感，带有苦味，但仍具有疗效。水解反应如下：

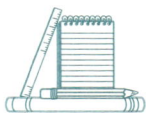

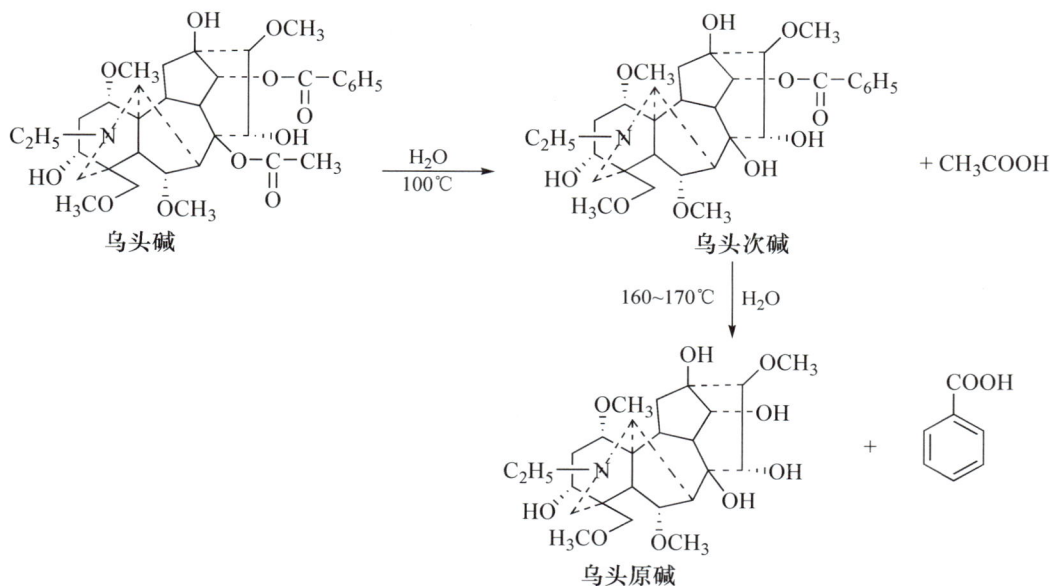

乌头或附子炮制方法是将药材长时间浸洗和蒸煮至无麻辣味，乌头碱在炮制过程中转变成乌头原碱，也有部分生物碱在水浸洗过程中流失。

项目二　生物碱类化合物的理化性质

生物碱的种类繁多，结构复杂，化学性质也各异，但因均具有氮原子而有共性。掌握生物碱的共性对提取、分离和检识具有重要意义。

一、性状

大多数生物碱是结晶型固体或结晶型粉末，有固定的熔点，个别具有双熔点。如粉防己碱为针状结晶，126～127℃熔融，153℃固化，217～218℃复熔（分解）。少数生物碱为非结晶形粉末或液体。如分子量较小的槟榔碱、槟榔次碱和烟碱，在常温下为液体，并能随水蒸气蒸馏。大多数的固体生物碱无挥发性，不能随水蒸气蒸馏，少数小分子、游离态生物碱具有挥发性和升华性，如咖啡因具有升华性，麻黄碱具有挥发性等。

生物碱多具苦味或辛味，成盐后苦味增强，如盐酸小檗碱的苦味强于小檗碱。少数生物碱不具苦味，有些生物碱具有甜味，如甜菜碱。大多数生物碱为无色物质，少数含有较长共轭体系生物碱具有颜色，如小檗碱为黄色、血根碱为红色，还有一些生物碱在可见光下不显色，但在紫外光下可显各种不同颜色的荧光。

具有手性碳原子的生物碱，都有光学活性，且多数为左旋光性。生物碱的生理活性和旋光性密切相关，通常左旋光体生理活性强于右旋光体，如左旋莨菪碱的散瞳作用是右旋莨菪碱的100倍。生物碱的旋光性易受 pH 和溶剂等因素影响。如烟碱在中性条件下呈左旋光性，在酸性条件下则为右旋光性。麻黄碱在三氯甲烷溶液中呈左旋光性，在水溶液中为右旋光性。

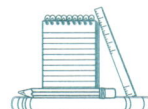

知识链接

莨菪碱的外消旋化

天然的莨菪碱为左旋体。由于结构中莨菪酸部分手性碳原子上的氢，位于羧基的 α-位，容易烯醇化产生互变异构。在酸碱接触下或加热，可通过烯醇化变为外消旋体（阿托品）。因此在莨菪碱的提取分离及储存过程中要适当控制条件。莨菪碱的外消旋化反应过程如下：

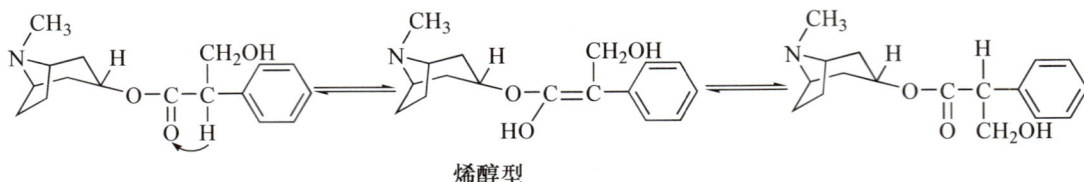

烯醇型

阿托品的生物活性与莨菪碱相似，毒性比莨菪碱小，因此临床使用阿托品。山莨菪碱的外消旋体是654-2；东莨菪碱的外消旋体是阿托生；樟柳碱由于羧基无 α-氢所以不产生外消旋化。

二、溶解性

生物碱按溶解性可分为脂溶性生物碱和水溶性生物碱。

（一）脂溶性生物碱

大多数游离的伯胺、仲胺、叔胺类为脂溶性生物碱，该类生物碱难溶于水和碱水，可溶于有机溶剂乙醇、苯、乙醚及酸水中，尤其在三氯甲烷中的溶解性较好。如可待因溶解度在三氯甲烷中为1:0.5、乙醇中为1:2、水中为1:120。

（二）水溶性生物碱

含有季铵型生物碱和含氮氧化合物的生物碱（如氧化苦参碱）能溶于水、甲醇、乙醇，难溶于三氯甲烷、苯、乙醚等亲脂性有机溶剂。如小檗碱溶解度在冷水中为1:20、热水中为1:8、冷乙醇中为1:100、热乙醇中为1:12，小檗碱难溶于亲脂性有机溶剂。

小分子、极性强的生物碱如苦参碱、麻黄碱、樟柳碱等具有一定的亲水性，既可溶于有机溶剂，又可溶于水中。如麻黄碱溶解度在水中为1:20、乙醇中为1:0.2，麻黄碱可溶于三氯甲烷、苯等亲脂性有机溶剂。

生物碱盐具有盐的通性，一般可溶于水、乙醇，难溶于亲脂性有机溶剂。由于酸的种类不同，所形成的生物碱盐溶解度也有差异。通常情况下，生物碱的无机酸盐水溶性大于有机酸盐；含氧酸盐（如硫酸盐、磷酸盐）水溶性大于卤代酸盐（如盐酸盐）；小分子有机酸盐水溶性大于大分子有机酸盐。个别生物碱盐溶解性不符合上述规律，如盐酸小檗碱在水中的溶解度（1:500）远小于游离小檗碱（1:20）。

分子中如有酚羟基或羧基等酸性基团的生物碱称为两性生物碱。这类生物碱既可溶于酸水，又可溶于碱水，在 pH 值 8~9 时溶解性最差，易产生沉淀。具有内酯或内酰胺结构的生物碱，在碱水中其内酯或内酰胺结构可开环形成羧酸盐而溶于水中，加酸后又可环合游离析出。

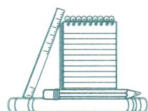

三、碱性

（一）生物碱碱性的产生及其碱性强度的表示方法

生物碱分子中的氮原子具有孤电子对，能给出电子或接受质子而显碱性。

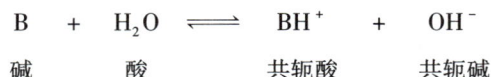

$$B + H_2O \rightleftharpoons BH^+ + OH^-$$

碱　　　酸　　　共轭酸　　　共轭碱

生物碱的碱性强度可用酸式离解常数 pK_a 和碱式离解常数 pK_b 表示。它们之间的关系是：

$$pK_a = pK_w - pK_b = 14 - pK_b$$

pK_a 值越大，碱性越强。可根据 pK_a 值将生物碱分为：极弱碱性生物碱（$pK_a < 2$），弱碱性生物碱（pK_a 2~7），中强碱性生物碱（pK_a 7~11），强碱性生物碱（$pK_a > 11$）。化合物结构中的碱性基团的 pK_a 值大小顺序一般是：胍基 > 季铵碱 > N-烷杂环 > 脂肪胺 > 芳香胺 ≈ N-芳杂环 > 酰胺基 ≈ 吡咯。

（二）碱性强弱与分子结构的关系

生物碱的碱性强弱与氮原子孤电子对的杂化方式、诱导效应、共轭效应、空间效应以及分子内氢键形成等因素有关。

1. 氮原子孤电子对的杂化方式　生物碱分子中氮原子上孤电子对的杂化方式有三种形式，sp^3、sp^2 和 sp，在这三种杂化方式中，p 电子成分比例越大，越易供电子，则碱性越强。因此其碱性为 $sp^3 > sp^2 > sp$。如烟碱、异喹啉、四氢异喹啉。腈类 $RC \equiv N$ 分子中氮原子则呈中性（sp 杂化）。

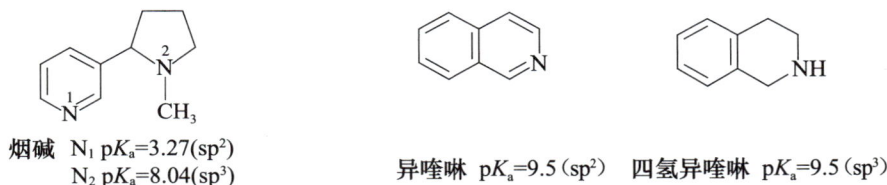

烟碱 N_1 pK_a=3.27(sp^2)　　异喹啉 pK_a=9.5(sp^2)　　四氢异喹啉 pK_a=9.5(sp^3)
　　　　N_2 pK_a=8.04(sp^3)

季铵碱中的氮原子提供 4 个电子与其他原子形成 4 个共价键，因此氮原子最外层有 9 个电子，9 个电子中有 1 个未成键的电子，类似钠原子的最外层电子结构，极易给出 1 个电子达到稳定结构，所以碱性较强（$pK_a > 11$），如小檗碱。

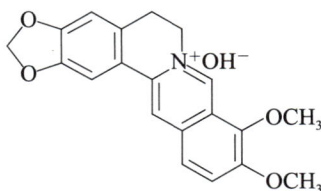

小檗碱（pK_a=11.5）

2. 诱导效应　如果生物碱分子结构中氮原子附近存在供电基团（如烷基）能使氮原子电子云密度增加，而使其碱性增强。但叔胺碱性弱于仲胺，因叔胺中的三个甲基空间障碍占优势，阻碍了氮原子接受质子的能力，碱性降低。

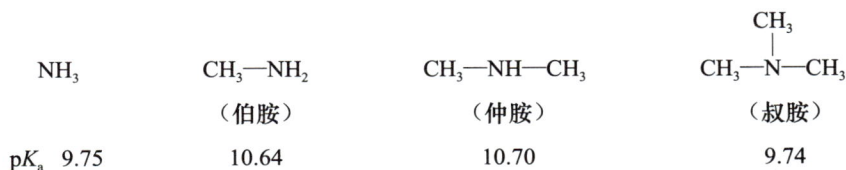

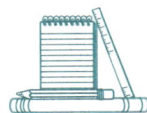

	NH_3	CH_3—NH_2	CH_3—NH—CH_3	CH_3—$\overset{\overset{CH_3}{|}}{N}$—$CH_3$
		（伯胺）	（仲胺）	（叔胺）
pK_a	9.75	10.64	10.70	9.74

如果生物碱分子结构中氮原子附近存在吸电基团（如苯基、羰基、酯基、醚基、羟基、双键等），能使氮原子电子云密度降低，而使其碱性减弱，如麻黄碱、去甲麻黄碱的碱性小于苯异丙胺。

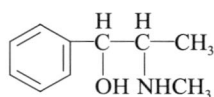

麻黄碱（pK_a=9.58）　　　　去甲麻黄碱（pK_a=9.0）　　　　苯异丙胺（pK_a=9.8）

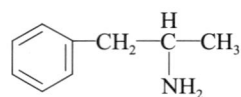

3. 共轭效应　氮原子的孤电子对处于 p–π 共轭体系时，由于吸电子的共轭效应，电子云密度降低，碱性减弱。如环己胺中氮无芳杂环共轭，较苯胺中氮原子的碱性强；吡啶中的氮原子没有参与共轭体系（属 sp^2 杂化），碱性强；吡咯中的氮原子参与了共轭体系，碱性很弱。

苯胺（pK_a=4.58）　　　环己胺（pK_a=10.14）　　　吡啶（pK_a=5.25）　　　吡咯（pK_a=0.4）

若氮原子处于酰胺结构中，其孤电子对与羰基的 π 电子形成 p–π 共轭，由于共轭体系中氧原子的吸电子作用，使氮原子的电子云密度变得更低，几乎不呈碱性而呈中性，很难与酸成盐。如：

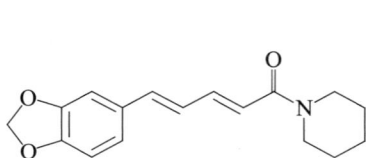

胡椒碱（pK_a=1.42）　　　　　　　咖啡因（pK_a=1.22）

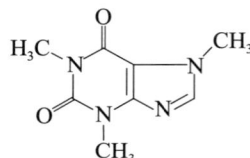

胍基的生物碱多数呈强碱性，因为胍基有三个氮原子，而且接受质子后形成的铵离子（共轭酸盐），具有较高的共轭稳定性，不易给出质子，而呈强碱性（pK_a = 13.6）。

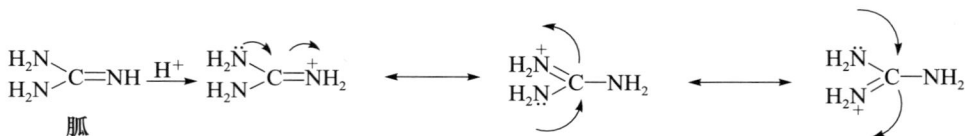

4. 空间效应　生物碱中的氮原子质子化时，与氮原子周围取代基的大小和结构有关，如果取代基占据了较大空间，分子的立体结构对氮原子产生较大的屏蔽效应，使质子难以接氮原子碱性变弱。如因甲基的空间障碍，甲基麻黄碱（pK_a = 9.30）的碱性弱于麻黄碱（pK_a = 9.58）。

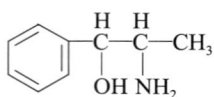

莨菪碱、山莨菪碱、东莨菪碱由于屏蔽效应的影响，碱性强弱不同。莨菪结构中的 6、7 位为氢原子取代，对氮原子的空间屏蔽作用小，碱性最强（pK_a = 9.65）；东莨菪碱 6、7 位有三元氧环取代，对氮原子的空间屏蔽作用较强，碱性较弱（pK_a = 7.50）；山莨菪碱的 6 位为羟基取代，对氮原子的屏蔽介于氢原子、三元氧环之间，碱性介于莨菪碱、东莨菪碱之间。

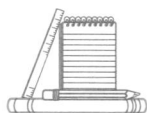

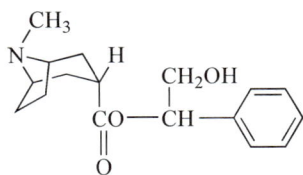

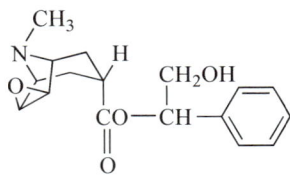

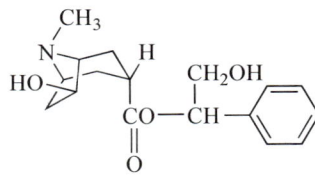

　　　　莨菪碱　　　　　　　　　　东莨菪碱　　　　　　　　　　山莨菪碱

5. 氢键效应　生物碱氮原子孤电子对接受质子生成共轭酸，如在其附近存在羟基、羧基等取代基团时，并且有利于和生物碱共轭酸分子中的质子形成氢键缔合，增加了共轭酸的稳定性，从而使碱性增强。如在麻黄碱和伪麻黄碱中，由于分子中甲基和苯基的互相排斥作用，使麻黄碱的盐不易形成分子内氢键，伪麻黄碱的盐易形成分子内氢键，麻黄碱盐的稳定性小于伪麻黄碱盐的稳定性，故麻黄碱的碱性弱于伪麻黄碱。

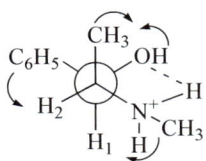

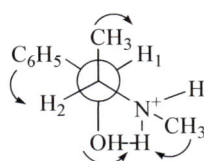

　　　　麻黄碱共轭酸（pK_a=9.58）　　　　　　　伪麻黄碱共轭酸（pK_a=9.74）

　　由于生物碱分子结构复杂，在分析碱性强弱时，需综合考虑上述多种影响因素。一般而言，空间效应与诱导效应并存时，空间效应居主导地位；共轭效应与诱导效应并存时，共轭效应居主导地位。

项目三　生物碱类化合物的提取与分离技术

一、生物碱的提取技术

　　生物碱在生物体内以多种形式存在，在提取生物碱时，要考虑生物碱的性质和存在形式，选择适宜的提取溶剂和方法。一般来说，少数具有挥发性的生物碱，如麻黄碱及一些液体生物碱，可用水蒸气蒸馏法提取；具有升华性的生物碱，如咖啡碱可采用升华法提取；绝大多数生物碱是用溶剂提取法提取总生物碱后，再进一步分离。下面介绍溶剂提取法。

（一）脂溶性生物碱的提取

　　1. 水或酸水提取法　水或酸水适合水溶性生物碱或在酸水中可以生成水溶性盐的生物碱。此法不适合酰胺类碱性极弱的生物碱提取。酸水提取法常用0.1%～1%的硫酸、盐酸和乙酸等为溶剂，选用浸渍法或渗漉法提取。酸水提取方法比较简单，但因提取液体积较大、浓缩困难、水溶性杂质多，可采用以下三种方法做进一步处理。

　　（1）离子交换树脂提取法　酸水提取液通过阳离子交换树脂柱，使生物碱盐阳离子交换在树脂上，而杂质随溶液流出柱。树脂从色谱柱中倒出，用氨水碱化，使生物碱从树脂上游离出来，再将树脂用三氯甲烷或乙醚等有机溶剂回流提取。浓缩洗脱液后即可得到游离的总生物碱。其反应过程如下：

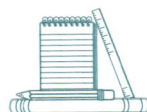

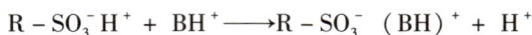

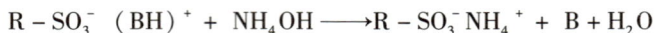

$$R-SO_3^-H^+ + BH^+ \longrightarrow R-SO_3^- (BH)^+ + H^+$$

$$R-SO_3^- (BH)^+ + NH_4OH \longrightarrow R-SO_3^-NH_4^+ + B + H_2O$$

注：$R-SO_3^-H^+$代表磺酸型阳离子交换树脂，B代表游离生物碱。

这种处理方法所得到的生物碱纯度高，有机溶剂用量少，离子交换树脂再生后可反复使用。

（2）**有机溶剂萃取法** 酸水提取液用氨水或石灰水等碱液碱化，使生物碱盐转变为游离生物碱，再用三氯甲烷或乙醚等亲脂性有机溶剂萃取，合并萃取液，回收有机溶剂即可得到总生物碱。

（3）**沉淀法** 酸水提取液加碱液碱化，使生物碱在水中游离而沉淀析出。

2. 亲水性有机溶剂提取法 适用于各类生物碱的提取。常用60%~95%乙醇或酸性乙醇为提取溶剂，采用浸渍法、渗漉法或回流法提取。此法提取液易浓缩，水溶性杂质提出少，但脂溶性杂质较多，如树脂、脂溶性色素等，可浓缩后用酸水溶解–碱水游离–有机溶剂萃取法做进一步纯化。

3. 亲脂性有机溶剂提取法 利用大多数游离生物碱具有亲脂性，可以用三氯甲烷等亲脂性有机溶剂采用回流或连续回流进行提取。但由于生物碱一般以盐的形式存在于植物细胞中，在采用亲脂性溶剂提取时，先用氨水、石灰乳等碱水将药材粗粉润湿，使生物碱游离，同时碱水润湿可增加有机溶剂的穿透力。

（二）水溶性生物碱的提取

水溶性生物碱可用雷氏铵盐沉淀法和溶剂法进行提取。

1. 沉淀法 利用生物碱与生物碱沉淀试剂雷氏铵盐$NH_4[Cr(NH_3)_2(SCN)_4]$生成雷氏复盐沉淀析出，将生物碱从碱水层中分离出来。该方法适合所有生物碱的分离，但由于分离过程比较繁琐，常用于水溶性季铵碱的提取。

其操作步骤是：将季铵型生物碱溶于pH值为2的盐酸水溶液中，加入新配制的雷氏铵盐饱和水溶液，待沉淀完全，滤集生成的雷氏生物碱盐沉淀，沉淀用少量水洗后加丙酮溶解，滤过，留取滤液；滤液中加入Ag_2SO_4饱和水溶液，滤除雷氏银盐沉淀，取滤液；滤液中加入计算量的$BaCl_2$溶液，滤过，滤液即为生物碱的盐酸盐。

反应过程如下（B代表生物碱）：

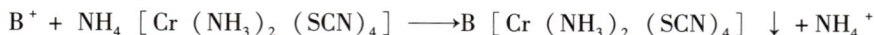

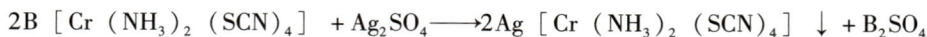

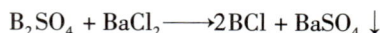

$$B^+ + NH_4[Cr(NH_3)_2(SCN)_4] \longrightarrow B[Cr(NH_3)_2(SCN)_4] \downarrow + NH_4^+$$

$$2B[Cr(NH_3)_2(SCN)_4] + Ag_2SO_4 \longrightarrow 2Ag[Cr(NH_3)_2(SCN)_4] \downarrow + B_2SO_4$$

$$B_2SO_4 + BaCl_2 \longrightarrow 2BCl + BaSO_4 \downarrow$$

2. 溶剂法 利用水溶性生物碱能溶于极性较大但又与水不混溶的有机溶剂（如正丁醇）的性质，采用两相溶剂萃取法，将水溶性生物碱萃取出来。

二、生物碱的分离技术

提取得到的总生物碱，是多种生物碱的混合物，需要进一步分离。一般先将总碱进行初步分离，然后再根据溶解性、酸碱性和极性的差异进行单体分离。

（一）总生物碱的分离

根据生物碱碱性强弱和溶解性能，将总生物碱初步分成弱碱性生物碱，中强碱性生物碱和水溶性生物碱三部分，前两部分又可根据生物碱中有无酸性基团（酚羟基）分成酚性和非酚性两类。分离流程如下：

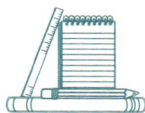

总生物碱

　　↓　酸水（2%硫酸、2%酒石酸）
　　　　溶解、过滤

酸水滤液

　　↓　有机溶剂萃取（氯仿或苯等）

┌─────────────────────────┬─────────────────────────┐

有机溶剂层　　　　　　　　　　　　　　**酸水层**
（弱碱性生物碱）　　　　　　　　　　（中强、强碱性生物碱）

　↓　1%～2%NaOH水溶液萃取　　　　　　↓　氨水调pH9～10
　　　　　　　　　　　　　　　　　　　　有机溶剂萃取

┌──────────┬──────────┐　　　　┌──────────┬──────────┐

碱水层　　　　　**有机溶剂层**　　　**有机溶剂层**　　　**碱水层**
NH₄Cl处理　　（非酚性弱碱性生物碱）
有机溶剂萃取　　　　　　　　　　↓　1%～2%NaOH水溶液萃取

有机溶剂层　　　　　┌──────────┬──────────┐　　　┌──────────┬──────────┐
（酚性弱碱性生物碱）
　　　　　　　　　　碱水层　　　　**有机溶剂层**　　　**方法①**　　　**方法②**
　　　　　　　　　　　　　　　（非酚性叔胺生物碱）　　调pH>12　　酸化，加生物碱
　　　　　　　　NH₄Cl处理　　　　　　　　　　　　　正丁醇萃取　　沉淀试剂，过滤
　　　　　　　　有机溶剂萃取

　　　　　　　　有机溶剂层　　　　　　　　　　　**正丁醇层**　　　**沉淀**
　　　　　　　（酚性叔胺生物碱）　　　　　　　　（水溶性生物碱）　　　↓　分解

　　　　　　　　　　　　　　　　　　　　　　　　　　　　水溶性生物碱

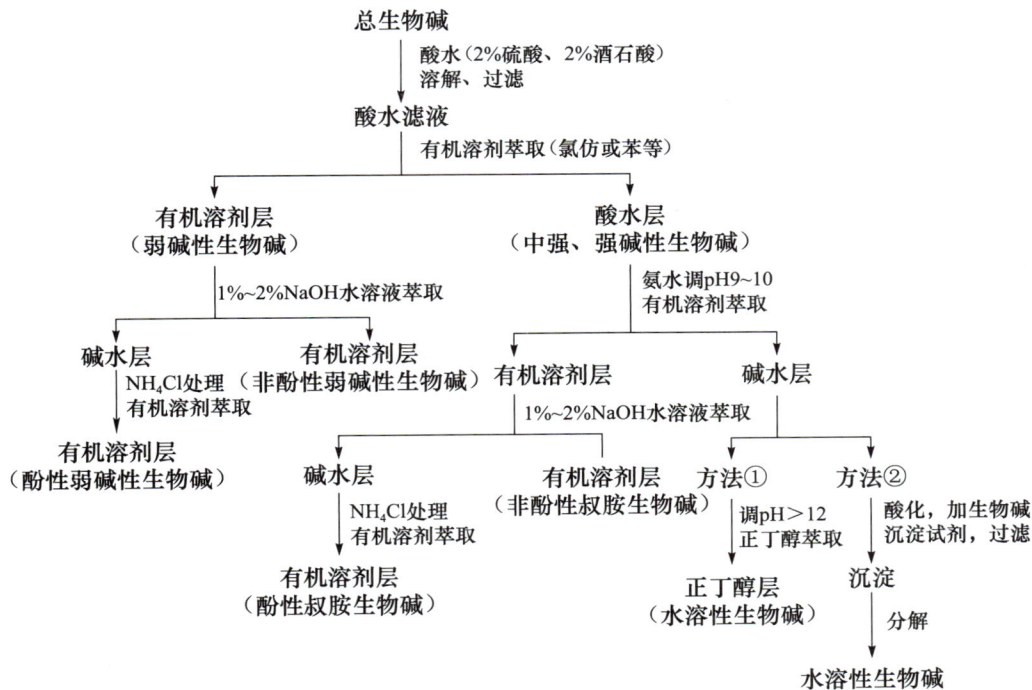

（二）单体生物碱的分离

1. 利用生物碱碱性的不同进行分离　总生物碱中各单体生物碱的碱性之间存在着一定的差异，可在不同的 pH 条件下分离，称为 pH 梯度法。操作方法有两种：一种是将总生物碱溶于酸水溶液中，pH 由低到高逐步加碱，每调节一次 pH，用有机溶剂萃取，则各单体生物碱依碱性由弱到强先后游离依次被萃取出而分离；另一种是将总生物碱溶于氯仿等亲脂性有机溶剂中，加入不同酸性缓冲液以 pH 由高到低依次萃取，生物碱可按碱性由强到弱先后成盐依次萃取出而分离。在进行 pH 梯度法前多用缓冲纸色谱法作萃取分离的先导。根据生物碱混合物中碱性强弱的不同，采用不同 pH 缓冲液来萃取分离。

2. 利用生物碱或生物碱盐溶解度的不同进行分离　由于生物碱结构的差异，使其在溶剂中的溶解度不同，可利用此性质进行分离。例如从苦参总碱中分离氧化苦参碱，苦参碱与氧化苦参碱均溶于三氯甲烷，但氧化苦参碱为苦参碱的氮氧化物，极性稍大，其在乙醚中溶解度很小。向总碱的三氯甲烷溶液中加入大约 10 倍量乙醚，可使氧化苦参碱沉淀析出，而苦参碱留在母液中，达到分离的目的。

有些生物碱盐比生物碱易于结晶，可利用生物碱盐在溶剂中溶解度的差异进行分离。例如麻黄碱和伪麻黄碱的分离，是利用草酸麻黄碱难溶于水，在溶液中结晶析出，草酸伪麻黄碱易溶于水而留在母液中的性质进行分离。

3. 利用生物碱特殊功能基不同进行分离　具有酚羟基的生物碱，除有碱性外还具有弱酸性，可与 NaOH 溶液生成酚盐而溶于水，而非酚性生物碱不溶于碱水，可利用此性质将两者分离。例如吗啡和可待因的分离，吗啡结构中具有酚羟基，可待因无酚羟基，用 NaOH 溶液萃取将两者分离。

具有内酯或内酰胺结构的生物碱，可与 NaOH 溶液在加热条件下皂化开环生成溶于水的羧酸盐，酸化后环合，与不具有这类结构的化合物分离。如喜树碱的分离。

4. 利用色谱法进行分离　生物碱成分往往比较复杂，而且结构相近，当用上述分离方法不能完全分离时需要采用柱色谱法。

（1）吸附色谱法　极性弱的生物碱常采用此法，常用氧化铝或硅胶为吸附剂，以苯、氯仿、

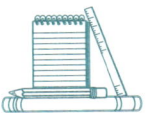

乙醚等亲脂性溶剂为洗脱剂。如东贝母总生物碱中4种甾体生物碱的分离。

（2）分配色谱法　虽然多数生物碱能用吸附色谱法分离，但对某些结构特别相近的生物碱，分离效果不一定理想，可采用分配色谱法。如三尖杉中的抗癌生物碱三尖杉酯碱和高三尖杉酯碱的分离，两者结构仅差一个亚甲基，吸附色谱分离效果不佳，而分配色谱能将其分离。

上述介绍了几种生物碱分离方法，在实际工作中，还可采用离子交换法、高效液相色谱法、凝胶色谱法等。对于某些植物中生物碱种类较多、结构相似者，仅靠其中一种方法很难分离出生物碱纯品，一般需要多种分离方法配合应用。

项目四　生物碱类化合物的检识技术

一、生物碱的化学检识技术

（一）沉淀反应

大多数生物碱能和某些试剂生成难溶于水的复盐或分子络合物，这些试剂被称为生物碱沉淀试剂。这些反应通常在酸性水溶液或稀醇溶液中进行，被称为生物碱沉淀反应。

利用沉淀反应可预试生物碱的存在，检查提取分离是否完全，也可用于生物碱的精制和鉴定。在反应前应排除蛋白质、多肽和鞣质等干扰成分才能得到较可靠的结果。每种生物碱需选用三种生物碱沉淀试剂，因为沉淀试剂对各种生物碱的灵敏度不同。生物碱沉淀试剂的种类很多，常用的试剂见表10－1。

表10－1　常用的生物碱沉淀试剂

试剂名称	组成	反应特征
碘化铋钾试剂	$BiI_3 \cdot KI$	黄色至橘红色无定形沉淀
碘－碘化钾试剂	$KI - I_2$	红棕色或褐色无定形沉淀
碘化汞钾试剂	$HgI_2 \cdot 2KI$	生成类白色沉淀
硅钨酸试剂	$SiO_2 \cdot 12WO_3$	浅黄色或灰白色沉淀
饱和苦味酸试剂	2,4,6－三硝基苯酚	黄色晶形沉淀（在中性溶液中）
雷氏铵盐试剂	$NH_4[Cr(NH_3)_2(SCN)_4]$	红色沉淀或结晶

有少数生物碱与某些沉淀试剂并不能产生沉淀，如麻黄碱。因此在下结论时需慎重。

（二）显色反应

一些生物碱单体能与某些试剂反应，生成具有特殊颜色的产物，不同结构的生物碱产生不同的颜色，这种试剂称为生物碱的显色试剂。因为显色反应要求生物碱的纯度较高，所以显色反应主要用于检识个别生物碱，见表10－2。

表10－2　常用的生物碱显色反应

试剂名称	组成	颜色特征
Fröhde 试剂	1%钼酸钠或5%钼酸铵的浓硫酸溶液	乌头碱呈黄棕色；吗啡呈紫色转棕色；可待因呈暗绿色至淡黄色；黄连素呈绿色；利血平黄色转蓝色
Mandelin 试剂	1%钒酸铵的浓硫酸溶液	莨菪碱及阿托品呈红色；奎宁呈橙色；吗啡呈蓝紫色；可待因呈蓝色；士的宁呈蓝紫色到红色
Marquis 试剂	30%甲醛0.2mL与10mL硫酸混合溶液	吗啡呈橙色至紫色；可待因呈洋红色至黄棕色

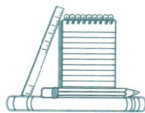

二、生物碱的色谱检识技术

生物碱常用的色谱检识方法有薄层色谱法、纸色谱法、高效液相色谱法等，它们具有微量、快速和准确等优点，在实际工作中应用较广泛。

（一）薄层色谱法

生物碱常选用氧化铝为吸附剂，以三氯甲烷为基本溶剂，如果 R_f 值过大，则在展开剂中添加一些极性较小的有机溶剂（如石油醚、环己烷等）；如果 R_f 值过小，向展开剂中添加一些极性较大的有机溶剂（如甲醇、乙醇等）。各溶剂的比例需经过实验获得，溶剂的极性必须与生物碱的极性相适应，才能获得较理想的分离效果。

选用硅胶作吸附剂，通常需要在加碱的条件下才能获得集中的斑点。加碱的方法有三种：一是在湿法制板时，用 $0.1 \sim 0.5 mol/L$ 的氢氧化钠溶液代替水，使硅胶薄层显碱性；二是向展开剂中加入一定量的二乙胺或氨水；三是在色谱槽中放一盛有氨水的小杯。三种方法都可使生物碱的薄层色谱在碱性环境中进行，从而获得满意的分离效果。

如果吸附薄层色谱法分离生物碱效果不理想时，可采用分配薄层色谱法。以硅胶或纤维素为支持剂，甲酰胺做固定相，用甲酰胺饱和的亲脂性有机溶剂作流动相进行展开，适于分离弱极性或中等极性的生物碱；用水做固定相，适于分离水溶性的生物碱。

薄层展开后，有颜色或荧光的生物碱可直接在可见光或紫外灯下观察斑点；无颜色者，可选用改良碘化铋钾试剂显色，大多数生物碱显橘红色。如展开剂或固定相中有较难挥发的碱或甲酰胺时，必须先挥去碱或甲酰胺，再喷显色试剂。

（二）纸色谱法

生物碱的纸色谱固定相常用水、甲酰胺或缓冲溶液。用于生物碱盐时，由于生物碱以离子状态存在，极性大，一般以滤纸中所含的水分为固定相，选择极性较大的酸性溶剂为展开剂，如正丁醇-乙酸-水（4:1:5 上层）。也用酸性缓冲液为固定相，此时可选择极性较小的溶剂系统为展开剂；当生物碱以分子状态层析时，用甲酰胺作固定相，以甲酰胺饱和的亲脂性有机溶剂（苯和三氯甲烷等）作展开剂。

纸色谱法所使用的显色剂与薄层色谱相同，但是不能含有硫酸。

（三）高效液相色谱法

高效液相色谱法分离生物碱时主要采用反相分配色谱。常用的条件如下：

固定相：C_{18}（C_8）-烷基键合相。要求游离硅醇基越少越好，最好为封端的固定相。

流动相：甲醇（乙腈）-水，含有 $0.01 \sim 0.1 mol/L$ 磷酸缓冲液、碳酸铵或乙酸钠（pH 值 4~7）。

在相同的实验条件下，各种生物碱均有一定的保留时间，可作定性参数。即被测样品与已知对照品保留时间相同，则两者为同一化合物。当实验条件不同时，可将已知生物碱对照品加入被测样品中测定，峰面积增加的生物碱与已知对照品为同一化合物。

项目五 含生物碱类化合物的常用中药

含生物碱类化合物的常用中药见表 10-3。

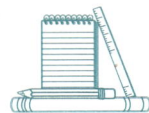

表 10 – 3 含生物碱类化合物的常用中药

结构类型	药名	基原	主要化学成分
有机胺类生物碱	麻黄	麻黄科植物草麻黄 *Ephedra sinica* Stapf、中麻黄 *Ephedra intermedia* Schrenk et C. A. Mey. 或木贼麻黄 *Ephedra equisetina* Bunge. 的干燥草质茎	麻黄碱、伪麻黄碱
氮杂环类生物碱	黄连	毛茛科植物黄连 *Coptis chinensis* Franch.、三角叶黄连 *Coptis deltoidea* C. Y. Cheng et Hsiao 或云连 *Coptis teeta* Wall. 的干燥根茎	小檗碱、巴马丁、黄连碱、甲基黄连碱、药根碱、表小檗碱
	防己	毛茛科植物黄连 *Coptis chinensis* Franch.、三角叶黄连 *Coptis deltoidea* C. Y. Cheng et Hsiao 或云连 *Coptis teeta* Wall. 的干燥根茎	粉防己碱、防己诺林碱
	洋金花	茄科植物白曼陀罗 *Datura metel* L. 的干燥花	东莨菪碱、莨菪碱
	苦参	豆科植物苦参 *Sophora flavescens* Ait. 的干燥根	苦参碱、氧化苦参碱
	乌头	毛茛科植物乌头 *Aconitum carmichaeli* Debx. 的干燥块根	乌头碱、次乌头碱
	延胡索	罂粟科紫堇属植物延胡索 *Corydalis yanhusuo* W. T. Wang 的块茎	*d* – 紫堇碱，*dl* – 四氢巴马丁，普托品、*l* – 四氢黄连碱
	马钱子	马钱科植物马钱 *Strychnos nux – vomica* L. 的干燥成熟种子	马钱子碱

复习思考

一、单项选择题

1. 属于有机胺类生物碱的是 (   )

A. 莨菪碱 B. 乌头碱 C. 麻黄碱

D. 咖啡因 E. 苦参碱

2. 属于莨菪烷类生物碱是 (   )

A. 阿托品 B. 氧化苦参碱 C. 小檗碱

D. 伪麻黄碱 E. 可待因

3. 属于异喹啉类生物碱是 (   )

A. 槟榔碱 B. 东莨菪碱 C. 奎宁

D. 秋水仙碱 E. 小檗碱

4. 碱性最强的生物碱是 (   )

A. 芳香胺生物碱 B. 伯胺生物碱 C. 叔胺生物碱

D. 季铵生物碱 E. 仲胺生物碱

5. 水溶性生物碱主要是 (   )

A. 叔胺生物碱 B. 季铵生物碱 C. 伯胺生物碱

D. 仲胺生物碱 E. 两性生物碱

6. 分离酚性生物碱常用的碱液是 (   )

A. $Ca(OH)_2$ B. NH_4OH C. Na_2CO_3

D. $NaOH$ E. $NaHCO_3$

7. 生物碱酸水提取液的分离纯化方法常用的树脂是 (   )

A. 阳离子交换树脂 B. 大孔吸附树脂 C. 硅胶

D. 阴离子交换树脂 E. 氧化铝

8. 碱性不同生物碱的分离方法是（　　　）

    A. 溶剂回流法　　　　　　　　　B. 酸提取碱沉淀法　　　　　　C. 结晶法

    D. 简单萃取法　　　　　　　　　E. pH 梯度萃取法

9. 生物碱沉淀反应结果为橘红色的是（　　　）

    A. 硅钨酸　　　　　　　　　　　B. 硫氰酸铬铵　　　　　　　　C. 碘化铋钾

    D. 苦味酸　　　　　　　　　　　E. 碘化汞钾

10. 生物碱沉淀反应的条件是（　　　）

    A. 醇水溶液　　　　　　　　　　B. 酸水溶液　　　　　　　　　C. 盐水溶液

    D. 中性溶液　　　　　　　　　　E. 碱水溶液

二、多项选择题

1. 生物碱具有的特点是（　　　）

    A. 有生物活性　　　　　　　　　B. 氮原子多在环内　　　　　　C. 分子中多有苯环

    D. 多有碱性　　　　　　　　　　E. 分子中有氮原子

2. 属于哌啶类生物碱是（　　　）

    A. 烟碱　　　　　　　　　　　　B. 小檗碱　　　　　　　　　　C. 槟榔碱

    D. 麻黄碱　　　　　　　　　　　E. 苦参碱

3. 能溶于水的生物碱是（　　　）

    A. 氧化苦参碱　　　　　　　　　B. 生物碱盐　　　　　　　　　C. 仲胺生物碱

    D. 季铵生物碱　　　　　　　　　E. 麻黄碱

4. 生物碱常用的提取方法有（　　　）

    A. 碱提取酸沉淀法　　　　　　　B. 亲脂性溶剂提取法　　　　　C. 酸水提取法

    D. 醇提取酸沉淀法　　　　　　　E. 醇类溶剂提取法

5. 硅胶薄层色谱法检识生物碱时为防拖尾常用（　　　）

    A. 碱性展开剂　　　　　　　　　B. 氨水饱和　　　　　　　　　C. 中性展开剂

    D. 酸性展开剂　　　　　　　　　E. 乙酸饱和

三、填空题

1. 生物碱按基本母核分类为_____和_____。

2. 生物碱性状大多数为_____，少数为_____；个别生物碱有_____，可利用水蒸气蒸馏法提取；多数生物碱有_____味。

3. 生物碱按溶解性分为_____和_____两类。

4. 生物碱能与某些试剂生成难溶于水的复盐或分子络合物而产生沉淀，这些试剂称为_____。

四、简答题

1. 简述影响生物碱碱性强弱的主要因素。

2. 简述分离生物碱常用 pH 梯度萃取的两种操作方法。

扫一扫，查阅
复习思考题答案

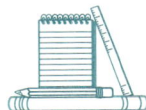

模块十一　其他成分

【学习目标】

1. 掌握鞣质的结构、分类、理化性质和除去鞣质的方法，牛黄中胆汁酸类成分的结构特点、检识技术，金银花中绿原酸的结构特点和生物活性。

2. 熟悉有机酸的分类、理化性质和检识技术，氨基酸、蛋白质和酶的主要性质及检识技术。

3. 了解牛黄、蟾酥、麝香、斑蝥等常见动物药中主要化学成分的结构及生物活性，常见矿物药的主要化学成分及功效。

其他天然化合物成分主要介绍鞣质、有机酸、氨基酸、蛋白质、酶及动物药和矿物药活性成分等，大多都是植物或动物用于维持生命所必需的基本物质。然而，这些成分以往常常被认为是无效成分，随着研究的深入，发现他们具有特殊的生物活性被普遍重视。

项目一　鞣　质

鞣质又称鞣酸或单宁，原是指具有鞣制皮革作用的物质。随着现代研究的不断进展，目前认为，鞣质是由没食子酸（或其聚合物）的葡萄糖（及其他多元醇）酯、黄烷醇及其衍生物的聚合物以及两者混合共同组成的植物多元酚。

鞣质广泛分布于植物界，特别在种子植物中分布更为广泛，如大戟科、蓼科、蔷薇科、豆科、桃金娘科和茜草科等植物中为多见。我国含有鞣质的中草药资源十分丰富，如五倍子、地榆、大黄、仙鹤草、四季青、麻黄等均含有大量的鞣质。鞣质具有多方面的生物活性，如抗肿瘤作用，抗脂质过氧化，清除自由基作用，抗病毒作用，抗过敏、疱疹作用及利用其收敛性用于止血、止泻、治疗烧伤等。

一、鞣质的结构与分类

根据鞣质的化学结构特征，将鞣质分为可水解鞣质、缩合鞣质和复合鞣质三大类。

（一）可水解鞣质

可水解鞣质由于分子中具有酯键和苷键，在酸、碱、酶（鞣质酶或苦杏仁酶）的作用下，可水解成小分子酚酸类化合物和糖或多元醇。根据水解的主要产物（酚酸及其多元醇）不同，又可分为没食子酸鞣质、逆没食子酸鞣质及其低聚体、C-苷鞣质和咖啡鞣质等。

1. 没食子酸鞣质　水解后能生成没食子酸和糖或多元醇。此类鞣质的糖或多元醇部分的羟基全部或部分地被酚酸或缩酚酸所酯化，结构中具有酯键或酯苷键。五倍子鞣质是没食子酸鞣质的代表，制成软膏外用具有收敛止血作用，与蛋白质相结合制成鞣酸蛋白，内服用于治疗腹泻、慢性胃肠炎及溃疡等。

2. 逆没食子酸鞣质　又称鞣花鞣质，是六羟基联苯二酸或与其有生源关系的酚羧酸与多元醇（多数是葡萄糖）形成的酯，水解后可产生逆没食子酸（又称鞣花酸）。逆没食子酸鞣质是植

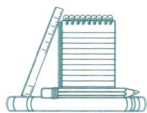

物中分布最广泛、种类最多的一类可水解鞣质。如特里马素、木麻黄亭等是最初分得具六羟基联苯二甲酰基的逆没食子酸鞣质。

（二）缩合鞣质

缩合鞣质类用酸、碱、酶处理或久置均不能水解，但可缩合为高分子不溶于水的产物鞣酐，又称鞣红。缩合鞣质的主要结构单元是黄烷-3-醇类和黄烷-3,4-二醇类，其中最常见的是儿茶素类及其衍生物。

缩合鞣质在植物界的分布比可水解鞣质广泛，天然鞣质大多属于此类。它们主要存在于植物的果实、种子及树皮等中，例如柿子、槟榔、钩藤、麻黄、茶叶、大黄、肉桂等都含有缩合鞣质。缩合鞣质与空气接触，特别是在酶的影响下，很易氧化、脱水缩合形成暗棕色或红棕色的鞣红沉淀。

（三）复合鞣质类

复合鞣质是由黄烷醇与可水解鞣质部分通过碳-碳键连接而成的一类化合物。它们兼有可水解鞣质与缩合鞣质的特征。

知识链接

鞣质的生物活性

鞣质具收敛性，内服可用于治疗胃肠道出血、溃疡和水泻等症，外用于创伤、灼伤，可使创伤后渗出物中蛋白质凝固，形成痂膜，而减少分泌或感染，鞣质能使创伤的微血管收缩，有局部止血作用。鞣质能凝固微生物体内的原生质，故有抑菌作用，有些鞣质具有解毒作用，如贯众能抑制多种流感病毒，鞣质可用作生物碱及某些重金属中毒时的解毒剂。鞣质具较强的还原性，可清除生物体内的超氧自由基，延缓衰老。此外，鞣质还有抗变态反应、抗炎、驱虫、降血压等作用。

鞣质的结构类型及特点见表11-1。

表11-1　鞣质的结构类型及特点

结构类型		结构特点	实例
可水解鞣质	没食子酸鞣质类	没食子酸为基本单位	鞣酸
	逆没食子酸鞣质类	逆没食子酸为基本单位	3,3'-二甲氧基鞣花酸

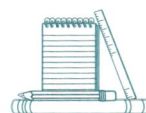

续表

结构类型	结构特点	实例
不可水解鞣质　缩合鞣质		（+）儿茶素 黄烷-3-醇为基本单位　　　　　　　原花青素
复合鞣质	没食子酸（五倍子酸）及（+）儿茶素缩合而成	

二、鞣质的理化性质

（一）物理性质

1. 性状　鞣质除少数为结晶状外，大多为灰白色无定形粉末，并多具有吸湿性。

2. 溶解性　鞣质极性较强，溶于水、甲醇、乙醇等强极性溶剂，可溶于醋酸乙酯、丙酮和乙醇的混合液，难溶或不溶于乙醚、氯仿、苯、石油醚等极性小有机溶剂。少量水存在能够增加鞣质在有机溶剂中的溶解度。

（二）化学性质

1. 还原性　鞣质含有很多酚羟基，很易被氧化，具有较强的还原性，能还原斐林试剂。

2. 与蛋白质沉淀　鞣质能与蛋白质结合产生不溶于水的沉淀，能使明胶从水溶液中沉淀出来，能使生皮成革。其原因是鞣质分子中的酚羟基与蛋白质结构中的酰胺基团通过氢键缔合形成不溶于水的复合物沉淀。此性质可作为鞣质纯化、鉴别的一种方法。

3. 与重金属盐沉淀　鞣质的水溶液能与醋酸铅、醋酸铜、氯化亚锡等重金属盐生成沉淀。在提取分离及除去鞣质时均可利用这一性质。

4. 与生物碱沉淀　鞣质的水溶液可与生物碱生成难溶或不溶的沉淀，故可用作生物碱沉淀试剂。在提取分离及除去鞣质时亦常利用这一性质。

5. 与三氯化铁的作用　鞣质的水溶液与三氯化铁作用，产生蓝黑色或绿黑色。工业上蓝黑墨水的制造就是利用鞣质的这一性质。

6. 与铁氰化钾氨溶液作用　鞣质与铁氰化钾氨溶液反应呈深红色，并很快变成棕色。

三、鞣质的提取与分离技术

1. 鞣质的提取技术　鞣质为多元酚类化合物，极性较大，常用的提取溶剂有水、乙醇、甲醇、水-丙酮等溶剂。提取和浓缩过程应注意以下几点：

（1）用于提取鞣质的原料最好是刚刚采摘的，未变质的气干原料也可应用。采摘的新鲜原料宜立即浸提，也可以用冷冻或浸泡在丙酮中的方法贮存。

（2）提取温度应尽可能低，一般采用浸渍法或渗漉法提取，尤其是对于极不稳定的可水解鞣质，温度应控制在50℃以下。

（3）鞣质易氧化，故一般在提取操作中应注意空气中的氧气、日光中的紫外线和酶等因素的影响，且严禁使用铁、铜等金属容器，必要时可加入一定量抗氧化剂提高鞣质稳定性。

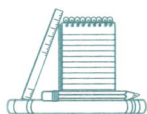

（4）鞣质在酸、碱液中均不稳定，提取过程中应尽量避免与之接触。

通常将经过粉碎的干燥原料或新鲜原料（茎叶类）在高速搅碎机内加溶剂进行组织破碎提取，然后滤过得到浸提液。提取溶剂一般使用 50%～70% 含水丙酮，其对鞣质的溶解能力最强，能够打开植物组织内鞣质–蛋白质的连接链，使鞣质的提取得率提高。且丙酮很容易从提取液中减压回收，得到鞣质的水溶液。

2. 鞣质的分离技术 鞣质粗提物中含有大量的糖、蛋白质、脂类等杂质，加上鞣质本身是许多结构和理化性质十分接近的混合物，需进一步分离纯化。通常采用有机溶剂分步萃取的方法进行初步纯化，甲醇能使水解鞣质中的缩酚酸键发生醇解，乙酸乙酯能够溶解多种水解鞣质及低聚的缩合鞣质，乙醚只溶解分子量小的多元酚。初步分离还可以采取皮粉法、乙酸铅沉淀法、氯化钠盐析法、渗析法、超滤法和结晶法等。柱色谱是目前制备纯鞣质及有关化合物的最主要方法，可选用的固定相有硅胶、纤维素、聚酰胺、聚苯乙烯凝胶，聚乙烯凝胶、葡聚糖凝胶等，其中又以葡聚糖凝胶 Sephadex LH–20 最为常用。色谱分离洗脱剂一般用水、不同浓度的醇或丙酮。

上述提取得到的粗总鞣质，仍然是一混合物，需要进一步分离、纯化。鞣质分离及纯化的经典方法主要有溶剂法、蛋白质沉淀法等，现在常用色谱法。

（1）**溶剂法** 通常将含鞣质的水溶液先用乙醚等极性小的溶剂萃取，除去极性小的杂质，然后用乙酸乙酯提取，可得到较纯的鞣质。亦可将鞣质粗品溶于少量乙醇和乙酸乙酯中，逐渐加入乙醚，鞣质可沉淀析出。

（2）**蛋白质沉淀法** 利用鞣质与蛋白质结合的性质，可从水溶液中分离鞣质。将含鞣质的水溶液中分批加入明胶溶液，滤取沉淀，用丙酮回流，鞣质溶于丙酮，蛋白质不溶于丙酮而析出，这也是将鞣质与非鞣质成分相互分离的常用方法。

（3）**柱色谱法** 柱色谱是目前分离纯化鞣质的最主要方法。普遍采用的固定相有凝胶类如 Sephadex LH–20 和大孔树脂等。

3. 除去鞣质的方法 中药注射剂的制备过程中必须注意除尽鞣质。主要原因有两方面：其一，由于鞣质能与蛋白质结合成水不溶性沉淀，若存在于注射剂中，肌内注射后局部容易出现硬结和疼痛；其二，若注射剂含有鞣质，在灭菌和贮藏过程中，颜色会加深，产生浑浊继而生成沉淀，使注射剂澄明度和稳定性不合格。除去鞣质的方法如下：

（1）**热处理法** 鞣质的水溶液是一种胶体溶液，高温处理可使胶粒聚集，沉淀析出，达到除鞣质的目的。中药注射剂常采用两次灭菌法除去鞣质。

（2）**明胶沉淀法** 将 4% 明胶水溶液加入天然药物的水提取液，至沉淀完全，滤过，滤液减压浓缩后，加入 3～5 倍量乙醇，沉淀去除过量明胶。

（3）**石灰法** 由于钙离子与鞣质结合能生成沉淀，故可将氢氧化钙加入中药水提取液中，使鞣质沉淀除去。或者在提取前，先将石灰乳拌入中药材中，使鞣质与钙结合成不溶性化合物而残留于药渣中，再选用适宜溶剂提取出有效成分。

（4）**聚酰胺吸附法** 鞣质分子中含有多个酚羟基，可被聚酰胺吸附，与有效成分分开。此操作简便且除去鞣质彻底。

（5）**溶剂法** 鞣质与碱成盐后难溶于乙醇，在乙醇溶液中调至 pH 值 9～10，可使鞣质产生沉淀，滤过除去。

此外，乙酸铅或氢氧化铝沉淀法、白陶土或活性炭吸附法也常用于除去鞣质。

四、鞣质的检识技术

1. 物理检识 鞣质熔点、比旋值可以采用熔点仪和旋光仪测定。

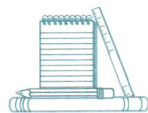

2. 化学检识　以下反应，可用于检识鞣质，也可用于鉴别可水解鞣质与缩合鞣质，见表 11 – 2。

表 11 – 2　鞣质的检识与鉴别

试剂	稀酸共沸	溴水	石灰水	甲醛和盐酸	三氯化铁
可水解鞣质	无沉淀	无沉淀	青灰色沉淀	无沉淀	蓝色或蓝黑色（或沉淀）
缩合鞣质	暗红色鞣红沉淀	黄色或橙红色沉淀	棕色或棕红色沉淀	沉淀	绿色或绿黑色（或沉淀）

除此之外，还有一些常见鞣质的检识反应，如乙酸铅反应有沉淀且沉淀溶于乙酸的为缩合鞣质；如果香草醛浓硫酸反应与对二甲氨基苯甲醛反应呈红色，说明存在儿茶素类缩合鞣质；如果甲醛浓盐酸 – 硫酸铁铵反应有樱红色沉淀为缩合鞣质等。

3. 色谱检识　薄层层析法应用较多，检测鞣质的分解产物没食子酸的重现性好，灵敏度高，斑点集中较清晰。纸层析法分离效果差，斑点重叠不集中，拖尾现象严重。

近来也可用高效液相色谱区分各种鞣质类型，可识别植物提取物中的鞣质是普通的还是咖啡酰鞣质，类黄酮鞣质或其他物质。需用的样品量和紫外法差不多，在研究植物中鞣质和其有关的多酚化合物分布情况特别有效。

五、实例：儿茶中鞣质类化学成分的提取与分离

儿茶为豆科金合欢属植物儿茶树 *Acacia catechu*（L.）Willd. 的干枝加水煎汁浓缩而成的干浸膏，其中主要含有没食子酸类鞣质类成分，包括儿茶素、（－）表儿茶素、儿茶鞣酸、对苯二甲酸甲酯等化学成分。儿茶具有收湿生肌敛疮等作用。儿茶中的鞣质类成分多为白色结晶或粉末状，易溶于热水、甲醇、乙醇、冰乙酸等，微溶于冷水，几乎不溶于苯、三氯甲烷、石油醚等亲脂性有机溶剂。

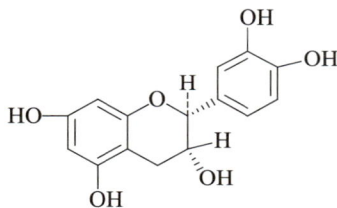 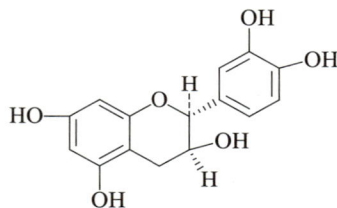 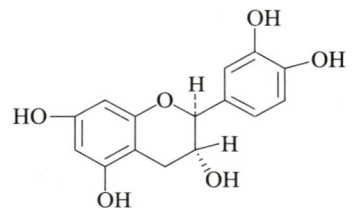

（一）表儿茶素　　　　　　（＋）儿茶素　　　　　　（一）儿茶素

儿茶素的提取分离流程如下：

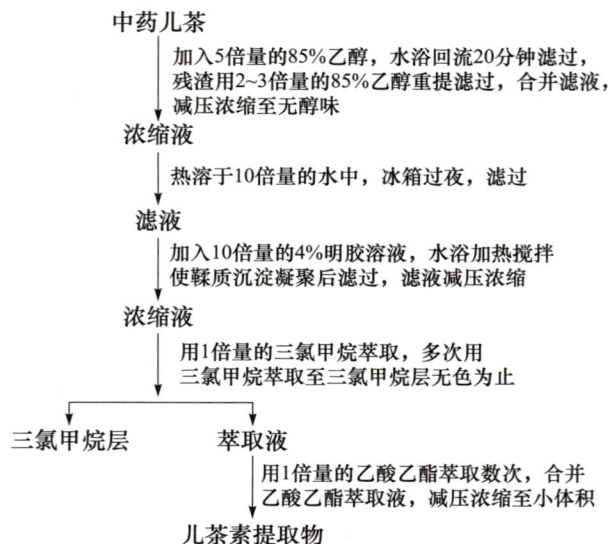

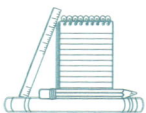

项目二 有机酸

有机酸是一类结构中含有羧基（不包括氨基酸）的一类酸性有机化合物的总称，广泛存在于动植物中，一般作为杂质除去。近年来许多研究表明，中药所含有机酸也具有多方面的活性，包括抗氧化、抗癌、保肝、免疫调节、抑菌、抗病毒、止咳平喘等作用。但是也有部分有机酸具有一定的毒副作用，如甘草酸类物质引起水、钠潴留、低钾血症、高血压和假性醛固酮增多症、马兜铃酸的肾脏毒性等。

知识链接

不容忽视的马兜铃酸肾病

马兜铃具有利尿，祛痰，扩张支气管，强心，降低血压，抗心律失常，扩张冠脉，镇静催眠，促递质释放，抗菌，抑制肿瘤，抗过敏，抗炎，解热镇痛等多种药理作用。但是自20世纪60年代起就有报道服用马兜铃酸剂引发肾功能损害的病例，1993年比利时学者发现2例服中药减肥治疗后出现进行性肾间质纤维化病理变化，2001年6月20日美国食品与药物管理局（FDA）发出警告，要求消费者停止服用13种中药制剂，因为它们含有马兜铃酸，可能会引起肾衰竭，甚至导致肾脏肿瘤。朱砂莲、细辛、威灵仙、追风藤等植物中含有马兜铃酸。要正确认识中药造成的肾损害，纠正中药无毒或毒性很小的偏见，同时要避免以偏概全，将中药肾毒性的认识扩大化。

一、有机酸的结构与分类

有机酸可分为脂肪族有机酸、芳香族有机酸和萜类有机酸等，结构类型及主要特点见表 11 - 3。

表 11 - 3　有机酸的结构类型及特点

结构类型	结构特点	实例	
饱和脂肪酸	主链为饱和烷烃	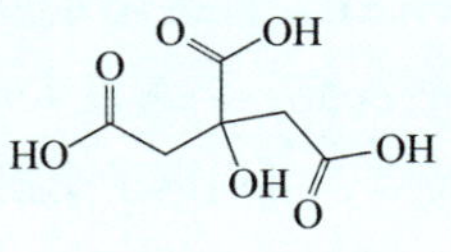 柠檬酸	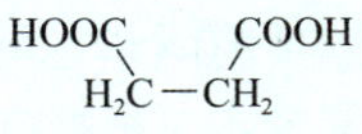 琥珀酸
不饱和脂肪酸	主链为不饱和烷烃	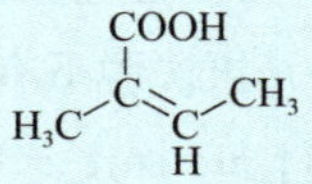 当归酸	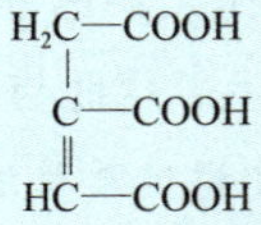 乌头酸
脂环有机酸	主链为环状烷烃	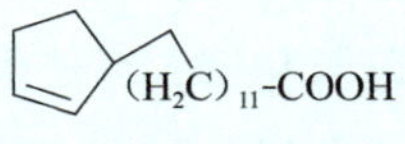 大风子油酸	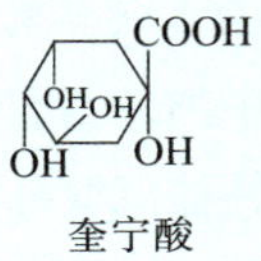 奎宁酸

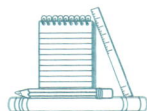

续表

结构类型	结构特点	实例
芳香族有机酸	含有苯环	马兜铃酸　　　　　咖啡酸

二、有机酸的理化性质

1. 性状　常温常压下有机酸多为液态,少数为固态。含八个碳原子以下的低级脂肪酸或不饱和脂肪酸多为液体,较高级的饱和脂肪酸、多元酸和芳香酸多为固体。

2. 溶解性　低级脂肪酸多易溶于水、乙醇。一元脂肪族有机酸随碳原子数增加,水溶性降低,低级酸可与水混溶,高级一元酸不溶于水,但能溶于石油醚、三氯甲烷、乙酸乙酯等有机溶剂。分子中极性基团越多,在水中的溶解度越大。多元酸的水溶性大于相同碳原子的一元酸。芳香酸较难溶于水,易溶于乙醚或乙醇中。

3. 酸性　有机酸因其含有羧基,一般具有酸性,能与碱成分如碱金属、碱土金属结合成盐。其一价金属盐易溶于水,不溶于有机溶剂和高浓度的乙醇,制药工业中常利用此性质,将水溶性差的药物转变成易溶于水的羧酸盐,以便制备注射剂使用。例如含有羧基的青霉素 G 的水溶性极差,转变成钾盐或钠盐后水溶性增大,便于临床使用。二价、三价金属盐较难溶于水,此性质多用于提取和分离有机酸。

三、有机酸的提取与分离技术

1. 提取技术　根据有机酸的溶解度,常用溶剂提取法提取有机酸。

（1）游离的有机酸（分子量小的除外）　易溶于亲脂性有机溶剂而难溶于水,可选用合适的有机溶剂提取。

（2）有机酸盐　易溶于水而难溶于亲脂性有机溶剂,一般先用稀酸水湿润药材,使有机酸游离,然后选用适合的有机溶剂提取;或者直接用水或稀碱水（10% 的氢氧化钠）提取,提取液再经稀酸酸化,溶解度低的有机酸沉淀,溶解度大的用有机溶剂萃取得到。

2. 分离技术　根据有机酸的性质和特点,可用离子交换树脂法、重金属盐沉淀法以及 pH 梯度萃取法进行分离纯化。

（1）离子交换色谱法　将中药的水提液直接通过碱性阴离子交换树脂,使有机酸根离子交换到树脂柱上,从而与碱性和中性成分分开,再洗脱下有机酸得总有机酸。

（2）pH 梯度萃取法　将总有机酸液进行 pH 梯度萃取法进行初步分离,再结合分步结晶法和色谱法可得单体有机酸。

（3）铅盐或钙盐沉淀法　利用有机酸的二价或三价金属盐较难溶于水的性质,在含有有机酸的水溶液中加入乙酸铅、碱式乙酸铅或氢氧化钙,可产生有机酸的铅盐或钙盐的沉淀。再将所得的铅盐或钙盐沉淀悬浮于乙醇中,分别再脱铅、脱钙（用硫酸）,即可得粗品有机酸。

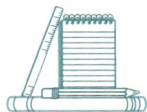

四、有机酸的检识技术

根据有机酸的酸性、特殊显色反应等来进行检识。

1. pH 试纸试验　有机酸溶液可使 pH 试纸呈酸性反应，呈现橙黄～红色。

2. 溴酚蓝试验　将有机酸提取液滴于滤纸上，再滴加 0.1% 溴酚蓝试剂，在蓝色背景上立即显黄色斑点。

3. 色谱检识　在色谱分离过程中，通过调节流动相的 pH 来改善分离效果，避免有机酸部分解离造成色谱斑点不集中或拖尾现象。如在流动相中加入甲酸或乙酸，能使有机酸以分子状态进行展开；或在流动相中加入浓氨水，使有机酸成铵盐的状态进行展开。

（1）纸色谱　展开剂选用正丁醇－乙酸－水（4:1:5 上层）或正丁醇－吡啶－二氧六环－水（14:4:1:1）。常采用 0.05% 溴酚蓝的乙醇溶液喷雾，于蓝色背景上呈现黄色斑点。

（2）薄层色谱 选用聚酰胺－淀粉－水（5:1:5）作固定相制板，展开剂用 95% 乙醇或三氯甲烷－甲醇（1:1）；或选用硅胶－石膏－水（10:2:30）作固定相湿法铺板，晾干，105℃ 干燥 30 分钟，展开剂用乙酸乙酯－甲醇－浓氨水（90:5:3），或苯－甲醇－乙酸（95:8:4）。显色剂一般采用 0.05% 溴酚蓝水溶液。

五、实例

1. 从青木香中提取分离有机酸类化学成分　青木香为马兜铃科植物马兜铃的干燥根。青木香中主要含有多种硝基菲酸类成分（统称为马兜铃酸）和尿囊素。马兜铃酸为有机酸，具有兴奋吞噬细胞的作用，可提高抗生素及化疗药物的治疗效果，且毒性低，治疗剂量仅为毒性剂量的 1‰。马兜铃酸类成分多为橙黄色结晶，味苦，熔点 262～266℃，一般不溶于水，难溶于甲醇、乙醇、三氯甲烷、乙酸乙酯、石油醚等亲脂性有机溶剂，易溶于丙酮及碱水溶液。

青木香中马兜铃总酸的提取分离流程图：

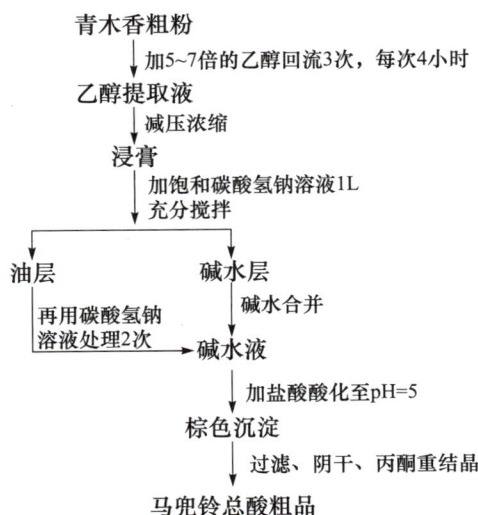

```
                    青木香粗粉
                      │ 加5~7倍的乙醇回流3次，每次4小时
                    乙醇提取液
                      │ 减压浓缩
                    浸膏
                      │ 加饱和碳酸氢钠溶液1L
                      │ 充分搅拌
            ┌─────────┴─────────┐
          油层                 碱水层
            │                    │ 碱水合并
    再用碳酸氢钠              
    溶液处理2次  ──────────→  碱水液
                               │ 加盐酸酸化至pH=5
                             棕色沉淀
                               │ 过滤、阴干、丙酮重结晶
                           马兜铃总酸粗品
```

2. 从金银花中提取分离有机酸类化学成分　金银花为忍冬科忍冬属植物忍冬（*Lonicera japonica* Thund）的干燥花蕾，有清热解毒、凉散风热作用。花和花蕾中含有异绿原酸和绿原酸，还含有木犀草素－7－O－葡萄糖苷，是金银花抗菌的重要有效成分。绿原酸和异绿原酸结构如下：

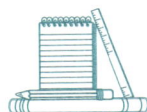

绿原酸　　　　　　　　　　　　　　　　　　　　　　异绿原酸

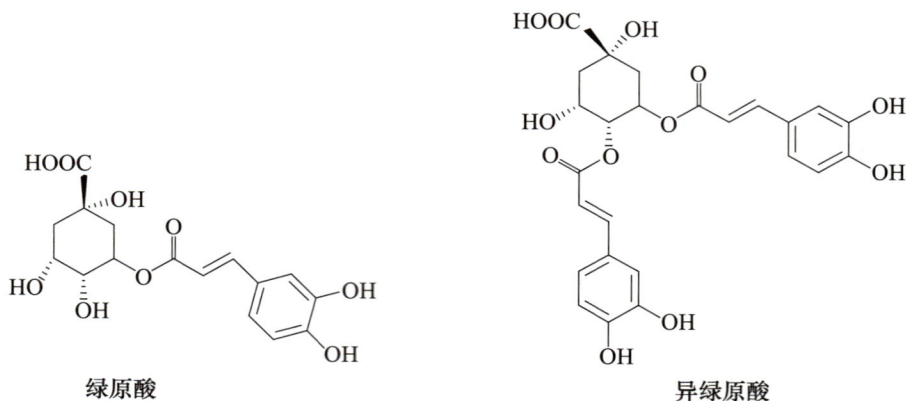

绿原酸半水合物为针状结晶，110℃变为无水化合物，熔点为 208℃。热水中溶解度较大，易溶于乙醇及丙酮，极微溶于乙酸乙酯，难溶于三氯甲烷、乙醚、苯等亲脂性有机溶剂。在其从植物中提取过程中，往往通过水解和分子内酯基迁移而发生异构化，因此鉴于绿原酸的特殊结构，其提取过程需利用乙醇、丙酮、甲醇等极性有机溶剂提取，且在提取过程中不能高温、强光及长时间加热，防止绿原酸不稳定而变质。在储存过程中也需避光密封低温保存。

绿原酸和异绿原酸的提取分离流程如下：

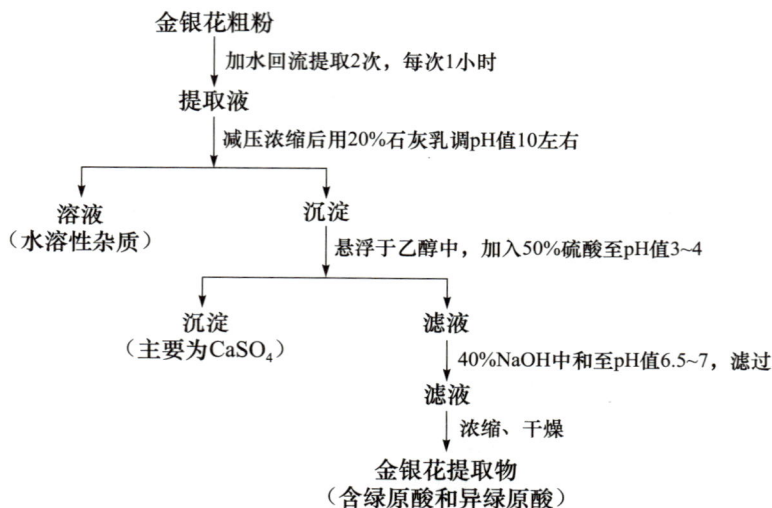

金银花粗粉
↓ 加水回流提取2次，每次1小时
提取液
↓ 减压浓缩后用20%石灰乳调pH值10左右

溶液　　　　　　　沉淀
（水溶性杂质）
　　　　　　　　　　↓ 悬浮于乙醇中，加入50%硫酸至pH值3~4

沉淀　　　　　　　　滤液
（主要为CaSO₄）
　　　　　　　　　　↓ 40%NaOH中和至pH值6.5~7，滤过
滤液
↓ 浓缩、干燥
金银花提取物
（含绿原酸和异绿原酸）

流程说明：根据绿原酸和异绿原酸热水中溶解度较大，易溶于乙醇和丙酮的性质，用水加热提取获得；浓缩水提液加石灰乳，能使异绿原酸及绿原酸成钙盐难溶于水产生沉淀析出，与水溶性杂质分离；加50%硫酸能使绿原酸钙盐分解，产生硫酸钙沉淀，而绿原酸与异绿原酸成为游离酸溶于水中，再采用相应检识方法进行检识，如 pH 试纸试验、溴酚蓝试验及薄层色谱检识。

项目三　氨基酸、蛋白质、酶

一、氨基酸

氨基酸是一类既含有氨基又含有羧基的化合物，广泛存在于动植物体内。目前发现的氨基

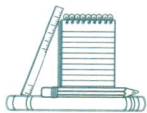

酸主要分为两类：一类是组成人体蛋白质的基本单位，是人体必不可少而又不能自身合成的物质，又称为必需氨基酸，这部分氨基酸均为 α - 氨基酸，可由蛋白质水解得到，已发现20余种，且大部分已应用于医药等领域。如精氨酸、谷氨酸作为肝昏迷抢救药；组氨酸用于治疗胃及十二指肠溃疡和肝炎等；赖氨酸大量用于强化食品和饲料。另一类以游离态存在于中药中，称为天然游离氨基酸，也具有一些特殊的生物活性。如使君子中的使君子氨酸和鹧鸪茶中的海人草氨酸是驱蛔虫的有效成分；南瓜子中的南瓜子氨酸有抵制血吸虫幼虫生长发育的作用；天冬中的天门冬素具止咳平喘作用、三七中的三七素具有止血作用。

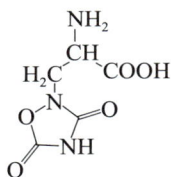　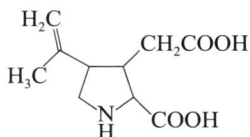　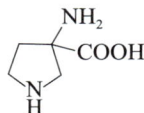

　　使君子氨酸　　　　　　海人草氨酸　　　　　　　南瓜子氨酸

（一）氨基酸的结构类型

1. 根据氨基酸分子中氨基对羧基的相对位置，将氨基酸分为 α - 氨基酸、β - 氨基酸、γ - 氨基酸等，其中 α - 氨基酸最多见，组成蛋白质的氨基酸均为 α - 氨基酸。

2. 根据氨基酸分子中氨基和羧基的数目不同，可分为中性氨基酸（分子中羧基和氨基数目相等）、酸性氨基酸（羧基多于氨基）和碱性氨基酸（氨基多于羧基）。

（二）氨基酸的理化性质

1. 性状　氨基酸为无色结晶，熔点较高。不同氨基酸其味不同，有的无味，有的味甜，有的味苦，谷氨酸的单钠盐有鲜味，是味精的主要成分。

2. 溶解性　大多氨基酸易溶于水，能溶于甲醇、乙醇中，但在水中溶解度差别大，难溶于亲脂性有机溶剂中。

3. 成盐　氨基酸分子中既有碱性基团（氨基），又有酸性基团（羧基），为酸碱两性化合物，故一方面能与强酸、强碱成盐而溶于酸水、碱水。

4. 等电点　氨基酸是两性化合物，在水溶液中具有两性电解质的性质，分子中的羧基和氨基可以分别像酸、碱一样离子化。在酸性溶液中，由于抑制了羧基的解离，氨基酸呈阳离子状态，在电场中向阴极移动；而在碱性溶液中，由于抑制了氨基的解离，氨基酸呈阴离子状态，在电场中向阳极移动。当将氨基酸溶液的 pH 值调至某一定值时，氨基酸中羧基和氨基的解离程度相当，溶液中阴、阳离子浓度相等，在电场中氨基酸不向任何电极移动，这时溶液的 pH 值称为该氨基酸的等电点。氨基酸不同，等电点也不同，且等电点时溶液的 pH 并非中性。在等电点时，氨基酸以内盐形式存在且溶解度最小，故最易从溶液中沉淀析出。利用该性质可采用调节等电点的方法分离提纯氨基酸。

5. 与金属离子的络合反应　氨基酸可与重金属离子如 Cu^{2+}、Ag^+、Hg^{2+}、Pb^{2+} 等形成不溶于水的络合物。可利用此性质鉴别和分离氨基酸。

（三）氨基酸的提取与分离技术

1. 氨基酸提取技术　提取蛋白氨基酸时，一般先将蛋白质以酸、碱或酶水解为氨基酸，再分离得到各种氨基酸纯品。而中药中天然游离氨基酸的提取，主要利用氨基酸极性强，易溶于水、稀醇等极性大溶剂的性质而采用以下方法提取：

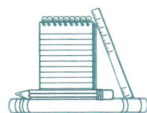

（1）**水提取法** 将中药粗粉用水浸泡，滤液浓缩至 1mL 相当于 1g 生药，加 2 倍量 95% 乙醇以沉淀除去蛋白质、多糖等杂质。滤液浓缩至无醇味，再通过强酸性阳离子交换树脂，用 1mol/L 氢氧化钠或 1~2mol/L 氨水洗脱，收集洗脱液中对茚三酮试剂呈阳性的部分，浓缩即得总氨基酸。

（2）**稀乙醇提取法** 中药粗粉用 70% 乙醇回流（或冷浸），滤液浓缩至无醇味，然后按上述方法通过阳离子交换树脂后即得总氨基酸。

2. 氨基酸的分离技术 结合氨基酸的酸性、溶解度不同，对氨基酸提取液通过结晶法、等电点法和色谱法等进行分离。

（1）**利用氨基酸的溶解度不同分离** 不同氨基酸在水或乙醇中溶解度不同，如胱氨酸和酪氨酸极难溶于冷水，而其他氨基酸则易溶，故可将胱氨酸、酪氨酸与其他氨基酸分离；酪氨酸虽难溶于冷水却溶于热水，而胱氨酸在冷、热水中均难溶，因此还可将二者相互分离。另外，还可利用氨基酸在等电点时溶解度最小、最易从溶液中沉淀析出的性质，采用调节等电点的方法实现氨基酸的分离。

（2）**利用氨基酸成盐后溶解度不同分离** 氨基酸能与一些无机或有机化合物生成难溶性的氨基酸盐，利用此性质可分离纯化某些氨基酸。如南瓜子中的南瓜子氨酸能与氯酸形成结晶性盐而分离。

（3）**利用电泳法分离** 在一定的 pH 条件下，不同氨基酸所带电荷各不相同。若将各种氨基酸混合物的水溶液调至某一特定的 pH，并置于电泳槽或纸片上，则在一定的电场中，中性氨基酸留在原点，带净正电荷的氨基酸移向阴极，带净负电荷的氨基酸则移向阳极。这种带电质点在电场中向电荷相反的方向移动的现象称电泳。电泳速度与溶液的 pH 有关，溶液的 pH 越接近等电点，氨基酸所带净电荷越低，移动速度越慢，反之，则加快。因此，可通过调节溶液的 pH，达到分离各种氨基酸的目的。

（4）**利用离子交换法分离** 氨基酸带的净电荷会随溶液 pH 而变化，且同一氨基酸在不同 pH 条件下和不同氨基酸在同一 pH 环境中，所带的净电荷各不相同，因此与离子交换树脂进行离子交换的能力也各不相同，利用这种差别可使各种氨基酸相互分离。在酸性条件下，当氨基酸通过阳离子交换树脂时，带正电荷的氨基（—NH_3^+）能与树脂上的阴性交换基团（—SO_3—）相互结合而产生吸附，由于各种氨基酸所带净电荷不同，与磺酸基（—SO_3H）上的氢离子交换并与—SO_3—结合产生的吸附力也就不同，所以此时酸性氨基酸的交换能力（被吸附力）最弱，中性氨基酸较强，碱性氨基酸最强。

（四）氨基酸的检识技术

1. 氨基酸的显色反应

（1）**茚三酮（Ninhydrin）试剂反应** 氨基酸与茚三酮试剂（0.2% 茚三酮乙醇液）于 100~110℃加热数分钟可生成蓝紫色化合物，个别氨基酸如脯氨酸、海人草氨酸显黄色。多肽和蛋白质也有此反应且反应十分灵敏，该反应可作 α-氨基酸的通用显色剂而用于色谱检识，但氨气也有此反应，应注意排除干扰。

（2）**吲哚醌（Isatin）试剂反应** 不同的氨基酸与吲哚醌试剂反应产生不同的颜色。如脯氨酸产生蓝色、亮氨酸产生红色、苏氨酸产生棕色。此法不受氨气的影响，但灵敏度不如茚三酮反应。

（3）**1,2-萘醌-4-磺酸（Folin）试剂反应** 不同氨基酸与 Folin 试剂（磷钼酸-磷钨酸盐溶液）反应显不同的颜色，色氨酸和络氨酸显蓝色，蓝色的浓度与蛋白质含量成正比。

2. 氨基酸的色谱检识 用薄层色谱、纸色谱检识氨基酸是一种简便而有效的方法。

（1）**纸色谱** 常用展开剂有正丁醇-乙酸-乙醇-水（4:1:1:2）；正丁醇-乙酸乙酯-乙醇-水（4:1:1:2）；甲醇-水-吡啶（20:20:4）；水饱和苯酚等。

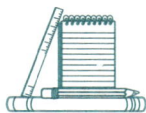

（2）硅胶薄层色谱　常用展开剂有正丁醇－乙酸－水（4∶1∶5，上层）；正丁醇－乙酸乙酯－水（4∶1∶1∶2）；三氯甲烷－甲醇－17%氨水（2∶2∶1）；酚－水（3∶1）等。

常用显色剂：①茚三酮试剂，喷后110℃加热显色。②吲哚醌试剂，喷后100℃加热显色。

（五）实例

1. 南瓜子中南瓜子氨酸的提取与分离　南瓜子为葫芦科植物南瓜（*Cucurbita moschata*）种子，有驱虫、消肿的功效，用于治疗绦虫、蛔虫、产后手足浮肿、百日咳、痔疮等。从中分离出的南瓜子氨酸对血吸虫幼虫的生长发育有明显抑制作用。南瓜子氨酸为一种碱性氨基酸，可与高氯酸形成结晶性盐从稀醇中析出。

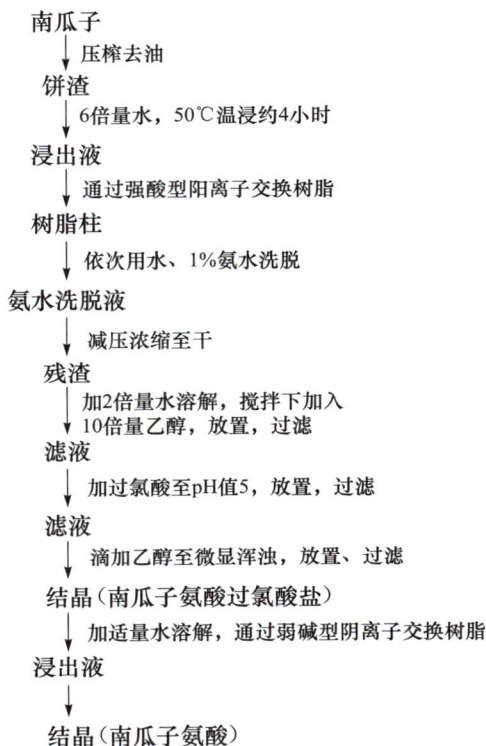

```
南瓜子
  │压榨去油
饼渣
  │6倍量水，50℃温浸约4小时
浸出液
  │通过强酸型阳离子交换树脂
树脂柱
  │依次用水、1%氨水洗脱
氨水洗脱液
  │减压浓缩至干
残渣
  │加2倍量水溶解，搅拌下加入
  │10倍量乙醇，放置，过滤
滤液
  │加过氯酸至pH值5，放置，过滤
滤液
  │滴加乙醇至微显浑浊，放置、过滤
结晶（南瓜子氨酸过氯酸盐）
  │加适量水溶解，通过弱碱型阴离子交换树脂
浸出液
  │
结晶（南瓜子氨酸）
```

2. 使君子中氨基酸的提取与分离　使君子为使君子科植物使君子（*Quisqualis indica* L.）的干燥成熟果实，有杀虫消积功效，用于治疗蛔虫、蛲虫及小儿疳积。所含有效成分为使君子氨酸，其钾盐有明显的驱蛔作用。

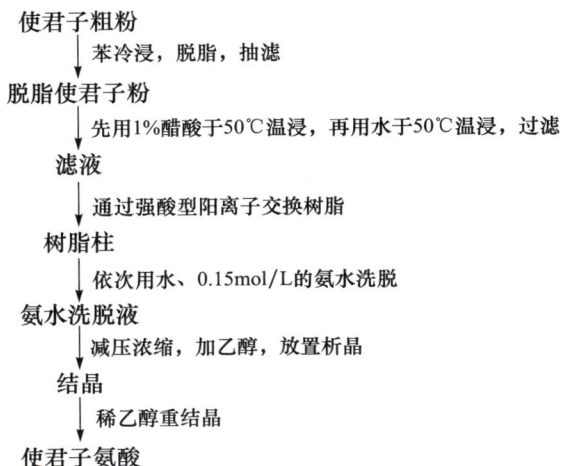

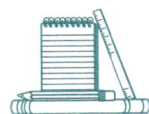

```
使君子粗粉
  │苯冷浸，脱脂，抽滤
脱脂使君子粉
  │先用1%醋酸于50℃温浸，再用水于50℃温浸，过滤
滤液
  │通过强酸型阳离子交换树脂
树脂柱
  │依次用水、0.15mol/L的氨水洗脱
氨水洗脱液
  │减压浓缩，加乙醇，放置析晶
结晶
  │稀乙醇重结晶
使君子氨酸
```

二、蛋白质和酶

蛋白质是由 α-氨基酸通过肽键结合而成的一类高分子化合物，酶的化学本质也是蛋白质，且是一类具有高效、专一催化效能的活性蛋白质。酶和蛋白质是生物体最基本的生命物质，凡是有生命的地方就有酶和蛋白质。酶和蛋白质是中药中普遍存在的一类化合物，近年来陆续从中药中发掘出一批具有显著生物活性的蛋白质和酶类，例如天花粉蛋白具有引产和抗病毒作用，对艾滋病毒也有抑制作用；水蛭中的蛋白质具有抗凝血作用；番木瓜中的木瓜酶具有驱除肠内寄生虫的作用，超氧歧化酶可阻止脂质体过氧化物的生成，降低自由基对人体的损害，延缓机体衰老；麦芽中的淀粉酶常用于食积不消；苦杏仁中的苦杏仁酶具有止咳平喘作用。

（一）蛋白质和酶的理化性质

1. 溶解性　大多数蛋白质和酶溶于水，不溶于甲醇、乙醇等有机溶剂，少数蛋白质能溶于稀乙醇，且蛋白质和酶的溶解性受 pH 影响。

2. 分子量　蛋白质和酶是高分子化合物，其水溶液呈胶体状态，分子量大，多在一万以上，甚至有的高达一千万，故不能通过半透膜，可利用此性质提纯蛋白质。

3. 两性和等电点　蛋白质由氨基酸组成，在分子的两端有游离的氨基和羧基，因而也像氨基酸一样有酸碱两性和等电点。当溶液的 pH 高于等电点时，蛋白质带负电荷，在电场中向阳极移动，反之则向阴极移动。利用不同蛋白质所带电荷数及在电场中的移动速度和方向不同的性质可用电泳法、调等电点法分离、纯化和鉴定蛋白质。

4. 盐析和变性　蛋白质和酶在水溶液可被高浓度的氯化钠、硫酸铵或硫酸钠等无机盐溶液沉淀，这种作用称盐析，因盐析而沉淀出来的蛋白质加水后又重新溶解，即具可逆性，析出的蛋白质并未变性。而蛋白质和酶在高温、高压、紫外线等物理因素或强酸、强碱、重金属盐、有机溶剂等化学因素作用下也会沉淀析出，但析出的蛋白质生物活性和一些理化性质已改变，这种变性是不可逆的，称为蛋白质的变性，酶的失活。蛋白质和酶在储存应用时应注意避免其变性因素。

5. 水解性　蛋白质在酸、碱、酶等作用下可逐步水解，最终产物为各种 α-氨基酸。

6. 沉淀反应　蛋白质能与酸性试剂如三氯乙酸、苦味酸、鞣酸、硅钨酸等产生沉淀；还能与多种重金属盐如氯化高汞、硫酸铜、乙酸铅等产生沉淀。

7. 颜色反应　蛋白质因具多个肽键，也能发生双缩脲（Biuret）颜色反应，即在碱性溶液中能与稀硫酸铜溶液作用，产生红色或紫红色；蛋白质还能与浓硝酸作用产生黄色。

（二）蛋白质和酶的提取与分离技术

1. 蛋白质和酶的提取技术　一般可用水冷浸，浸出液加硫酸铵等至饱和，使蛋白质沉淀析出而得到；或用 5%～8% 的氯化钠水溶液提取蛋白质，也常用一定 pH 值的缓冲溶液进行提取，使溶液保持近中性，以防原料中可能存在的酸或碱的影响，得到的提取液加氯化钠或硫酸铵至饱和，可析出总蛋白质。

2. 蛋白质和酶的分离技术

（1）沉淀法　在一定浓度的有机溶剂、盐或一定 pH 值的溶液中，不同蛋白质的溶解度各不相同，利用此性质可对蛋白质进行分级沉淀而分离。常用方法有：①有机溶剂分级沉淀法：一般在较低温度下（如 10℃ 以下）进行操作，向含蛋白质的水溶液中先后加入不同量的有机溶剂（常用乙醇、丙酮）使溶液浓度递增，分别收集不同浓度时的沉淀物，从而使不同的蛋

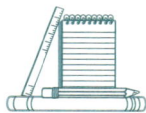

白质相互分离。有时在较低浓度时析出物为杂质，检查并决定取舍后，对有效部分再作进一步分离。②无机盐分级沉淀法（盐析法）：不同蛋白质达到盐析所需的离子浓度不同，可通过控制盐溶液的浓度将其分离。常用盐有氯化钠、硫酸铵或硫酸钠等。③pH 分级沉淀法（等电点沉淀法）：将蛋白质溶液的 pH 调至某一蛋白质的等电点时，该蛋白质就会沉淀析出，借此与其他蛋白质分离。

（2）透析法　采用上述分级沉淀法所得蛋白质为粗品，常含有盐类及其他小分子杂质，采用透析法可除去这部分杂质。

（3）超速离心法　各种蛋白质的分子量不同，在超速离心时的沉降速度也不同，利用此性质可分离不同分子量的蛋白质混合物。

（4）色谱法　这是纯化蛋白质最常用的方法。通常在经上述分离后，均需采用色谱法进一步分离，才能得到较纯的蛋白质。常用于分离蛋白质的色谱法有离子交换色谱法、葡聚糖凝胶色谱法等。为取得理想的分离效果，在实际工作中这两种色谱法常配合应用。

（三）蛋白质和酶的检识技术

1. 沉淀试验　加入乙醇、重金属盐（如氯化高汞、硫酸铜、乙酸铅）、酸性沉淀试剂（如三氯乙酸、苦味酸、鞣酸、硅钨酸）等，可使蛋白质产生沉淀。

2. 双缩脲试验　蛋白质在碱性溶液中加入稀硫酸铜溶液，产生红色或紫红色配合物。

（四）实例

1. 天花粉蛋白的提取分离　天花粉是葫芦科植物栝楼（*Trichosanthes kirilowii* Maxim.）或双边栝楼（*Trichosanthes rosthornii* Harms）的根，具有清热泻火、生津止渴、消肿排脓等功效，有效成分为天花粉蛋白，用于中期妊娠引产，以及治疗恶性葡萄胎、绒癌，并对艾滋病毒有抑制作用。其提取分离方法如下：

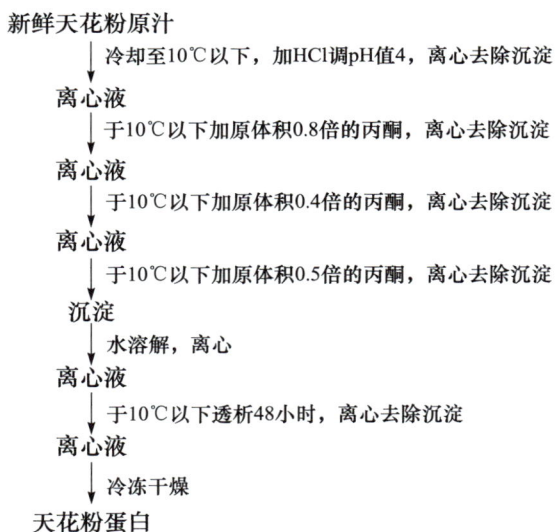

新鲜天花粉原汁
↓　冷却至10℃以下，加HCl调pH值4，离心去除沉淀
离心液
↓　于10℃以下加原体积0.8倍的丙酮，离心去除沉淀
离心液
↓　于10℃以下加原体积0.4倍的丙酮，离心去除沉淀
离心液
↓　于10℃以下加原体积0.5倍的丙酮，离心去除沉淀
沉淀
↓　水溶解，离心
离心液
↓　于10℃以下透析48小时，离心去除沉淀
离心液
↓　冷冻干燥
天花粉蛋白

2. 苦杏仁酶的提取分离　苦杏仁为蔷薇科植物山杏（*Prunus armeniaca* L. var. *ansu* Maxim.）、西伯利亚杏（*Prunus sibirica* L.）、东北杏 ［*Prunus mandshurica*（Maxim.）Koehne］ 或杏（*Prunus armeniaca* L.）的干燥成熟种子，主要含有苦杏仁苷、苦杏仁酶。

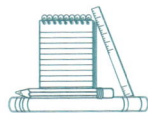

苦杏仁

↓ 捣碎，乙醚浸泡脱脂

脱脂苦杏仁粉

↓ 用0.1mol/L的氨水浸泡过夜，过滤

滤液

↓ 乙酸调pH值4，过滤

滤液

↓ 加4倍量乙醇，置冰箱过夜，过滤

苦杏仁酶沉淀

↓ 乙醇洗涤，置干燥器内干燥

苦杏仁酶

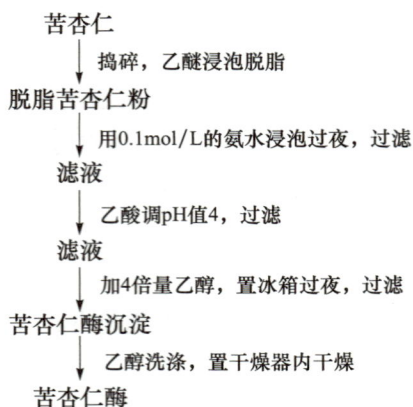

3. 雷丸素的提取分离　雷丸为白蘑科真菌雷丸（*Omphalia lapidescens* Schroet.）的干燥菌核，具有杀虫消积作用，主要用于治疗绦虫、钩虫、蛔虫及虫积腹痛。其有效成分为雷丸素，是一种蛋白酶，可溶于水，不溶于甲醇、乙醇、三氯甲烷、乙醚等。雷丸素遇热不稳定，易被破坏。由于其在碱性溶液中药性最强，在酸性溶液中易失效，故宜制成肠溶片。

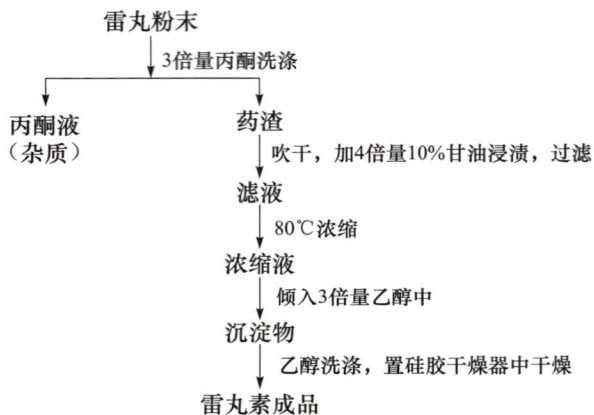

雷丸粉末

↓ 3倍量丙酮洗涤

丙酮液　　　　药渣
（杂质）

↓ 吹干，加4倍量10%甘油浸渍，过滤

滤液

↓ 80℃浓缩

浓缩液

↓ 倾入3倍量乙醇中

沉淀物

↓ 乙醇洗涤，置硅胶干燥器中干燥

雷丸素成品

项目四　动物药和矿物药

中医学有很多药物来源于动物和矿物，至今仍有用到动物药及矿物药的药用部位或有效成分。

一、动物药

动物类中药的应用在我国有着悠久的历史，早在3000多年前，就开始了蜜蜂的药用，鹿茸，麝香，阿胶，蕲蛇等的药用和珍珠，牡蛎的养殖等在中国也有几千年之久。从本草的记载来看，历代本草共计载有动物药600余种，近年来，动物药的种类增长很快，据最新统计，中国现有药用动物约2000多种。动物药是中医药学遗产中的重要组成部分，现代科学研究证实，动物药同植物药相比，大都具有极强的生物活性，尤其对某些顽症、重病更显示了其独特的生物活性。如斑蝥在《神农本草经》中列为下品，以后历代本草均有记载，具有攻毒、破血、引赤、发泡的功能，现代研究表明，斑蝥中含有的斑蝥素为抗癌有效成分，临床治疗肝癌和膀胱癌有效，此外

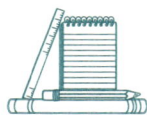

还具有刺激骨髓产生白细胞的作用，是一般抗癌药所不及的。总体来讲，由于动物药化学成分复杂，多为大分子化合物，分离分析难度极大，与植物药活性成分相比已远远落后，然而由于其特殊的生理活性，在药物研究中，也越来越受到关注和重视。目前《中国药典》（2020 年版）收载的动物药有 50 余种，其中牛黄、麝香、斑蝥、蟾酥等具有显著临床疗效。

（一）牛黄

牛黄为牛科动物牛（*Bos taurus domesticus* Gmelin）干燥的胆结石。牛黄完整者多呈卵形，质轻，表面黄红色至棕黄色，细腻而有光泽。中医学认为牛黄气清香，味微苦而后甘，有清凉感，嚼之易碎，不粘牙。可用于热病神昏，中风痰迷，惊痫抽搐，癫痫发狂，咽喉肿痛，口舌生疮，痈肿疔疮。牛黄中含有 72% ~76.5% 的胆红素，约 8% 胆汁酸（其主要成分为胆酸、去氧胆酸、鹅去氧胆酸和石胆酸），水溶性肽类 SMC、多种氨基酸、胆固醇及无机盐等。牛黄是安宫牛黄丸、牛黄千金散、牛黄抱龙丸、牛黄清心丸等制剂的组成之一。由于天然牛黄很珍贵，国际上的价格高于黄金，现在大部分药用的是人工牛黄，人工牛黄由牛胆粉、胆酸、猪去氧胆酸、牛磺酸、胆红素、胆固醇、微量元素等加工制成。《中国药典》2020 年版中要求，按干燥品计算含胆红素不得少于 0.63% 。

1. 胆红素、胆酸类的结构 胆酸类化合物常通过肽键与牛磺酸、甘氨酸相结合而存在于胆汁中。胆红素、胆酸类化合物的化学结构如下：

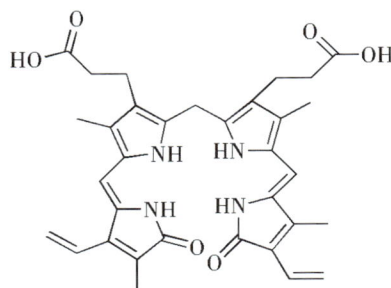

胆红素

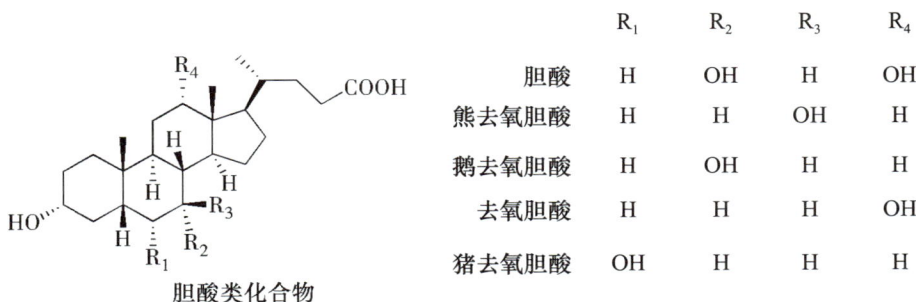

胆酸类化合物

	R₁	R₂	R₃	R₄
胆酸	H	OH	H	OH
熊去氧胆酸	H	H	OH	H
鹅去氧胆酸	H	OH	H	H
去氧胆酸	H	H	H	OH
猪去氧胆酸	OH	H	H	H

2. 胆酸类的主要性质 胆酸一般呈结晶状，去氧胆酸、鹅去氧胆酸等一般为非结晶粉末状，味苦。胆酸类化合物一般不溶于水，多溶于甲醇、乙醇等极性有机溶剂，也能溶于三氯甲烷、乙醚等有机溶剂。但若与钠、钾离子结合成胆汁酸盐则具有水溶性。

3. 胆酸类的检识

（1）显色反应 胆酸类化合物具有甾体母核结构，可与一些酸发生显色反应，如与三氯乙酸试剂反应呈现红至紫色，与醋酐 - 浓硫酸试剂反应呈现黄 - 红 - 蓝 - 紫 - 绿等系列颜色变化。

（2）色谱检识法 动物胆汁酸的分离和检识常选用硅胶薄层色谱法。展开剂一般选用异辛烷 - 乙酸乙酯 - 乙酸 - 正丁醇（10∶5∶1.5∶1.5），显色剂有磷钼酸、茴香醛、三氯化锑、醋

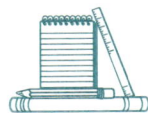

酐 – 浓硫酸、三氯化铁等。

（二）麝香

麝香为中药材的一种，来源于鹿科动物林麝（*Moschus berezovskii* Flerov）、马麝（*Moschus sifanicus* Przewalski）或原麝（*Moschus moschiferus* Linnaeus）等成熟的雄体香囊中的干燥分泌物。麝香是名贵中药，具有开窍醒神，活血通经，消肿止痛等功效。

1. 麝香的化学成分　麝香含有麝香酮、麝香醇等十多种有大环化合物，以及性激素、蛋白质和多肽、脂肪酸及其酯类、无机物等化学成分。麝香酮是麝香的有效成分之一，在天然麝香中的含量为 0.5% ~ 2.0%。麝香酮和麝香醇的化学结构如下：

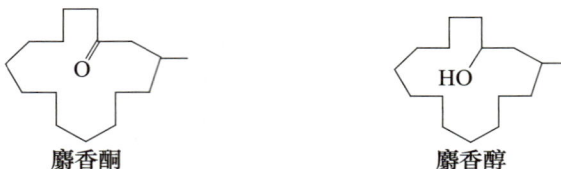

麝香酮　　　　　　　　　　　麝香醇

2. 麝香酮的理化性质　淡黄色油状液体，具有强烈香味，折光率为 1.485（18.5℃）。易溶于乙醇，极微溶于水。天然的麝香酮为左旋体，人工合成的麝香酮一般为右旋体。

（三）斑蝥

斑蝥为芫青科昆虫南方大斑蝥（*Mylabris phalerata* Pallas）或黄黑小斑蝥（*Mylabris cichorii* Linnacus）的干燥体，性味辛热。斑蝥具有破血逐瘀、散结消癥、攻毒蚀疮的功效，有大毒，并有强烈刺激作用。临床用于治疗肝癌、肺癌、直肠癌、牛皮癣、神经性皮炎等。目前发现斑蝥中的斑蝥素属单环单萜类化合物，呈油状物，具强臭和发泡性，毒性大，但其半合成产品羟基斑蝥胺的抗癌作用与斑蝥素相似，毒性却只有斑蝥素的 1/5000。

1. 斑蝥素的结构　斑蝥素为斑蝥的有效成分，以一部分游离、一部分成盐的方式存在于斑蝥中，其化学结构式如下：

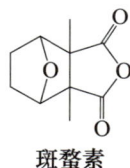

斑蝥素

2. 斑蝥素的理化性质　呈结晶状，熔点 213 ~ 216℃，升华点为 110℃。能溶于氢氧化钠溶液、丙酮和三氯甲烷等溶剂。在硫酸溶液中，斑蝥素可与对二甲氨基苯甲醛作用呈紫红色，加浓硫酸稀释后颜色变淡，加水后颜色立即消失。

（四）蟾酥

蟾酥为蟾蜍科动物中华大蟾蜍（*Bufo bufo gargarizans* Cantor）或黑眶蟾蜍（*Bufo melanostictus* Schneider）的干燥分泌物。蟾酥呈棕黄至棕褐色团块状或片状，气微腥，味初甜而后有持久的麻辣感，嗅之作嚏，具有解毒、止痛、开窍醒神等功效，能发散一切风火抑郁、大热痈肿之候，为拔疔散毒之神药。临床用于治疗心力衰竭、化脓性感染，且具有抗恶性肿瘤作用。是中成药熊胆救心丸、麝香保心丸、血栓心脉宁片（胶囊）、牛黄消炎片等多种中药制剂的组成之一。

蟾酥中所含化学成分按其溶解性分为脂溶性和水溶性成分。

1. 脂溶性成分　主要包括具有强心作用的蟾酥甾二烯类（乙型强心苷元）和强心甾烯蟾毒

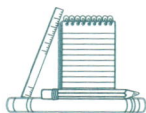

类（甲型强心苷元）。蟾酥甾二烯类甾体母核的 C_3 羟基多以游离状态存在，主要有蟾毒灵（bufalin）、华蟾毒配基（cinobufaginol）、蟾毒它灵（bufotalin）、日蟾毒它灵（gamabufalin）和脂蟾毒配基（resibufogenin）等。强心甾烯蟾毒类在蟾蜍中数量较少，其母核 C_3 羟基多与酸成酯。

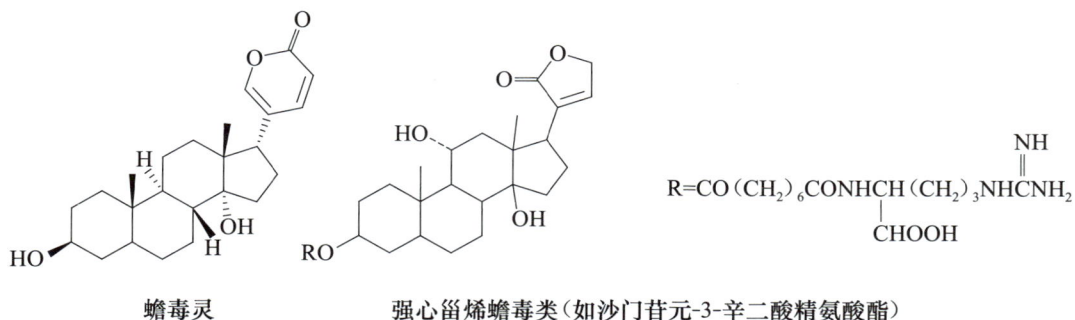

$$R=CO(CH_2)_6CONHCH(CH_2)_3NHCNH_2$$

蟾毒灵　　　　　强心甾烯蟾毒类（如沙门苷元-3-辛二酸精氨酸酯）

2. 水溶性成分 主要为吲哚类生物碱，已分离出蟾毒色胺、蟾蜍甲碱、5 - 羟色胺近 10 种吲哚类衍生物。

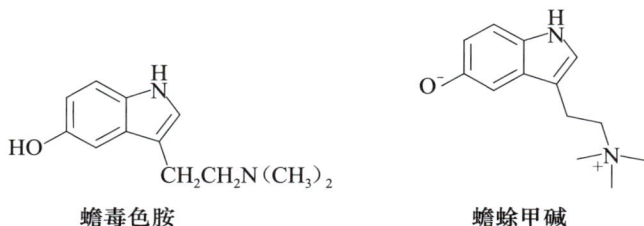

蟾毒色胺　　　　　　　　蟾蜍甲碱

知识链接

蟾酥的现代药理研究

现代药理研究表明：蟾酥有强心、兴奋呼吸、升压、促进造血功能、镇痛、局麻、抗炎、抗肿瘤及抗放射、镇咳、祛痰、平喘等作用。临床上用于手术失血引起的低血压，肺心病，中毒性肝炎，CO 中毒，新生儿窒息引起的呼吸、循环衰竭。华蟾素注射液可用于肿瘤治疗，并可降低放、化疗的副作用。蟾酥注射液常用于急慢性化脓性感染，亦可作为抗肿瘤辅助用药。

二、矿物药

矿物药是以无机成分为主的一类中药，包括药用的天然矿石、矿物加工品以及动物化石。

（一）矿物药主要成分

利用矿物药治疗疾病在我国历史悠久。历代本草均有记载，《神农本草经》中记载了玉石类药物 41 种，《本草纲目》记载矿物药 355 种，如朱砂、铅丹、赭石、滑石、石膏、铜青、砒石等，分别以铅、汞、铁、硅、钙、铜、砷等为主要成分。因为这些矿物药大多含这些重金属，易中毒，因此使用逐渐减少。2020 年版《中国药典》一部中矿物类药仅收入 25 种，收载矿物药的中成药有 100 多种，说明矿物药在实际药用中仍有重要地位。常见矿物药的主要化学成分和功效见表 11 - 4。

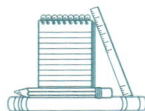

表 11 - 4　常见矿物药的主要化学成分及功效

药名	化学成分	检识	功效
石膏	$CaSO_4 \cdot 2H_2O$	Ca^{2+}，SO_4^{2-}	清热泻火，除烦止渴
白矾	$KAl(SO_4)_2 \cdot 12H_2O$	K^+，Al^{3+}，SO_4^{2-}	外用解毒杀虫，燥湿止痒；内服止血止泻，祛除风痰
芒硝	$Na_2SO_4 \cdot 10H_2O$	Na^+，SO_4^{2-}	泻下通便，润燥软坚，清火消肿
玄明粉	Na_2SO_4	Na^+，SO_4^{2-}	泻下通便，润燥软坚，清火消肿
自然铜	FeS_2	Fe^{2+}	散瘀止痛，续筋接骨
朱砂	HgS	Hg^{2+}，SO_4^{2-}	清心镇惊，安神明目解毒
雄黄	As_2S_2	As^{2+}，SO_4^{2-}	解毒杀虫，燥湿祛痰，截疟
硫黄	矿物硫族自然硫		外用解毒杀虫疗疮；内服补火助阳通便
炉甘石	$ZnCO_3$	Zn^{2+}，CO_3^{2-}	解毒明目退翳，收湿止痒敛疮
钟乳石	$CaCO_3$	Ca^{2+}	温肺，助阳，平喘，制酸，通乳
紫石英	CaF_2	Ca^{2+}，F^-	湿肾暖宫，镇心安神，温肺平喘
赤石脂	$Al_4(Si_4O_{10})(OH)_8 \cdot 4H_2O$	Al^{3+}	涩肠，止血，生肌敛疮
滑石	$Mg_3(Si_4O_{10})(OH)_2$	Mg^{2+}	利尿通淋，清热解暑；外用祛湿敛疮
赭石	Fe_2O_3	Fe^{3+}	平肝潜阳，重镇降逆，凉血止血
磁石	Fe_3O_4	Fe^{3+}，Fe^{2+}	镇惊安神，平肝潜阳，聪耳明目，纳气平喘
禹余粮	$FeO(OH)$	Fe^{3+}	涩肠止泻，收敛止血
花蕊石	$CaCO_3$	CO_3^{2-}	化瘀止血
青礞石	Mg、Al、Fe 的硅酸及碳酸盐		坠痰下气，平肝镇惊

（二）矿物药的检测及使用注意事项

　　矿物药中有毒的品种较多，且有多种属于毒剧药物，矿物制品药与矿物药制剂虽均属加工制品，多是以单一矿物为原料加工制成，以配合应用为主而很少单独应用，但容易重金属超标中毒，因此矿物药及其制剂一般都需检测微量元素含量以及重金属含量是否超标，一般采用原子分光光度计来检测。

　　在矿物类药物使用过程中应注意：要做到合理用药，安全用药，必须对矿物药的毒性有充分的了解，须在药物炮制、用法用量和配伍三个方面进行严格控制。

复习思考

一、单项选择题

1. 从化学结构角度分析，鞣质是天然界植物中广泛存在的一类（　　　）

　　A. 糖苷类　　　　　　　　B. 多元酚类　　　　　　　　C. 黄烷醇类

　　D. 酯糖苷类　　　　　　　E. 黄烷醇多聚物类

2. 从植物材料中快速提取鞣质类成分，为避免成分破坏常采用的提取方法是（　　　）

　　A. 回流提取法　　　　　　B. 煎煮法　　　　　　　　　C. 渗漏法

　　D. 浸渍法　　　　　　　　E. 组织破碎提取法

3. 水解后主要产生没食子酸和葡萄糖（或多元醇）的鞣质为（　　　）

　　A. 没食子鞣质　　　　　　B. 逆没食子鞣质　　　　　　C. 咖啡鞣质

　　D. 缩合鞣质　　　　　　　E. 含有没食子酰基的缩合鞣质

4. 从植物药材中提取鞣质类成分最常用的溶剂是（　　　）

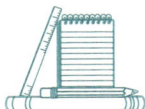

A. 乙醚　　　　B. 丙酮　　　　C. 含水丙酮　　　　D. 水　　　　E. 甲醇

二、多项选择题

1. 下列几种溶剂中能够溶解鞣质的有（　　　）

A. 水　　　　　　　　　B. 甲醇　　　　　　　　C. 丙酮

D. 氯仿　　　　　　　　E. 乙酸乙酯、丙酮的混合液

2. 下列物质可以和鞣质反应生成沉淀的是（　　　）

A. 明胶　　　　　　　　B. 蛋白质　　　　　　　C. 生物碱

D. 50% 的乙醇　　　　　E. 醋酸铅的碱溶液

三、填空题

1. 根据鞣质的化学结构特征，鞣质分为_____、_____和_____。

2. 缩合鞣质类用酸、碱、酶处理或久置均不能水解，但可缩合为高分子不溶于水的产物_____，故又称为_____。

四、简答题

1. 什么是鞣红？如何除去中药注射剂中的鞣质类杂质？

2. 从药材中提取原生苷时，为防止酶水解苷，除去酶活性的方法有哪些？

3. 什么是蛋白质变性？如何区别蛋白质和氨基酸？

4. 为什么薄层鉴定鞣质类成分时，展开剂中要加入少量的酸？

扫一扫，查阅复习思考题答案

模块十二　中药活性成分的研究

【学习目标】

1. 熟悉中药活性成分研究的一般过程、文献资料查阅方法和预试验的方法。
2. 了解中药活性成分筛选方法、活性成分结构测定。
3. 了解中药标准提取物的定义、分类及制备方式。

人类迈入21世纪，生活条件、生存环境已发生变化，回归自然成为全人类的共同呼声，中药有数千年的用药历史，其所含化学成分种类繁多、结构新颖，是研发新药及其先导化合物的重要源泉，通过中药活性成分的研究不仅可以缩短新药研发的时间，提高成功率，同时为发掘、整理中医药学的遗产，促进中医药事业的发展具有重要意义。

活性成分是指中药中存在的，经过不同程度药效试验或生物活性试验，包括体外及体内试验，证明对机体具有一定生物活性的成分。

项目一　中药活性成分研究途径和方法

活性成分的研究，可通过查阅文献资料或民间用药的调研或现代药理学的筛选研究发现活性。研究的一般途径：先要从调研入手，选择临床有效的中药作为研究对象，然后进行化学成分分析和活性成分的筛选、结构研究等。

一、目标的选定

中药活性成分研究的目标应主要考虑满足人们急需的治疗重大疾病的潜在药物，依据中药大量的临床经验，同时兼顾药用资源的丰富程度。

（一）调查研究

在开展某一中药活性成分研究开始前，必须进行充分的调查研究，以了解药物临床应用及研究概况，这其中包括临床调查、药材调查和文献查阅三个方面。

1. 临床调查　中药活性成分研究一般以寻找活性成分为研究目的，只有在临床疗效确实可靠的情况下，才有必要对某中药进行活性成分的研究。它包括临床疗效的考察和实际应用效果临床调查，如疾病的症状与所确定的病名是否相符，症状体征与疗效的关系，药物的剂型、剂量、给药途径与疗效的关系，毒副作用等。

2. 药材调查　对药材资源进行调查了解，根据药材原植物的形态特征，弄清植物的科、属、种，确定其正名、习用名；同时需考察其生长环境、采收时间和方法、加工与炮制方法、贮存保管方法，详细了解药材资源分布、品种的多少、栽培与野生的不同等，这些因素都会

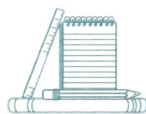

影响药物的疗效。对于资源少的植物药材，还要考虑如何解决资源缺乏的问题。

3. 文献查阅　查阅文献资料，首先查阅内容集中且全面的有关参考书，然后根据研究目的选定检索工具，如目录、索引等，最后查找原始文献。中药活性成分研究常用的文献类型有如下几种。

（1）原始文献　如期刊、会议记录、论文集、专题报告、电子出版物等。主要的中文期刊有《药学学报》《中国中药杂志》《中草药》《中成药》《中药材》《中国医药工业杂志》；国外期刊有《植物化学》（Phytochemistry）、《化学与药学公报》（Chemical and Pharmaceutical Bulletin）、《药用植物》（Planta Medica）、《天然产物杂志》（Journal of Natural Products）等。

（2）文摘　以摘要的形式汇集文献定期出版的刊物或图书。常用的有《中药研究文献摘要》《中国药学文摘》、美国的《化学文摘》（简称 CA）、《生物学文摘》（简称 BA）、《国外医学中医中药分册》《国外医学中医药学分册》《国外医学植物药分册》。其中美国的《化学文摘》创刊于 1907 年，历史悠久，收录的文献资料范围广，报道速度快，索引系统完整，是世界上影响较大的文摘期刊。

（3）文献索引　是按学科将最新的文献题目汇集，定期出版的一种刊物。它能使查找者了解目前与自己工作相关的论文题目。常用的有《中文科技资料目录——中草药分册》《全国报刊索引》《默克索引》（The Merck Index）。

（4）参考书　包括工具书、综合性著作、专著及教科书等。活性成分研究常用的工具书有《中药大辞典》《全国中草药汇编》《中华本草》《中华人民共和国药典》《海氏有机化合物辞典》（Dictionary of Organic Compounds）等。

（二）研究方法

1. 中药中寻找活性成分的方法　传统的中药化学成分研究往往以发现新化合物为目的，而不论其是否具有活性，加上未能按生物活性导向进行分离，因而发现中药中的活性成分几率低，致使绝大多数中药和复方的药效物质基础尚未阐明。

现代药理模型指导下的活性追踪思路和方法是在合适的体内外药理模型指导下，对中药进行系统的提取、分离和结构研究，以探寻其中的活性成分。

在明确筛选模型后，活性追踪下的提取分离一般方法是根据中药中化学成分的性质将其粗分成几个部分，对每个部分均进行活性测试，确定目标部分。

最常用的粗分方法是根据天然药物中含有的化学成分的极性大小不同分成几个部分。如将原药材依次用石油醚、二氯甲烷、丙酮、水等提取，获得不同的粗分部分。或先采用水或一定浓度的乙醇提取，然后将水浓缩液或乙醇浓缩液依次用石油醚、三氯甲烷/二氯甲烷、乙醚/乙酸乙酯、正丁醇萃取后分成不同的粗分部分供活性筛选。如果每部分均有活性，但活性均不强，则需要重新设计粗分方法，如利用不同类型化学成分的酸碱性或特征基团不同，将化学成分进行细分。

明确活性部分后，可进一步利用各种色谱方法进行分离，将分离得到的各部分再次进行活性测试，活性部分进一步分离和活性测试，直到获得活性单体。中药成分间存在协同作用，往往不能得到一个作用最强的单体，但可以得到一组化合物组成的活性部位。

2. 从体内代谢产物中寻找活性成分　中药成分在体内极易发生代谢，从其代谢产物中发现活性，也是活性成分发现的一个重要途径。中药化学成分虽然多种多样，但当作口服药物应用时，能被吸收的成分常是活性成分研究的目标。

常见的研究方法是将药材的水或醇提取物给大鼠灌胃，随后在间隔一定时间后分别收集血

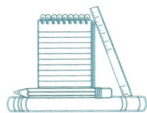

清、尿及胆汁样品，测定它们的 HPLC 指纹图谱，比较给药前后的差别。随后分离纯化给药之后在血清、尿及胆汁样品中出现的新成分，鉴定它们的结构，探讨它们的活性，进而确定有效单体或有效部位。

二、中药活性成分的预试

对样品中所含化学成分的结构类型、理化特性、存在状态及数量等应尽可能全面的了解，才能按照所含成分的性质设计出科学合理的提取分离方法，研究中药活性成分应进行预试。

（一）预试验的概念及分类

中药活性成分的预试，就是通过比较简单的提取和定性实验的方法，来初步判断中药中可能存在哪些类型的化学成分，以便于选用适当的方法对其中活性成分进行提取分离。

在进行中药活性成分的预试前，必须对所选用的实验样品的物种进行鉴定，定出科、属及种学名，并记录样品的产地、采集日期、学名鉴定人等，以保证所选用的实验样品不仅与临床使用的中药相同，又与预试后进行的正式实验所用样品相一致。

预试验的方法通常分为两种方法：一是系统预试验，即用简便、快速的方法，对中药中各类化学成分进行比较全面的定性检查，系统了解该药材所含化学成分的类型；二是单项预试验，即根据研究工作的需要，有重点地检查某一类或某一种成分，如用生物碱沉淀反应检查生物碱的存在、用发泡实验和溶血实验检查皂苷的存在。

（二）预试验供试液的制备

1. 单项预试验供试液的制备 单项预试验在供试液的制备过程中，一般是根据预试验的目的，利用待查成分的溶解性能或某些特性，采用适宜的方法制备供试液，如用稀盐酸提取生物碱等。

2. 系统预试验供试液的制备 系统预试验的目的是尽可能详尽而全面地检查植物中存在的成分。其供试液制备的方法很多，经典的制备方法是根据各类成分极性大小的不同，用极性由小到大的各种有机溶剂连续提取，将极性不同的成分依次提出，获得相应部分的提取溶液，供各类成分检出，见图 12 - 1。

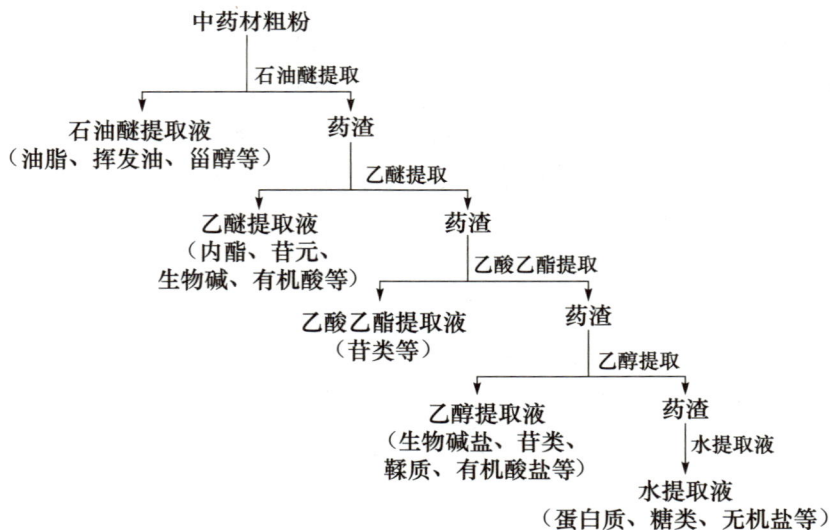

图 12 - 1 预试验供试液制备流程图

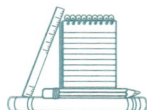

　　由于以水为溶剂时可提出大部分极性成分，石油醚提出非极性成分，而采用乙醇能提出难以被水和石油醚提取的多数中等极性成分的特点，在实际工作中，往往采用水、95%乙醇、石油醚为溶剂，分别对样品进行提取，再辅以酸碱处理法，初步将各类成分分离，制成相应的供试液。此法既可对各类成分进行系统分析，又节约溶剂和时间，见图 12 − 2。

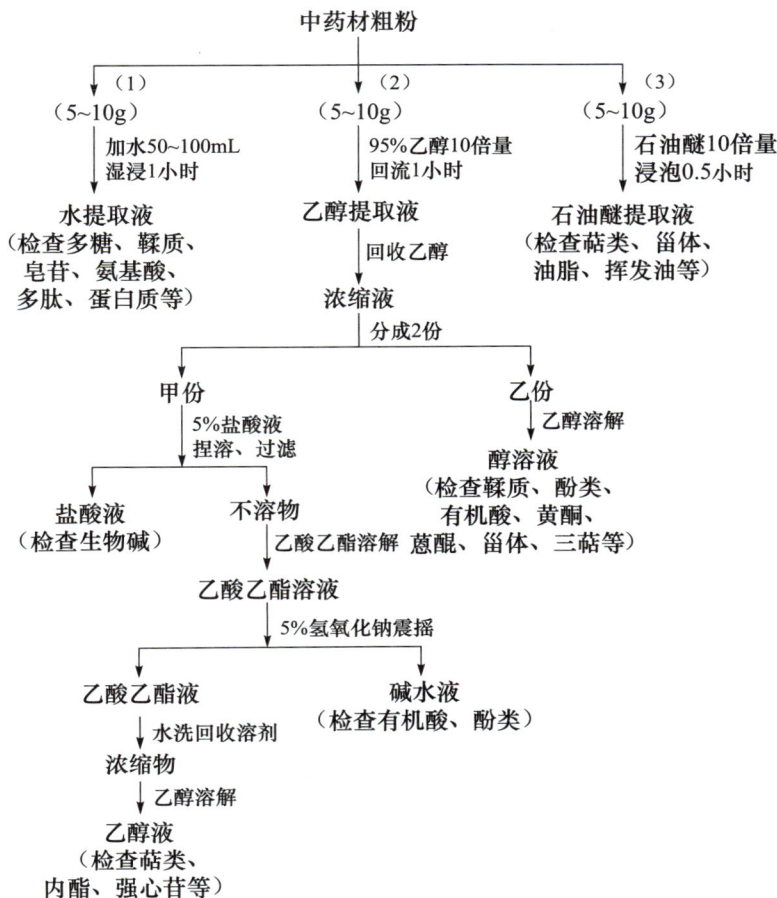

图 12 − 2　系统预试验供试液的制备流程图

3. 各类化学成分的检识　供试液制备后，其中各类化学成分的检识，主要利用专属性强的颜色反应或沉淀反应进行定性分析。有时也可利用生物或物理测定法，如皂苷的溶血试验和泡沫试验。试验的方法，通常采用试管反应或纸片或薄层上点滴反应，直接观察反应结果。但应注意供试液中的杂质、显色剂、沉淀试剂等对反应结果的影响，最好在检识的同时做相同条件下的空白试验和对照试验。当显色反应、沉淀反应难以做出准确判断，可采用薄层色谱和纸色谱检识。各类成分的检识鉴定在前面各模块中均有详细叙述。

　　色谱预试法供试液一般都用乙醇溶解，用通用展开剂展开，显色时选择各类成分的显色剂分区进行，从而一次可以鉴定多种成分，有利于综合分析。

三、活性成分的筛选

　　目前，中药活性成分的提取分离，基本上都是在调研的基础上，首先建立活性测试模型或指标，将提取分离得到的各个组分进行活性部位的筛选，不断追踪，按药理指标进行取舍，最终分离得到活性成分。这种方法需进行的生物检定较多，工作较复杂。

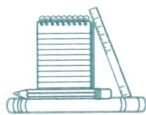

活性测试方法选择的正确与否，是进行中药活性成分筛选的关键，常用的活性测试方法有整体动物、动物器官、组织、酶、受体以及药物对体内某些生物活性物质的抑制或促进等。一个理想的活性测试体系，应该能够反映临床治疗特点且效果与之平行，还应该简易、灵敏、快速、可靠。

某些中药化学成分属于前体药物（本身并无活性，在体内代谢后其代谢产物具有活性），故在活性测试时最好采用体内方法。

体外方法主要指基于分子生物学的研究进展，观察待测样品分子与蛋白或核酸等生物大分子的相互作用，从而解释待测分子的生物学活性的方法。对于分子生物作用机制明确，可采用体外模型作为活性筛选的依据。

（一）细胞水平筛选模型

用于药物筛选的细胞模型包括各种正常细胞、转基因细胞、病理细胞（如肿瘤细胞和经过不同手段模拟的病理细胞）等，细胞水平筛选模型是高通量药物筛选中使用较多的模型，特别是在抗肿瘤中药的筛选方面应用较多。采用细胞水平筛选模型进行药物筛选表现出极大的优势：一是大样本量的筛选，由于药物筛选是对未知的探索和发现过程，只有扩大筛选对象和筛选范围，才有可能发现真正高水平的药物；二是实现了一药多筛，由于这类筛选模型消耗样品很少（微克级），可以使珍贵的样品在多个模型上进行筛选，扩大发现新药的范围。这种筛选方法符合药物筛选和药物发现的基本规律。

（二）分子水平筛选模型

分子水平的药物筛选模型是高通量药物筛选中使用最多的模型。根据药靶的分子类型，主要分为受体、酶和其他类型的模型。分子水平的筛选模型的最大特点是药物作用靶点明确，应用这种方法筛选可以直接得到药物作用机制的信息。

1. 受体筛选模型 以各种与疾病有关的受体靶点为目标，寻找与之作用的药物，是药物筛选的重要途径，它克服了很多疾病没有合适的动物模型以及经口投予的药物未到达受体时，就在肠道或肝脏中被代谢而无法观察到其活性等缺点。采用这种筛选方法不仅能准确地反映药物作用的机制，而且快速、经济。

筛选作用于受体的药物，通常使用放射标记竞争结合分析法，检测的指标一般是被筛样品与受体分子结合情况。

2. 酶筛选模型 筛选作用于酶的药物，主要是观察药物对酶活性的影响，检测酶活性的方法很多，酶的反应底物、产物都可用作检测指标，并可由此确定酶反应速度。由于药物与酶的相互作用也是分子间的结合，也可以采用与靶点结合的方法进行检测。

3. 基因芯片筛选技术 用于筛选的基因芯片主要是 DNA 微阵列（DNA Mieroarray）表达谱基因芯片，具有高通量、微型化、自动化、灵敏度高、筛选速度快的优点。能够针对中药的多成分、多途径、多系统、多靶点的作用特点而进行系统深入的研究，采用基因芯片筛选中药时，可以比较中药用药前后组织或细胞中基因表达的差异，所发现的一系列基因很可能是活性成分作用的靶点，并作为药物进一步筛选试验的靶点。

4. 生物色谱筛选技术 生物色谱是将药物分子与生物分子相互作用机制和色谱过程相结合，使生物分子作为色谱固定相，药物作为样品或流动相，成为快速准确地表征它们间相互作用的探针，从而筛选出与其作用的生理活性成分。这一方法具有灵敏度高、特异性强等特点，适合于大规模筛选。

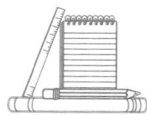

四、活性成分的结构测定

在中药化学成分的结构测定中运用了波谱解析手段和其他先进测试方法，如核磁共振、质谱、红外光谱、紫外光谱、X - 衍射等，使中药活性成分结构测定效率得到很大提高，能测定一些结构复杂的化合物。

（一）样品纯度的检查

在进行活性成分的结构研究之前，必须对该成分的纯度进行检验，以确证其为单体化学成分，这是鉴定或测定化学结构的前提。一般常用各种色谱法如薄层色谱（TLC）、纸色谱（PC）、气相色谱（GC）或高效液相色谱（HPLC）等方法对其进行纯度检验。需要注意的是，无论采用何种方法检验，最好选择两种以上溶剂系统或色谱条件进行，且均应显示单一的斑点或色谱峰。此外，固体物质还可通过测定其熔点，考察其熔距的大小作为其纯度的参考。液体物质还可通过测定其沸点、沸程、折光率及比重等判断其纯度。

一般样品在两种以上溶剂系统或色谱条件进行色谱检测，均显示单一的斑点或谱峰，结晶样品的熔距为 $0.5 \sim 1.0℃$，液体样品的沸程在 $5℃$ 以内，即认为是较纯的单体化学成分。

（二）中药活性成分的理化鉴定

由于同科、同属生物常含有相同或类似的化合物，文献中有关其原生物或近缘生物成分的报道可获得对该化合物的部分理化性质（如酸碱性、极性、色谱行为及显色反应等）的认识，常可为判断该化合物的基本骨架或结构类型提供重要的参考依据。

通过一定的依据判断其可能为已知化合物时，在有对照品的情况下，最好用对照品同时进行熔点、混合熔点、色谱和红外光谱（IR）对照。如果样品与对照品的熔点相同，混合熔点不降低，色谱中的 R_f 值相同，IR 谱相同，则可判定样品与对照品为同一化合物。

1. 物理常数的测定　物理常数的测定包括熔点、沸点、比旋度、折光率和比重等的测定。中药的活性成分多为光学活性物质，故无论是已知物还是未知物，在鉴定其化学结构时皆应测其比旋度。

2. 分子式的测定　目前最常用的是质谱法（mass spectrometry，MS），高分辨质谱法（high resolution mass spectrometry，HR - MS）不仅可给出化合物的精确分子量，还可以直接给出化合物的分子式。如青蒿素的 HR - MS 谱中，分子离子峰为 m/z 282.1472，可计算出其分子式为 $C_{15}H_{22}O_5$（计算值，282.1467），也可通过质谱中出现的同位素峰的强度推定化合物的分子式。有时化合物的分子离子峰因为不稳定，难以用 HR - MS 测出，为确定一个化合物的分子式，需要进行元素定性分析，求出化合物的实验式。进一步用场解析质谱、快原子轰击质谱或制备衍生物再测定其质谱等方法测定它的分子量，以求得化合物的分子式。

3. 化合物的结构骨架与官能团的确定　根据化合物的分子式，首先计算不饱和度，推定出结构中可能含有的双键数或环数。用化学法推定分子结构骨架主要依靠前面各模块中所述的各类中药化学成分的呈色反应，如羟基蒽醌类化合物可通过碱液显色反应（Bornträger's 反应）检识；黄酮类化合物可用盐酸 - 镁粉反应、四氢硼钠还原反应等鉴定；强心苷类化合物可利用甾体母核、α,β - 五元不饱和内酯环和 α - 去氧糖的各种呈色反应结果综合考虑加以判断；苷类化合物则可以通过各种水解反应，然后再以各种呈色反应及色谱对照分别鉴定生成的苷元及糖的种类等。

如果欲鉴定的化合物为文献未记载的物质时，应测定该化合物及其衍生物的各种光谱并进行必要的化学反应以确定其化学结构。此外，考察它们的生物合成途径也有助于确定其化学结构。值得提及的是，近代各种光谱法在鉴定或确定中药活性成分的化学结构中，发挥着极为重要

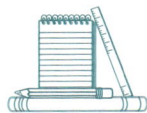

的作用。而经典的化学方法，由于所需的样品量大、耗时多，工作量大而复杂，故少用。

（三）中药活性成分的结构测定

目前，波谱分析等近代技术已成为确定中药活性成分的分子结构的主要手段，尤其是最近发展起来的超导核磁共振仪的普及和各种二维核磁共振谱（two dimension nuclear magnetic resonance，2D – NMR）及质谱新技术的开发利用，使其具备了灵敏度高、选择性强、样品用量少及快速、简便的优点，大大加快了确定化合物结构的速度，提高了准确性。

1. 紫外光谱（UV）   UV 光谱的测定仅需要少量的纯样品，如通常在纸色谱上黄酮类化合物的一个斑点的样品量，就足够测出几个 UV 光谱。UV 光谱在中药活性成分的研究中具有多方面的用途。如与对照品或标准图谱对照，可用于化合物的初步鉴定；根据 Beer – Lambert 定律可对中药活性成分进行含量测定，以及根据中药活性成分的紫外吸收光谱可推定其分子的部分结构等。

一般来说，UV 光谱主要可提供分子中的共轭体系的结构信息，可据此判断共轭体系中取代基的位置、种类和数目，推定结构骨架及构型等。由于物质的 UV 光谱基本上是分子中的发色团、助色团的特征结构信息的反映，而不是整个分子的反应，尽管 UV 光谱在中药活性成分的结构确定中提供的信息较少，但对某些具有共轭体系类型的中药活性成分，如蒽醌类、黄酮类以及强心苷类等成分的结构确定中有着重要的实际应用价值。

2. 红外光谱（IR）   IR 光谱对鉴定各种有机化合物的结构有重要的应用价值，如根据其特征区（$4000 \sim 1330 cm^{-1}$）的吸收带，可确定分子中的官能团的种类及其大致的周围化学环境；将未知化合物的特征区和指纹区（$1330 \sim 400 cm^{-1}$）的谱线与已知化合物的标准谱进行核对，可以鉴定未知化合物等。因此，IR 光谱可用于各类中药活性成分的结构鉴定。

3. 核磁共振谱（NMR）   核磁共振谱能提供分子中有关氢及碳原子的类型、数目、相互连接方式、周围化学环境，以及构型、构象等结构信息。近年随着超导核磁的普及，各种同核及异核二维相关谱的测试与解析技术等的开发应用日新月异，不断得到发展和完善，除 ^{1}HNMR 谱和 ^{13}CNMR 谱外，出现了一些新的测试方法，各种二维 NMR 谱，如 ^{1}H – ^{1}H 同核位移相关谱（^{1}H – ^{1}H correlated spectroscopy，^{1}H – ^{1}H COSY 谱）、^{1}H – ^{13}C 异核多量子相关谱（^{1}H – ^{13}C 相关谱，heteronuclear multiple – quantum coherence，HMQC 谱）、^{1}H – ^{13}C 异核多键相关谱（^{1}H – ^{13}C 远程相关谱，heteronuclear multiple – bond correlation，HMBC 谱）及二维 NOE 谱（nuclear overhauser effect spectroscopy，NOESY 谱）等，可用于测定中药化学成分结构中的取代基位置、构型、构象，归属各个 ^{1}H 和 ^{13}C，从而大大加快了结构测定工作的步伐。目前，分子量在 1000 以下、几个毫克的微量物质甚至单用 NMR 测定技术也可确定它们的分子结构。

4. 质谱（MS）   MS 谱可用作分子量测定、元素分析、分子式及分子结构确定等。在同一条件下与对照品同时测 MS 谱，可鉴定二者是否为同一化合物。此外，MS 谱中的碎片离子峰有助于推定或验证中药成分的化学结构。

5. 晶体 X 射线衍射法   晶体 X 射线衍射法测定出的化学结构可靠性大，能测定化学法和波谱法难以测定的化合物结构。它不仅能测定出化合物的一般结构，还能测定出化合物结构中的键长、键角、构象、绝对构型等结构细节。晶体 X 射线衍射法是测定大分子物质结构最有力的工具，现已能测定分子量为 800 万的大分子物质的化学结构。由于解析 X 射线衍射谱的数学模型的确定，解谱方法的计算机软件的研制成功，化学工作者通过短时间的训练，可自己解谱，所以晶体 X 射线衍射法将越来越多地用于测定中药化学成分的结构，成为测定中药成分化学结构的常规手段。

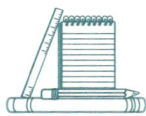

项目二　中药标准提取物

一、概述

提取物是国际天然药物、保健品市场上的一种产品形态，是现代植物药先进技术的载体，是植物药制剂的主要原料。该类产品在符合 GAP、GMP 要求下进行生产，采用先进的工艺和质量检测技术，把包括中药提取物在内的植物提取物作为植物药制剂的主要原料，产生了中药标准提取物（standardized extracts of the traditional chinese medicine）概念。这是国际天然医药和保健品市场上的核心产品。

由于中药标准化提取物是从原料生产开始，对全过程实施标准化控制而生产出来的中药提取物，亦即实施 GAP（good agriculture practice）或 GPP（good processing practice）、GEP（good extracting practice）的现代中药产品。虽然国际国内近年积极探索 GAP 管理，其中包括品种标准化、种植科学化、生产流通无公害化等，但自然因素可控性差，GAP 并不能完全解决中药材质量的均一性，即原料品质的差别，因而中药标准提取物作为中药制剂的投料越来越引起关注。中药标准提取物是中药现代化、国际化的桥梁，具有巨大的市场空间和商业前景。

（一）中药标准提取物的含义

中药标准提取物，指采用现代科学技术，对传统中药材或中药复方进行提取加工而得到的具有相对明确药效物质基础以及严格质量控制标准的中药产品，可作为中药的新型"饮片"以及中药制剂的原料药。

中药标准提取物的化学成分，通常是多种药理活性物质按一定比例组成的活性成分群，较好体现了原中药材及复方特定的中医药功效，同时在质量控制方面具有相当的优势。相对化学药物的毒副作用大、易产生抗药性，中药标准提取物具有无可比拟的天然优势。这些提取物无论作为单味药还是组成复方，它完全可以替代原生药使用，并且在质量控制方面有着无可比拟的优越性。

（二）中药标准提取物的特点

1. 具有相对明确的物质基础　中药标准提取物根据具体药物品种及技术条件，可分为有效部位和有效成分两个层次，是多种药理活性物质组成的集合，其质量控制应用指纹图谱检测，并且对集合中某些主要成分应明确其定量指标。

不论单味中药还是复方，其化学成分都是非常复杂的，寻找单一有效或活性成分的研究并非最佳途径，而研究其有效部位或有效成分组合才更合理，更能阐释中药的作用特点。中药标准提取物就是在这种状况下产生的一类有效部位或有效成分组合。

中药标准提取物集中了原材料或复方中的主要成分，反映出原材料特定的功效作用特点，体现了中医治疗是从多系统、多靶点、多层次和全方位发挥药效作用的治疗方法，较好地体现了中医药的特色。

2. 具有特定的药理活性　中药标准提取物集中了原药材或复方中的主要成分，能够反映出原药材特定的功效作用特点。中药的应用讲究配伍，相同的药材在不同处方中的作用和地位各异，即相同药材在不同处方中，其发挥作用或起主导作用的物质基础是不同的。因此对某些药材来说，一种药材可以有几种不同的标准提取物，每种标准提取物有一个最佳的组分构成比例，以

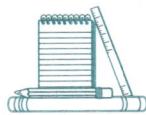

体现它的不同功效。

3. 具有严格的质量标准 中药标准提取物不是指单一某种活性成分,而是多种药理活性物质组成的集合,一般是由含量在50%以上的主要活性部位组成。

中药标准提取物之所以能代替中药材和饮片,成为中药制剂的原料药,关键还在于它具有严格可控的质量标准。其质量标准主要内容应包括:①标准操作规程如药材产地、植物基源、采收时间与方法等;②药材质量标准如性状、定性及其他定量指标(非药用部分、水分、灰分、重金属、农药残留量、微生物等);③提取物制备工艺规范如规定药材前处理方法、提取及设备、分离方法等;④提取物质量标准如性状、鉴别、纯度检查(水分、灰分、重金属、农药或溶媒残留量等)、含量测定等项目。

植物基原方面,对生产用的中药材应进行严格的品种鉴定,包括植物的科、属、种等。产品生产过程的恒定是产品质量均一性的前提,因此,中药提取物的标准化除了制定和执行产品质量标准,更重要的是对其生产过程实行标准化,应对其前处理提取、分离浓缩、干燥、粉碎和筛分、包装、储藏等制定和执行标准生产操作规程。

性状和检查方面,应对其形、色、气、味及粒度、密度、溶解性等物理性质进行描述,并对水分、灰分、重金属、砷盐、农药残留、辅料等进行分析和限度检查。

定性方面,要建立特征指纹图谱等多种鉴别方法,并根据所测成分的理化性质,选择相应的测定方法,对主要有效部位或成分进行含量测定。

二、分类

目前中药提取物可分为三大类:单味中药提取物,复方中药提取物及纯化提取物(包括活性部位和单体化合物)。

(一)单味中药提取物

我国生产的单味中药提取物,既有传统常用中药,如枳实、麻黄、当归、人参、益母草、黄芪、升麻、虎杖、杜仲、天麻、山楂、葛根、绞股蓝、金银花、薄荷、车前子、灵芝、决明子、五味子、厚朴、月见草油、刺五加等提取物,又有目前国际市场热销的植物提取物,如贯叶连翘、葡萄籽、缬草、银杏叶、水飞蓟等。

欧美国家生产了各种药用植物的标准化提取物,如紫锥菊、缬草、短棕榈、贯叶连翘和银杏叶等。这些国家和地区使用的植物药产品多为单味药,它们大都在欧洲有相当长的使用历史,有系统的临床试验结果,疗效确切,副作用小,安全,并有完善的标准与规范。

(二)复方中药提取物

例如补中益气汤、小柴胡汤、大承气汤、小建中汤、葛根汤提取物等,它们是在"标准汤剂"概念上形成的新型产品。标准汤剂充分体现了中药复方的优势,是中药复方研究及生产规范化、标准化的基石。

由于单味中药提取物作用的局限性,复方制剂迅速发展起来,1999年美国市场上销售的植物提取物,单一植物产品占44.1%,复方(混合)制剂达39.6%。

(三)纯化提取物

纯化提取物包括活性部位和单体化合物,如大豆异黄酮、人参皂苷、白藜芦醇、石杉碱甲、茶叶儿茶素,以及从中药中寻找出的著名先导化合物青蒿素、靛玉红、联苯双酯等。

我国2020年发布的《药品注册管理办法》中,将中药材提取的有效成分和复方提取的有效成分列为1类新药,将中药材、天然药物中提取的有效部位、复方中提取的有效部位群列为5类

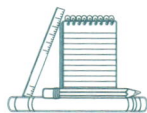

新药。

三、制备方式

对于单味药制剂和被证明单煎液合并与合煎液药效等价的复方制剂，可分别制备各药材对应该方药效的标准提取物，根据药材在处方中的比重以及相应标准提取物的收率，决定新"处方"中各药材标准提取物的用量。根据中医理论，以提取物为组方单元，按照一定比例进行处方（以中药标准提取物代替中药材），探讨方中各标准提取物作用的主次，建立复方量效关系。

中药方剂用水煎煮时，由于高温及溶液中复杂的化学环境，可能在溶液中发生物质间的络合、水解、氧化、还原等反应，从而生成溶液中某些新物质，这些新物质可对全方产生增效、减毒等药效作用。因此，对于合煎液药效明显大于单煎液合并药效的，并且有大量的、新的成分出现时，就要制备合煎的复方标准提取物。

通过上述制备方式，使中药制剂的原料从质量不稳定的原药材或饮片，成为质量可控的中药标准提取物，提高了中药成品质量的可控性。

中药标准提取物是介于中药材和中成药之间的一种产品类型，是从中药产业中分化出来的新兴领域，它采用现代制药技术对中药材进行较深程度加工而得的产品，有较高的附加值。提取物既可以直接使用，又作为原料广泛用于天然药物制剂、保健食品等，有更广泛的应用基础和巨大的国内国际市场前景。

复习思考

一、单项选择题

1. 某些中药化学成分属于前体药物，在活性测试时最好采用（　　）
   A. 体内方法　　　　　　　　B. 体外方法　　　　　　　　C. 一体化方法
   D. 系统法　　　　　　　　　E. 单项法

2. 色谱预试法供试液一般都用（　　）溶解，用展开剂展开，显色时选择各类成分的显色剂分区进行。
   A. 乙醚　　　　　　　　　　B. 甲醇　　　　　　　　　　C. 乙醇
   D. 丙酮　　　　　　　　　　E. 水

3. （　　）是中药现代化、国际化的桥梁，具有巨大的市场空间和商业前景。
   A. 中药材　　　　　　　　　B. 天然药物　　　　　　　　C. 有效成分
   D. 中药标准提取物　　　　　E. 名贵中药材

二、多项选择题

1. 当显色反应、沉淀反应难以做出准确判断，可采用（　　）检识。
   A. 酸碱法　　　　　　　　　B. 薄层色谱　　　　　　　　C. 纸色谱
   D. 氧化还原法　　　　　　　E. 凭经验

2. 一般常用（　　）方法对中药活性成分进行纯度检验。
   A. TLC　　　　　　　　　　B. PC　　　　　　　　　　　C. GC
   D. HPLC　　　　　　　　　 E. TCL

三、填空题

1. 预试验的方法通常分为两种方法：一是_____预试验；二是_____预试验。
2. 在开展某一中药活性成分研究时，须先进行充分的调查研究，包括_____调查、_____调

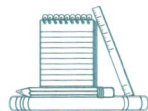

扫一扫，查阅
复习思考题答案

查和_____三个方面。

四、简答题

1. 简述中药活性成分研究的一般途径。

2. 开展某一中药活性成分研究时，应先进行充分的调查研究，可以从哪些途径获得中药活性成分的信息？

3. 中药标准提取物的含义是什么？有什么特点？

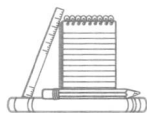

实训部分

中药化学实用技术是一门实践性较强的学科，因此中药化学实训是本课程的重要组成部分。实训着重培养学生从中药中提取有效成分的基本技能，培养学生观察问题和思考问题的能力以及严谨的科学的工作态度，同时通过实验可进一步巩固课堂所学的理论知识，使理论与实践密切结合。

在实训教学中，要求学生掌握化学实验中常用的煎煮法、渗滤法、回流法、连续回流提取法、液－液萃取法等。掌握薄层色谱、纸色谱的基本操作，熟悉它们在中药化学成分鉴定、提取、分离、检识中的应用。

中药化学实用技术实训注意事项

中药化学实用技术实训的特点是实验周期长，所用溶剂和试剂品种多，而且用量较大。许多有机溶剂具有易燃性、毒性、腐蚀性、刺激性和爆炸性等特点。在实训操作过程中又经常需要加热或减压等操作，如果操作不慎，易引起中毒、触电、烧伤、烫伤、火灾、爆炸等事故。所以要求每个实验操作者，必须加强爱护国家财产和保障人民生命安全的责任心，严格遵守操作规程，提高警惕，消除隐患，预防事故的发生。

为了确保实验的安全进行，特作如下要求：

1. 实训前必须充分预习实训内容，明确实验原理、操作步骤及注意事项。实训开始前应检查仪器是否完整无损，装置是否正确，经检查合格后方可开始实验。

2. 实训时要保持室内整齐、清洁、安静。不准做与实训无关的事情，不得擅自离开岗位。在实训过程中应密切观察实验进程是否正常，仪器有无漏气、碎裂等现象。

3. 倒取和存放易燃性有机溶剂时，要远离火源。不得随意将易燃性、易爆性的有机溶剂及药品倒入水槽或污物缸内。不得在烤箱内烘烤留有易燃性有机溶剂的仪器或物品。

4. 使用精密仪器及电气设备时，应先了解其原理及操作规程，检查好电路，按操作规程进行。遇到不明了的问题应及时向老师请教，切忌自作主张，乱动仪器。电线及仪器不应放在潮湿处，不要用湿手接触电器。电器用完后，应立即清理，关好电源。

5. 回流或蒸馏易燃性有机溶剂时，应检查冷凝水是否畅通，仪器装置是否漏气。不得用明火直接加热，应根据其沸点选用水浴、油浴或砂浴。蒸馏溶剂时要加入沸石，防止爆沸。若已加热后才发现未加沸石，则必须停火冷却后再加沸石，切不可在热时加沸石，否则将发生爆沸。添加溶剂时要移开水浴，待溶剂冷却后再加，并应重新加沸石。

6. 实验室中常用的苯、三氯甲烷、甲醇和铅盐等化合物均为有毒或剧毒药品。人体中毒的途径一般为消化道、呼吸道或皮肤吸收。所以取用时要注意切勿洒在容器外，不要接触皮肤或口腔。室内要

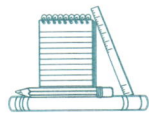

通风良好，产生毒气的操作应在通风橱内进行。毒物及废液不得随意乱倒。实验室内严禁进食。

7. 实训结束时，应将水、电、门窗关妥后，方能离开实验室。

8. 实训时一旦不慎起火，应沉着冷静，积极灭火。首先立即切断实验室内所有电源及火源，搬走易燃易爆物品，同时针对起火点情况，选用适当灭火器材进行灭火。

9. 急救常识：

（1）外伤　及时取出伤口中的碎玻璃屑或固体物质，用蒸馏水冲洗后涂上红药水，用消毒纱布包扎。大伤口则先按紧主血管，急送医院治疗。

（2）火伤　轻伤可在伤面涂以硼酸凡士林。重伤则须请医生诊治。

（3）试剂灼伤

① 酸灼伤：立即用大量水冲洗，然后用3%碳酸氢钠溶液蘸洗。

② 碱灼伤：立即用大量水冲洗，然后用1%乙酸溶液蘸洗。

实训一　薄层色谱与纸色谱

一、概述

薄层色谱和纸色谱在中药化学成分的分离和鉴定方面具有广泛的应用。例如要了解中药或中药制剂中是否含有某一已知的化学成分，可将其经过初步纯化，用已知化学成分的对照品与其共色谱，经显色后如在相同的位置上具有相同颜色的斑点，则提示该中药或中药制剂中可能含有该化学成分。再如，在分离中药或其他样品中化学成分的过程中，薄层色谱和纸色谱又可以起到一个很好的指示剂作用，从色谱斑点的变化情况，就可以了解分离的效果，决定是否需要更换洗脱剂或继续进行洗脱等。另外，薄层色谱还可以为柱色谱分离条件的选择提供科学依据。

二、实训目的与要求

1. 掌握薄层板的制备方法。
2. 掌握薄层色谱和纸色谱的基本操作技术。

三、实训原理

吸附薄层色谱法是利用吸附剂对混合物中各成分吸附能力的不同使各成分实现分离的技术。化合物的极性大，被吸附得较牢固，R_f 值小；反之，R_f 值大。吸附色谱中最常用的吸附剂为硅胶。本实验利用薄荷油中薄荷脑的鉴别介绍硅胶薄层色谱的基本操作技术。

纸色谱按分离原理属于分配色谱，是利用滤纸本身吸附的水分作固定相，所选用的展开剂作为流动相，根据不同极性化合物在该两相中的分配系数不同，随着展开剂的不断移动而将各化合物分离。本实验利用板蓝根中精氨酸的鉴别介绍纸色谱的基本操作技术。

四、实训操作

（一）薄层板的制备

1. 软板的制备　取待铺薄层的干净玻璃板一块，放在一张长和宽均大于玻璃板的白纸上。另取表面光滑，直径均一的玻璃棒一支，依据所制备薄层的宽度和厚度的要求，在玻璃棒两端套

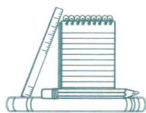

上厚度为 0.3~1mm 的塑料套或乳胶管（用医药胶布缠绕替代也可以）。操作时将氧化铝粉均匀地铺在玻璃板上，再用玻璃棒压在玻璃板上，双手均匀用力，将吸附剂自一端推向另一端即成。推移玻璃棒时，不宜太快，也不应停顿，否则薄层厚度不均匀。

2. 硬板的制备　硅胶薄层板的制备：取 1 份硅胶 G 或硅胶 H 和 3 份 0.2%~0.5% CMC-Na（羧甲基纤维素钠）水溶液，在研钵中沿同一方向研磨混合，去除表面的气泡后，置玻璃板上轻轻振动使涂布均匀。或倒入涂布器中，在玻板上平稳移动涂布器进行涂布。薄层的厚度一般为 0.2~0.3mm。取下涂好薄层的玻璃板，置水平台上室温下晾干后，在 110℃ 烘 30 分钟，置于有干燥剂的干燥箱中备用。使用前检查其均匀度，在反射光及透视光下检视，表面应均匀、平整、光滑，无麻点、无气泡、无破损及污染。

（二）薄荷油中薄荷脑的薄层色谱鉴别

吸附剂：硅胶 CMC-Na 薄层。

供试品溶液制备：取薄荷油 0.05g，加无水乙醇 10mL 溶解，即得（需要新鲜配制）。

对照品溶液制备：薄荷脑对照品 10mg，精密称定，置 10mL 容量瓶中，加无水乙醇溶解并稀释至刻度，摇匀，即得（需要新鲜配制）。

展开剂：①石油醚（30~60℃）；②乙酸乙酯；③石油醚－乙酸乙酯（85:15）。

显色剂：1% 香草醛 60% 硫酸试剂。

操作：取一块硅胶 CMC-Na 薄层板，在距底边 10~15mm 处用铅笔绘出起始线及原点（原点间距离一般不少于 8mm），分别吸取供试品溶液、对照品溶液点于原点上，待溶剂挥发后，迅速将点好样的薄层板放入展开缸的展开剂中，浸入展开剂的深度为距薄层板底边 0.5~1.0cm（切勿将样点浸入展开剂中），密闭展开至薄层板上端时取出，用铅笔描出溶剂前沿，挥去展开剂，立即喷洒显色剂，必要时可适当加热促使显色。在日光下检视，计算薄荷脑的 R_f 值，并比较三种展开剂哪一种最适合分离薄荷油。

（三）板蓝根中精氨酸的纸色谱检识

支持剂：新华层析滤纸。

供试品溶液：取板蓝根粉末 0.5g，加稀乙醇 20mL，超声处理 20 分钟，滤过，滤液蒸干，残渣加稀乙醇 1mL 溶解即得。

对照品溶液：精氨酸对照品，加稀乙醇溶液制成每 1mL 含 0.5g 的溶液。

展开剂：正丁醇－冰乙酸－水（4:1:5 上层）。

显色剂：0.2% 茚三酮乙醇溶液。

操作：取层析滤纸条，在距底边约 2.5cm 处用铅笔画出起始线。分别用毛细管点上适量供试品和对照品溶液，待溶剂挥干后（可用电吹风吹干），将滤纸用线悬吊在盛有展开剂的层析缸中，使滤纸点样端与展开剂接触，上行法展开，至展开剂前沿离起始线 15cm 左右时取出，并用铅笔描出前沿位置。吹热风挥去展开剂后，喷显色剂，再加热至 100℃ 左右显色。计算精氨酸的 R_f 值。

五、实训注意事项

1. 进行层析时，各步操作都应严格要求：点样时点样量应适宜；样品原点直径不宜超过 0.5cm；展开时起始线不能浸在展开剂中；层析板或层析滤纸两边不能和展开容器接触；层析缸应密封，以及选择灵敏的显色剂等。

2. 羧甲基纤维素钠溶液常用的浓度为 0.5%~1%。一般以预先配制，静置，取其上层澄清

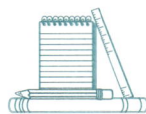

液应用为好。

3. 对于点样量，有颜色的样品可直接观察而决定。无色化合物可预先取一块薄层板，按一般薄层色谱操作，点上数个不同量的样品溶液，薄层显色后，根据结果可确定最佳点样量。

实训二 虎杖中蒽醌类成分和虎杖苷的提取分离和鉴定

一、概述

虎杖又名阴阳莲、土地榆、苦杖，为蓼科植物虎杖（*Polygonum cuspidatum* sieb. et Zucc.）的根茎。有祛风利湿、散瘀止痛、祛痰止咳等功用。主要用于治疗湿热黄疸、风湿痹痛等。近年来用于降低血脂，升高白细胞和血小板，并可治疗慢性气管炎等多种炎症及烧伤等症。虎杖根茎中含有大量的蒽醌成分和二苯乙烯类成分。

主要成分的结构与理化性质：

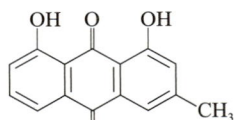
大黄酚

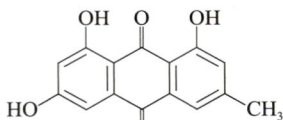
大黄素

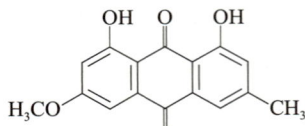
大黄素甲醚

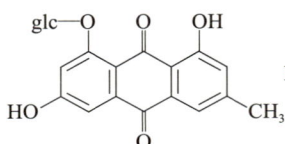
大黄素葡萄苷

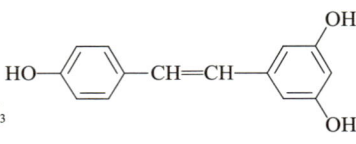
白藜芦醇

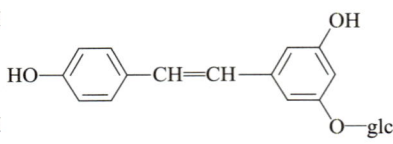
虎杖苷

1. **大黄酚** 为金黄色六方形或单斜形结晶（苯或乙醇），mp 196～197℃，能升华。易溶于乙醇、苯、三氯甲烷、乙醚、冰乙酸，可溶于氢氧化钠水溶液及热的碳酸钠水溶液。略溶于冷乙醇，难溶于石油醚，不溶于水、碳酸氢钠和碳酸钠水溶液。

2. **大黄素** 橙黄色长针状结晶，mp 256～257℃，能升华。易溶于乙醇，可溶于氨水、碳酸钠和氢氧化钠水溶液，几乎不溶于水。

3. **大黄素甲醚** 砖红色单斜针状结晶，mp 203～207℃，能升华。溶于氢氧化钠水溶液，溶解度与大黄酚类似。

4. **大黄素葡萄苷** 浅黄色针状结晶（稀乙醇中析出，含一分子结晶水），mp 190～191℃。

5. **白藜芦醇** 无色针状结晶，mp 256～257℃，261℃、264℃能升华。易溶于乙醚、三氯甲烷、甲醇、乙醇、丙酮等。

6. **虎杖苷（白藜芦醇葡萄苷）** 无色针状簇晶，mp 223～226℃（分解）。易溶于甲醇、乙醇、丙酮、热水，可溶于乙酸乙酯、碳酸钠和氢氧化钠的水溶液，微溶于冷水，难溶于乙醚。

二、实训目的和要求

1. 掌握用 pH 梯度萃取法分离酸性成分的方法。
2. 掌握脂溶性成分和水溶性成分分离的方法。

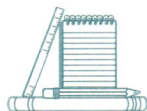

3. 熟悉蒽醌类成分的一般性质和鉴别方法。

三、实训原理

根据虎杖中的羟基蒽醌类化合物及二苯乙烯类成分均可溶于乙醇,故采用乙醇将它们提取出来。羟基蒽醌类苷元成分能溶于乙醚等弱亲脂性溶剂,采用乙醚使苷元和苷类成分分离,又利用羟基蒽醌类化合物酸性强弱不同,用梯度 pH 萃取法进行分离。

四、实训操作

(一)总提取物的制备

称取虎杖根粗粉 150g,置于 1000mL 圆底烧瓶中,分别加 500、300、250mL 95% 乙醇回流提取三次,每次一小时,过滤,合并三次提取液,放置,如有沉淀可再过滤一次,减压回收乙醇至糖浆状,即得乙醇总提取物。

(二)亲脂性成分和亲水性成分的分离

在乙醇总提取物中,加入乙醚 100mL,冷浸半小时左右,时时振摇,倾出乙醚层,再以乙醚 50mL(内加丙酮 2mL)重复提取 4～5 次,至乙醚色浅为止,合并乙醚液,乙醚液为总游离蒽醌。

(三)pH 梯度萃取法进行游离蒽醌的分离

1. 酸性成分的分离　将含有总游离蒽醌的乙醚溶液置于 500mL 的分液漏斗中,加入 5% NaHCO$_3$ 水溶液,每次 30～40mL 萃取二次,放置充分分层,分出碱水层,合并 NaHCO$_3$ 萃取液,在搅拌下缓缓滴加浓盐酸调 pH 值 2,注意观察颜色的变化,放置沉淀,抽滤,用少量水洗涤沉淀至洗液呈中性,沉淀移置表面皿上,干燥,称重,得强酸性成分Ⅰ。

2. 中等酸性成分——大黄素的分离　以上经 5% NaHCO$_3$ 水溶液萃取过的乙醚液,用 5% Na$_2$CO$_3$ 水溶液,每次 30～40mL 萃取 5～6 次,至碱液层颜色较淡时为止,合并碱液,在搅拌下缓缓滴加浓盐酸调 pH 值 2,放置待沉淀完全,抽滤,水洗沉淀至洗液呈中性,抽干得沉淀Ⅱ(大黄素),干燥,称重,依次用丙酮、甲醇结晶一次,可得橙色针晶。

3. 弱酸性成分——大黄酚和大黄素甲醚的分离　以上经 5% Na$_2$CO$_3$ 水溶液萃取过的乙醚液,用 2% NaOH 水溶液,每次 30mL 萃取 3～4 次,合并碱液,滴加浓盐酸调 pH 3,放置沉淀,抽滤,水洗沉淀至洗液呈中性,抽干,得沉淀Ⅲ(大黄酚和大黄素甲醚混合物),干燥,称重后用甲醇 – 三氯甲烷(1:1)或苯 – 三氯甲烷(1:1)重结晶,得大黄酚和大黄素甲醚的鲜黄色混合物。

(四)鉴别

1. 蒽醌类显色反应

(1)与碱液反应　取样品Ⅰ、Ⅱ、Ⅲ数毫克,置于点滴板上,分别加 5% NaOH 溶液数滴,观察呈色变化(凡酚羟基互成邻位或对位的蒽醌呈紫红色至蓝色,其他酚羟基蒽醌呈红色)。

(2)与乙酸镁反应　同上样品各取数毫克,置于点滴板上,分别加数滴乙酸镁使溶解,再加 0.5% 乙酸镁溶液数滴,观察呈色变化。

(3)与浓硫酸反应　同上样品各取数毫克,置于点滴板上,分别滴加浓硫酸,观察呈色变化。

2. 游离蒽醌的薄层鉴别　将样品Ⅰ、Ⅱ、Ⅲ及乙醚总提取物各数毫克分别溶于少量丙酮中,以标准品大黄素、大黄酚的乙醇溶液为对照,在硅胶 G 薄层板上点样,选下列一种展开剂展开。

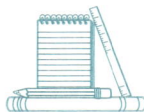

展开剂：①苯－乙酸乙酯－甲醇（48∶12∶1）；②苯－乙酸乙酯（8∶2）；③苯－甲醇（8∶1）。

显色方法：先在可见光下观察，记录有色斑点出现的位置，然后用氨水熏或喷 2% KOH 甲醇溶液。喷雾显色前后在紫外光下观察，记录斑点荧光色泽，并记录色谱图。

五、实训注意事项

1. 本实验多次使用乙醚，因此要特别注意防火安全，绝对禁止有明火的情况下使用乙醚。进行两相萃取时，不可猛力振摇只能轻轻旋转摇动，以免造成严重乳化现象而影响分层，同时要注意"放气"防止分液漏斗内压力过高引发意外。

2. 用 pH 梯度法萃取各游离蒽醌成分时所用不同碱液的 pH：$NaHCO_3$ 为 pH 值 8 ~ 9，Na_2CO_3 为 pH 值 10 ~ 11，NaOH 为 pH 值 12 以上。

实训三　大黄中游离蒽醌类化合物的提取分离与检识

一、概述

大黄是常用中药之一，它是蓼科植物掌叶大黄 *Rheum palmatum* L.、药用大黄 *Rheum Officinale* Baill. 或唐古特大黄 *Rheum tanguticum* Maxim. 的根及根茎。大黄味苦，性寒，具有泻热通便、凉血解毒、逐瘀通经、利胆退黄等功效，主要用于实热便秘、食积腹疼、血瘀经闭、泻痢、黄疸、痈肿等，外用治水火烫伤。现代药理研究证明，大黄产生泻下作用的有效成分为番泻苷类化合物（属二蒽酮苷），而所含游离蒽醌类化合物的泻下作用较弱，但具有抗菌作用，其中以大黄酸、芦荟大黄素、大黄素作用较强，它们对多数革兰阳性菌有抑制作用。此外，大黄还有抗肿瘤、利胆保肝、利尿、止血等作用。

大黄中的主要成分为蒽醌类化合物，含量为 3% ~5%，大部分与葡萄糖结合成苷，游离苷元有大黄酸、大黄素、芦荟大黄素、大黄酚、大黄素甲醚等。其中大黄酸有羧基，酸性最强；大黄素有 β－酚羟基，酸性第二；芦荟大黄素连有羟甲基，酸性第三；大黄素甲醚和大黄酚的酸性最弱。

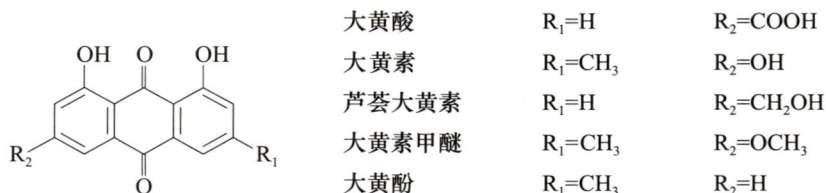

大黄酸	R_1=H	R_2=COOH
大黄素	R_1=CH$_3$	R_2=OH
芦荟大黄素	R_1=H	R_2=CH$_2$OH
大黄素甲醚	R_1=CH$_3$	R_2=OCH$_3$
大黄酚	R_1=CH$_3$	R_2=H

大黄中主要羟基蒽醌类化合物的理化性质如下：

1. 大黄酚　为六方形或单斜形结晶（乙醇或苯），具有升华性，熔点 196℃。易溶于沸乙醇，溶于苯、三氯甲烷、乙醚、冰乙酸及丙酮等，略溶于冷乙醇，极微溶于石油醚，几乎不溶于水。

2. 大黄素甲醚　为砖红色单斜针状结晶，熔点 203 ~ 207℃。溶于苯、三氯甲烷、吡啶及甲苯，难溶于乙酸、乙酸乙酯，不溶于甲醇、乙醇、丙酮。

3. 大黄素　为橙色针状结晶（乙醇），在丙酮中结晶呈橙色，在甲醇中结晶呈黄色，熔点 256 ~257℃。溶于乙醇、甲醇、丙酮，其溶解度在四氯化碳中为 1∶10000；在三氯甲烷中为 1∶1400；在乙醚中为 1∶720；在苯中为 1∶2460。

4. 芦荟大黄素　为橙色针状结晶（甲苯），在乙醚及苯中呈黄色，熔点 223 ~ 224℃。略溶

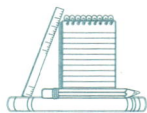

于乙醇、乙醚、苯、三氯甲烷。

5. 大黄酸　为黄色针状结晶（升华法），330℃分解，熔点321~322℃。溶于乙醇、苯、三氯甲烷、乙醚和石油醚。

大黄中还含有少量的二蒽酮苷，如番泻苷A、B、C、D，是大黄泻下的主要有效成分。此外，大黄中还含有10%~30%的鞣质类化合物，具止泻作用，久服大黄会产生继发性便秘就是此类成分的作用。非正品大黄含一定量的土大黄苷（紫外灯下有亮蓝紫色荧光），正品大黄则不含有或仅痕量含有，一般认为其含量越高则大黄质量越差。

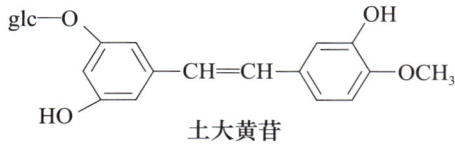

土大黄苷

二、实训目的与要求

1. 掌握用酸水解法水解蒽醌苷的操作技术。
2. 掌握用pH梯度萃取法分离酸性成分的操作技术。
3. 掌握用化学法、色谱法检识蒽醌类成分的操作技术。
4. 熟悉用柱色谱法分离蒽醌类成分的操作技术。

三、实训原理

本实验是根据大黄中的蒽醌苷经酸水解为游离蒽醌后，可溶于乙醚等亲脂性有机溶剂，用乙醚连续回流提取。再利用大黄中羟基蒽醌类化合物酸性强弱不同，采用pH梯度萃取法分离得各单一成分。其中大黄酚与大黄素甲醚的酸性相似，但极性不同，采用吸附柱色谱法将二者分离。

四、实训操作

（一）游离蒽醌的提取

1. 水解　取大黄粗粉约50g，加20%硫酸水溶液100mL，在水浴中加热回流水解4~6小时，倾去酸水液，药渣用水洗至中性，纱布包裹挤干水分，于70℃左右烘干。

2. 游离蒽醌的提取　将烘干的药材适当粉碎，装入滤纸筒，置于索氏提取器中，加乙醚150mL，连续回流提取3~4小时，滤得乙醚提取液。

3. 游离蒽醌的薄层色谱检查　取上述水解药材的乙醚提取液，按如下条件进行检测：硅胶板为硅胶CMC-Na板，展开剂为石油醚（沸程60~90℃）-乙酸乙酯(7∶3)，近水平或直立展开，在可见光下可以看到4个斑点，$R_f \approx 0.9$的黄色斑点为大黄酚和大黄素甲醚的混合物，在此条件下分不开，其余3个斑点依R_f值由大到小分别为大黄素（橙色斑点）、芦荟大黄素（黄色斑点）、大黄酸（黄色斑点）。

（二）游离蒽醌的分离

1. pH梯度萃取法分离　上述乙醚提取液置于分液漏斗中，用5% NaHCO₃水溶液60mL分两次萃取，合并碱水液，滴加浓盐酸至pH值2，放置沉淀，抽滤，沉淀用少量水洗至中性，抽干。沉淀移置表面皿上，低温干燥，得大黄酸。乙醚液继续用5% Na₂CO₃水溶液，每次20mL萃取3次，合并碱水液，同上处理，得大黄素。乙醚液再用0.5% NaOH水溶液，每次20mL萃取3次，合并碱水液，仍同上处理，得芦荟大黄素。残留乙醚液回收至小体积，加2g吸附剂硅胶拌匀，

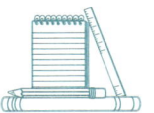

挥去乙醚，作柱色谱样品。

2. 大黄酚和大黄素甲醚柱色谱分离 将大黄酚和大黄素甲醚混合物溶于适量乙酸乙酯中，用少量硅胶拌样吸附，挥干溶剂。取 100~200 目色谱用硅胶 10g，干法装柱（1.5cm×8.5cm），将上述柱色谱样品小心加于柱顶，用石油醚（60~90℃）–乙酸乙酯(7:3)洗脱，当第一条色带将洗出时（大黄酚），按每 10mL 为一流分收集并编号，直至全部色带洗出。每一流分用薄层检查，大黄酚与大黄素甲醚对照品对照，合并与对照品斑点相同流分，浓缩析晶，分别得大黄酚与大黄素甲醚。

（三）检识方法

1. 碱显色反应 分别取上述分离所得各蒽醌类化合物沉淀少许，置试管中，加 1mL 乙醇溶解，加数滴 10% 氢氧化钠试剂振摇，溶液应呈红色。

2. 乙酸镁试验 分别取上述分离所得各蒽醌类化合物沉淀少许，置试管中，加 1mL 乙醇溶解，加数滴 0.5% 乙酸镁甲醇试剂，应产生橙、红、紫等颜色。

3. 色谱检识 将分离得到的五种游离蒽醌与各自对照品用硅胶 CMC–Na 薄层，苯–乙酸乙酯（8:2）展开，浓氨水熏蒸显色，观察色斑位置及颜色，计算 R_f 值。

五、实训注意事项

1. 因为大黄中结合型蒽醌的含量远高于游离型蒽醌，为了提高蒽醌苷元的含量，可用稀硫酸将蒽醌苷水解成蒽醌苷元。酸水解过程中加热时间应足够长，以保证水解充分。

2. pH 梯度萃取时，每种碱溶液提取可分为几次萃取，以保证提取完全，可以用薄层色谱作检测。

3. 乙醚提取液要用保鲜膜密封严实，防止乙醚挥散。

4. 连续回流提取操作时，先把滤纸做成大小适宜的桶状，置于索氏提取器中，滤纸桶上边缘不可高于侧管口，再将干燥的水解药材放入桶状滤纸内，将提取溶剂放于圆底烧瓶内，然后与索氏提取器连接，打开冷凝水后再开始加热（水温不宜过高，以稍高于乙醚沸点 35℃ 为宜）。

实训四　秦皮中香豆素类化学成分的提取分离与检识

一、概述

秦皮为木犀科植物苦枥白蜡树（*Fraxinus rhynchophylla* Hance）、白蜡树（*F. chinensis* Roxb）、尖叶白蜡树（*F. szaboana* Lingelsh）或宿柱白蜡树（*F. stylosa* Lingelsh）的干燥枝皮或干皮，为常用中药，《神农本草经》列为上品，具有清热燥湿、清肝明目、止痢等功效，用于痢疾、泄泻、赤白带下、目赤肿痛等症。药理研究表明，秦皮具有利尿、解热、抗炎镇痛及抑制痢疾杆菌等作用。

苦枥白蜡树皮中主要含有香豆素类化合物，其中七叶内酯与七叶苷为其抗痢疾杆菌的有效成分，《中国药典》规定总含量不得少于 1%。药理试验表明，七叶内酯及其苷具有抗炎、镇痛、止咳、祛痰与平喘等功效。

1. 七叶内酯 又名秦皮乙素，为淡黄色针状结晶，mp 268~270℃。溶于稀碱显蓝色荧光，易溶于热乙醇及氢氧化钠溶液，可溶于乙醇、乙酸乙酯，微溶于沸水，难溶于水、乙醚和三氯甲烷。水溶液在紫外灯下有蓝色荧光，三氯化铁试剂有绿色反应。

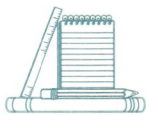

2. 七叶苷　又名秦皮甲素、七叶灵、七叶树苷等，为无色或浅黄色针状结晶，mp204～206℃。易溶于热水，可溶于乙醇、甲醇，微溶于冷水，难溶于乙酸乙酯，不溶于乙醚、三氯甲烷。水溶液在紫外灯下有蓝色荧光，三氯化铁试剂有绿色反应。

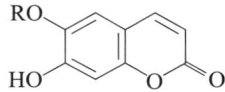

七叶内酯　　R=H

七叶苷　　　R=葡萄糖

二、实训目的与要求

1. 掌握溶剂法提取、分离香豆素类成分七叶苷和七叶内酯的方法。
2. 掌握香豆素类成分的一般检识方法。

三、实训原理

七叶苷和七叶内酯均能溶于沸乙醇中，可用沸乙醇将二者提取出来，利用二者在乙酸乙酯中溶解度的差异可以将其分离。

四、实训操作

（一）秦皮中香豆素类化学成分的提取分离

1. 提取　称取秦皮粗粉150g，加95%乙醇200mL回流提取2小时，过滤，药渣再加95%乙醇200mL，回流提取1小时，再重复一次，合并3次滤液，回收乙醇至小体积时转入蒸发皿中，置水浴上挥干溶剂。

2. 分离　取上述秦皮总香豆素化合物浸膏，加蒸馏水100mL使分散，加热溶解，过滤，待滤液冷却后，用三氯甲烷洗涤2次。经三氯甲烷洗涤过的水溶液，于水浴上加热去除残留的三氯甲烷，待水溶液冷却后，转至500mL分液漏斗中，用乙酸乙酯萃取，每次50mL，共萃取3次，合并乙酸乙酯萃取液，加无水硫酸钠适量，放置，加压回收乙酸乙酯至干，残留物溶于温热甲醇中，再经适当浓缩后放置过夜，析出黄色结晶，滤出结晶，用甲醇重结晶，即得七叶内酯，测定熔点。

将乙酸乙酯萃取过的水溶液，置于水浴上浓缩至适当体积，放置，析出微黄色结晶，滤过，用甲醇重结晶，即得七叶苷白色结晶，测定熔点。

（二）秦皮中香豆素类化学成分的检识

1. 观察荧光　取七叶苷和七叶内酯的甲醇溶液分别滴于滤纸上，于254nm的紫外灯下观察荧光的颜色，然后在原斑点上滴加NaOH溶液，观察荧光有何变化。

2. 异羟肟酸铁反应　取七叶苷和七叶内酯分别置于试管内，加盐酸羟胺溶液2～3滴，再加1%NaOH甲醇溶液2～3滴，于水浴上加热数分钟，至反应完全，冷却，在加HCl调至pH值3～4，加1%$FeCl_3$试液1～2滴，溶液呈红至紫红色。

3. TLC鉴定

样品：七叶苷、七叶内酯及其对照品。

吸附剂：硅胶 - G板。

展开剂：甲苯 - 甲酸乙酯 - 甲酸（5:4:1）。

显色方法：①重氮化对硝基苯胺；②三氯化铁溶液；③紫外灯254nm下观察荧光。

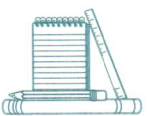

五、实训注意事项

1. 商品秦皮混杂品种较多，有些伪品中并不含香豆素，应注意选择原植物品种。秦皮由于品种和产地的差异，含七叶内酯和七叶苷的量差别很大。

2. 在提取液浓缩至小体积时转入蒸发皿的操作中，应使用相同溶剂少量多次洗涤仪器并转入蒸发皿中，以减少产品的损失。

3. 萃取振摇时，注意防止乳化，以轻轻旋转式萃取为宜。

实训五　槐米中芦丁的提取分离与鉴定

一、概述

芦丁又称芸香苷，广泛存在于植物界，已发现的芦丁植物至少在 70 种以上。槐米系豆科植物槐 *Sophora japonica* L. 未开放的花蕾，味苦性凉，具有清热、凉血、止血之功。常用来治疗多种出血症：肠风便血、痔血、尿血、崩漏下血、赤血下痢等。槐米主要成分为芦丁，《中国药典》规定含芸香苷不得少于 20%。槐米中除含芦丁外，还含有槲皮素、白桦脂醇、槐二醇、皂苷以及槐米甲、乙、丙素和多糖黏液质等。

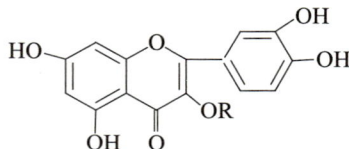

芦丁　　R=葡萄糖-鼠李糖
槲皮素　R=H

1. **芦丁**　浅黄色粉末或极细的针状结晶，含三分子结晶水，熔点为 177～178℃。芦丁溶解度在冷水中 1:10000，热水中 1:200，冷乙醇中 1:300，热乙醇中 1:30，沸甲醇中 1:7，冷吡啶中 1:12，微溶于丙酮、乙酸乙酯，不溶于苯、乙醚、三氯甲烷、石油醚，溶于碱而呈黄色。

2. **槲皮素**　为黄色针状结晶（稀醇中），含二分子结晶水，熔点为 313～314℃。溶于碱水、乙酸和沸醇，能溶于冷乙醇（1:290），易溶于沸乙醇（1:23），可溶于丙酮、吡啶、甲醇、乙酸乙酯、冰乙酸等，不溶于苯、乙醚、石油醚、三氯甲烷、水等。

3. **皂苷**　粗制品为白色粉末，mp 210～220℃。易溶于水、吡啶，能溶于甲醇。酸水解后得白桦脂醇、槐二醇、葡萄糖醛酸和葡萄糖醛酸内酯。

4. **白桦脂醇**　无色针状结晶，mp 251～252℃，能溶于乙酸、丙酮、乙酸乙酯、甲醇、乙醇、乙醚、三氯甲烷、苯等，难溶于水、石油醚。

5. **槐二醇**　无色针状结晶，mp 219～220℃，能溶于石油醚、苯、丙酮、甲醇等，难溶于水。

二、实训目的和要求

1. 掌握黄酮类化合物的提取、分离方法和鉴别方法。
2. 掌握黄酮类化合物的主要性质及黄酮苷、苷元和糖部分的检识方法。

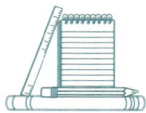

三、实训原理

提取芦丁的方法很多，目前我国多采用碱溶酸沉法，提取原理是依据芦丁结构中含有酚羟基，能与碱成盐而溶于水中，向此盐溶液中加入酸，则芦丁游离析出。芦丁的精制是利用它可溶于热水，难溶于冷水的性质进行的。芦丁分子中因含有邻二酚羟基，性质不太稳定，故在碱性溶液中加热提取芦丁时，往往加入少量硼砂，减少氧化分解以达到保护芦丁目的。

四、实训操作

（一）槐米中芦丁的提取

1. 芦丁的提取　称取槐米粗粉 20g，置 500mL 烧杯中，加入 0.4% 硼砂沸水溶液 200mL，在搅拌下加石灰乳，调至 pH 值 8～9，加热微沸 20 分钟（注意保持 pH8～9），并随时补充蒸发掉的水分，趁热用四层纱布滤过。同样操作再提取一次，合并两次滤液。滤液在 60～70℃ 用浓 HCl 调至 pH3～4，静置过夜使沉淀完全，抽滤，沉淀用蒸馏水洗 2～3 次，抽干，置空气中晾干，得粗品芦丁。

2. 芦丁的精制　称定粗品芦丁的重量，按约 1∶200 的比例悬浮于蒸馏水中，煮沸 10 分钟使芦丁全部溶解，趁热抽滤，冷却滤液，静置析晶。抽滤，置空气中晾干或 60～70℃ 干燥，得精制芦丁，称重，计算收率。

（二）芦丁的水解

取芦丁 1g，研细后置于 250mL 圆底烧瓶中，加入 2% H_2SO_4 溶液 100mL，直火微沸回流约 40 分钟，至析出鲜黄色沉淀不再增加为止，放冷抽滤，滤液保留作糖检查，沉淀用少量水洗去酸，抽干水分，晾干称重，得粗制槲皮素，然后用乙醇（95% 乙醇约 15mL）重结晶即得精制槲皮素。

（三）鉴别

1. 糖的纸色谱鉴定

样品：取上述滤去槲皮素的水解母液 20mL，搅拌加饱和的 $Ba(OH)_2$ 水溶液中和至 pH 值 7，滤去生成的 $BaSO_4$ 沉淀，滤液浓缩至 1～2mL 得样品液。

对照品：①葡萄糖标准品水溶液；②鼠李糖标准品水溶液。

支持剂：新华一号滤纸。

展开剂：正丁醇 - 乙酸 - 水（4∶1∶5）上层液。

显色方法：苯胺 - 邻苯二甲酸试剂喷雾，105℃ 烘 10 分钟，显棕色或棕红色斑点。

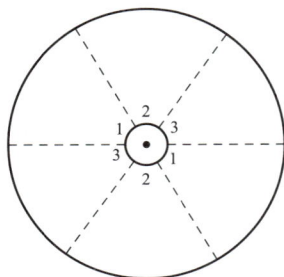

1. 糖的供试品
2. 葡萄糖对照品
3. 鼠李糖对照品

实训图 5 - 1　径向纸色谱点样示意图

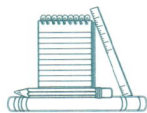

2. 芦丁、槲皮素的纸色谱鉴定

样品：①自制芦丁乙醇液；②自制槲皮素乙醇液。

对照品：①芦丁标准品乙醇液；②槲皮素标准品乙醇液。

支持剂：新华一号滤纸。

展开剂：①正丁醇－乙酸－水（4∶1∶5，上层液）；②15%乙酸水溶液。

显色方法：①先在可见光下观察斑点颜色，然后在紫外灯下观察斑点颜色；②经氨气熏后再观察；③喷三氯化铝试剂后再观察。

3. 芦丁和槲皮素化学检识

（1）Molish反应 取芦丁少许置小试管中，加乙醇0.5mL，加10% α -萘酚溶液1mL，振摇使溶解，沿管壁徐徐加入浓 H_2SO_4 约0.5mL，静置。观察两层溶液的界面变化，出现紫色环者为阳性。以同法试验槲皮素，比较芦丁和槲皮素的不同。

（2）酸性试验 取小试管四支一组，共二组，第一组每管中加入芦丁1mg，第二组每管中加入槲皮素1mg，每组分别加稀氨水、5% $NaHCO_3$ 溶液、5% Na_2CO_3 溶液和1% NaOH溶液各2mL，振摇后，观察各管溶液溶解情况，溶解的溶液应呈黄色。再加盐酸数滴，黄色应退去或变浅，并有沉淀或浑浊析出。

（3）镁粉－盐酸反应 取芦丁1mg，加乙醇1～2mL在水浴上加热溶解，加镁粉约50mg，滴加几滴浓盐酸，溶液由黄色渐变红色者，表示有黄酮类化合物。以同法试验槲皮素。

（4）锆－枸橼酸反应 取芦丁1mg，加甲醇1～2mL，在水浴上加热溶解，再加2%二氯氧化锆的甲醇溶液3～4滴，显鲜黄色。然后加2%枸橼酸甲醇溶液3～4滴，溶液颜色变浅，加蒸馏水稀释变无色。以同法试验槲皮素。

（5）氨性氯化锶反应 取芦丁1mg，加甲醇1～2mL，在水浴上加热溶解，加0.01M氯化锶的甲醇溶液3滴，再加氨蒸气饱和的甲醇溶液3滴，有绿色～棕色乃至黑色沉淀产生。以同法试验槲皮素。

（6）三氯化铝反应 取芦丁1mg，加甲醇1～2mL，在水浴上加热溶解，加入1%三氯化铝甲醇溶液2～3滴，呈鲜黄色，以同法试验槲皮素。

（7）乙酸镁反应 取芦丁1mg，加甲醇1～2mL水浴中加热溶解，加1%乙酸镁甲醇溶液2～3滴，呈黄色荧光反应。以同法试验槲皮素。

五、实训注意事项

1. 硼砂的作用，既能调节碱性水溶液的pH，又能保护芦丁减少氧化，但其价格较高，工业上用较大量的石灰加少量的硼砂，同样达到提高质量要求。

2. 加入石灰乳，使pH值8～9，既可以达到碱溶解芦丁的目的，又可以除去槐花米中含有的大量多糖黏液质。但pH值不能过高，否则钙能与芦丁形成螯合物而析出沉淀。

3. 用浓盐酸调pH值4～5，pH值过低会使芦丁降低得率。

4. 也可以不加碱，直接用沸水提取，芦丁得率也比较高。

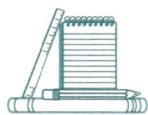

实训六　黄芩苷和黄芩素的提取分离和鉴定

一、概述

黄芩为唇形科植物黄芩（*Scutellaria baicadensis* Georgi）的干燥根。有清热燥湿、泻火解毒、凉血止血、安胎等功效。现代药理表明：黄芩对疾痢杆菌、伤寒杆菌、溶血性链球菌、肺炎双球菌等多种细菌有显著的抑制作用。黄芩所含黄酮类成分种类较多，主要有黄芩苷、黄芩素、汉黄芩素及其苷、千层纸素 A 及其苷，以及氨基酸、挥发油、糖、甾醇类成分。黄芩苷是黄芩中的主要有效成分，《中国药典》规定，黄芩干燥品中含黄酮以黄芩苷计不得少于 9.0%。

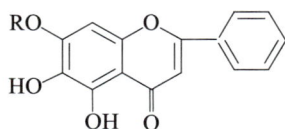

黄芩苷　R=葡萄糖醛酸
黄芩素　R=H

黄芩中主要成分的理化性质如下：

1. 黄芩苷　为淡黄色针状结晶，mp 223℃，易溶于 N,N－二甲基甲酰胺（DMF）、吡啶，微溶于热冰乙酸、碳酸氢钠、碳酸钠和氢氧化钠等溶液，难溶于甲醇、乙醇、丙酮，几乎不溶于水、乙醚、苯、三氯甲烷等。

2. 黄芩素　为黄色针状结晶，mp 265～266℃，易溶于甲醇、乙醇、丙酮、乙酸乙酯，微溶于乙醚、三氯甲烷，难溶于苯。溶于碱液不稳定，易氧化呈绿色。

3. 汉黄芩苷　为黄色结晶，无明显熔点，在 230℃变红棕色，302℃分解变黑。微溶于 50% 乙醇和甲醇，几乎不溶于水和其他常见有机溶剂。

4. 汉黄芩素　为黄色针状结晶，mp 203℃，易溶于甲醇、乙醇、丙酮、乙酸乙酯，微溶于乙醚、三氯甲烷、苯，难溶于水。

二、实训目的和要求

1. 掌握从黄芩中提取、精制黄芩苷的原理和操作方法。
2. 熟悉黄芩苷的主要性质和检识方法。

三、实训原理

黄芩苷在植物中以镁盐形式存在，在热水中溶解度大，在强酸性条件下（pH 值 2）可使黄芩苷盐变成有游离羧基的黄芩苷，即可析出沉淀，据此性质提取黄芩苷类化合物。同时还可利用黄芩苷在 95% 乙醇中溶解度小的性质加以精制。

四、实训操作

（一）黄芩苷的提取

取黄芩粗粉 200g，加水 1000mL，煎煮 30 分钟，过滤，药渣再加水 800mL，重复提取两

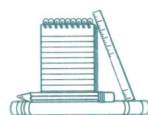

次，合并三次滤液，滴加浓盐酸，酸化至 pH 值 2。酸化液置水浴中加热近沸，80℃保温 30 分钟，待析出黄色沉淀后，倾去上清液，再滤去沉淀中的水分，加 8 倍量蒸馏水搅拌，使沉淀成为均匀的混悬液，滴加 40% 氢氧化钠溶液，调 pH 值 6～7，待沉淀全部溶解后再加入等体积 95% 乙醇，搅匀后于 50℃（水浴上保温）下迅速过滤，滤液用 10% 盐酸调至 pH 值 2～3，继续 80℃保温半小时，直到黄芩苷全部析出，放冷过夜，过滤收集黄芩苷沉淀物，蒸馏水洗至中性，抽干，60℃下干燥，得粗制黄芩苷，称重。

（二）黄芩苷的精制

将粗制黄芩苷研细，加 10 倍量蒸馏水混匀，滴加 40% 氢氧化钠溶液调 pH 值 6～7，使全部溶解，加活性炭适量搅匀，于水浴上加热至 80℃半小时，减压滤过除去炭渣，滤液用 10% 盐酸调 pH 值 1～2，加入等体积 95% 乙醇，80℃保温半小时，至有沉淀物产生时取出，放置过夜，沉淀完全后，减压过滤得沉淀，并用少量乙醇洗沉淀，抽干，60℃干燥，得黄芩苷精制品，称重，计算得率。

（三）检识

1. 化学检识

样品：黄芩苷提取物加甲醇制成 1mg/mL 溶液。

（1）盐酸－镁粉反应　取样品少许，置试管中加乙醇溶解，加入镁粉少许，滴加浓盐酸 2～3 滴，观察反应现象。

（2）三氯化铁反应　取样品少许，置试管中加乙醇溶解，加入三氯化铁试液 1 滴观察反应现象。

（3）二氯氧化锆－枸橼酸反应　取样品少许，置试管中，加乙醇溶解，加入二氯氧化锆试液 1～2 滴，再加枸橼酸试液 1～2 滴，观察有何变化。

2. 色谱检识

样品溶液：黄芩苷提取物加甲醇制成 1mg/mL 溶液。

对照溶液：黄芩苷对照品加甲醇制成 1mg/mL 溶液。

吸附剂：聚酰胺膜。

展开剂：甲苯－乙酸乙酯－甲醇－甲酸。

显色方法：①365nm 紫外光下观察荧光；②2% $FeCl_3$ 乙醇液显色；③1% $AlCl_3$ 乙醇液显色。

五、实训注意事项

1. 黄芩苷在一定的温度与湿度下能酶解生成黄芩素和葡萄糖醛酸。黄芩素分子结构有邻三酚羟基，易氧化成醌式结构而呈绿色。故在贮藏、提取或炮制过程中应注意防止酶解和氧化。本实训中沸水提取是为了防止黄芩中的生物酶破坏黄芩苷。

2. 黄芩苷酸性强，具有碱溶酸沉的性质，故提取液酸化后可使黄芩苷盐变成有游离羧基的黄芩苷在酸水中析出沉淀，初步与杂质分离。酸化时需要加热至 80℃半小时，促使析出沉淀的细粒能合并成大颗粒下沉，易于过滤。

3. 滴加 40% 氢氧化钠溶液碱化时，调 pH6～7，不得过量，否则黄芩苷在 50% 乙醇中的溶解度降低，以胶胨状物析出，降低黄芩苷的收率。

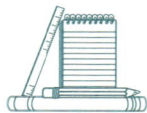

实训七 丁香中挥发油的提取分离与检识

一、概述

丁香为桃金娘科植物丁香（*Eugenia caryophyllata* Thunb.）的干燥花蕾（公丁香），其果实（母丁香）亦可药用。丁香在中医临床上有温中降逆、补肾助阳的功效，用于脾胃虚寒、呃逆呕吐、食少吐泻、心腹冷痛、肾虚阳痿等。

丁香主要药效成分为挥发油类（相对密度 $d > 1$），药理实验证明丁香挥发油具有抑菌、健胃、麻醉、降压、呼吸抑制与抗惊厥等作用。丁香花蕾挥发油含量 16% ~ 20%（mL/g），果实挥发油含量 2% ~ 9%（mL/g）。丁香挥发油中主要成分为丁香酚，占 70% ~ 85%（因产地不同差别较大），其他还有乙酰丁香酚（7% ~ 17%）及少量的丁香烯、甲基正戊酮、甲基正庚酮、香荚兰醛等。《中国药典》规定干品丁香花蕾丁香酚含量不得少于 11.0%。

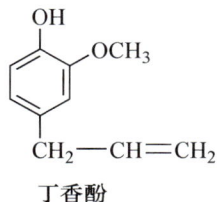

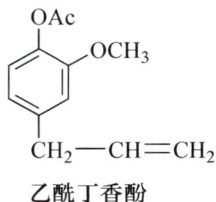

丁香酚为无色或淡黄色液体，凝固点 -9.2 ~ -9.1℃，沸点 225℃，几乎不溶于水，与乙醇、乙醚、三氯甲烷可混溶。

丁香另含齐墩果酸、鞣质、脂肪油及蜡等非挥发油成分。

二、实训目的和要求

1. 掌握挥发油的一般化学检识及薄层色谱检识方法。
2. 熟悉挥发油中酸性成分的分离方法。
3. 学会应用挥发油含量测定器提取药材中挥发油及含量测定的操作方法。

三、实训原理

本实验用水蒸气蒸馏法提取丁香挥发油。利用丁香酚为苯丙素类衍生物，具有酚羟基，遇到氢氧化钠水溶液即转为钠盐而溶解、酸化时又可游离的性质将丁香酚从挥发油中分离出来。并利用可与三氯化铁试剂发生反应的性质进行检识，也可进行薄层色谱检识。

四、实训操作

（一）丁香油的提取

取丁香 50g，捣碎，置于烧瓶中，加适量水浸泡湿润，按一般水蒸气蒸馏法进行蒸馏提取。也可用挥发油测定器提取丁香中挥发油并同时测定其含量，方法：加水约 300mL 与玻璃珠数粒于挥发油测定器（$d < 1$）烧瓶中，连接挥发油测定器，自测定器上端加水使充满刻度部分，并溢流入烧瓶时为止，再用移液管加二甲苯 1mL，然后连接回流冷凝管。将烧瓶置电热套中加热至

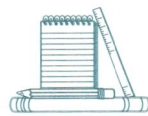

沸腾，蒸馏30分钟，停止加热，放置15分钟以上，读取二甲苯容积。然后取丁香约10g，捣碎，精密称定（准确至0.01g），加入上述挥发油测定器（$d<1$）烧瓶中，连接好测定器全部装置，将烧瓶置电热套中重新加热至沸腾，并保持微沸状态约5小时，提取至测定器中油量不再增加，停止加热，移去电热套，开启测定器下端活塞，将水缓缓放出至油层顶端在0刻度线上5mm处。放置1小时以上，重新开启活塞使油层下降至其顶端恰于0刻度线齐，读取油量，此数据减去二甲苯容积即为挥发油量，计算含量（mL/g）。

（二）丁香酚的分离

将所得的丁香油置于分液漏斗中，加10%氢氧化钠溶液80mL提取，并加150mL蒸馏水稀释，分取下层水溶液，用盐酸酸化至pH值2~3，使丁香酚呈油状液体，分取油层，用无水硫酸钠脱水干燥，得丁香酚。

（三）检识

1. 化学检识　取少许丁香酚置于试管中，加1mL乙醇溶解，加2~3滴三氯化铁试剂，显蓝色。

2. 色谱检识

样品溶液：提取得到的丁香油加乙醚制成0.02mL/mL溶液。

对照溶液：丁香酚对照品加乙醚制成0.02mL/mL溶液。

吸附剂：硅胶G。

展开剂：石油醚（60~90℃）–乙酸乙酯（9：1）。

显色方法：5%香草醛硫酸溶液喷雾，于105℃加热至斑点显色清晰。

五、实训注意事项

1. 采用挥发油含量测定器提取挥发油，可以初步了解该药材中挥发油的含量，但所用的药材量应使蒸出的挥发油量以不少于0.5mL为宜。

2. 测定时加热温度不宜过高，保持微沸即可；冷凝水的流速不宜过大，以保持冷凝管中部呈冷却状态为度。否则油水分离不完全，油大量回流入烧瓶或油滴中包裹水分。

3. 在用挥发油测定器（$d<1$）提取丁香挥发油时，由于二甲苯的相对密度为0.897，能使相对密度大于1.0的丁香挥发油与二甲苯的混合溶液浮于水面，在计算挥发油的含量时，注意扣除二甲苯的体积。

4. 用挥发油测定器提取挥发油，以测定器刻度管中的油量不再增加作为判断是否提取完全的标准。

5. 计算含量时注意正确保留有效数字。

实训八　甘草中甘草酸的提取分离与检识

一、概述

甘草为豆科植物甘草（*Glycyrrhiza uralensis* Fisch.）、胀果甘草（*Glycyrrhiza inflate* Bat.）或光果甘草（*Glycyrrhiza glabra* L.）的干燥根及根茎。具有补脾益气、润肺止咳、缓急止痛、调和诸药功效。临床上用于治疗咽喉肿痛、痈肿疮毒、缓解药毒。甘草中含有三萜皂苷类化合物，其中

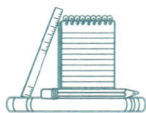

含量较高的为甘草皂苷，此还有黄酮类、香豆素类、氨基酸、生物碱和有机酸等化合物。

甘草中主要有效成分为甘草皂苷，含量为 $7\% \sim 10\%$ 。甘草皂苷属 β – 香树脂烷型三萜皂苷，苷元部分有羧基，C_3 羟基与两分子葡萄糖醛酸连接，是酸性皂苷，故称甘草酸，因其有甜味，又称甘草甜素。甘草皂苷在 5% 硫酸溶液中，加压，在 $110 \sim 120℃$ 进行水解，产生 2 分子葡萄糖醛酸及 1 分子甘草皂苷元，又称甘草次酸。

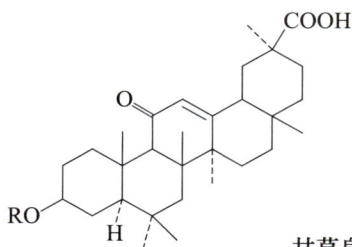

甘草皂苷　　R=葡萄糖醛酸-葡萄糖醛酸

甘草皂苷元　　R=H

甘草皂苷为无色柱状结晶，熔点为 220℃（分解），$[\alpha]_D^{27} +46.2°$（乙醇）。易溶于热水，可溶于稀乙醇，在冷水中溶解度较小，几乎不溶于无水乙醇或乙醚。

甘草次酸有两种构型，一种为 18α – H 型，为白色小片状结晶，熔点为 283℃，$[\alpha]_D^{20} +140°$（乙醇）；另一种为 18β – H 型，为白色针状结晶，熔点为 296℃，$[\alpha]_D^{20} +86°$（乙醇），两种结晶均易溶于三氯甲烷或乙醇。

二、实训目的和要求

1. 掌握从甘草中提取甘草皂苷的原理和方法。
2. 熟悉甘草皂苷的性质和检识方法。

三、实训原理

甘草酸以钾盐的形式存在于植物体内，易溶于热水，因此可用水提取甘草酸钾盐，水提液加硫酸酸化后生成游离甘草酸，因其在冷水中的溶解度较小而沉淀析出。也可用乙醇渗漉后再酸化得到甘草总皂苷沉淀，将沉淀溶解于盐酸的甲醇溶液中，用三氯甲烷除去黄酮类化合物，即可得甘草皂苷。

由于甘草酸不易精制，一般将其转变为甘草酸的单钾盐。甘草酸可溶于丙酮，加氢氧化钾后生成甘草酸三钾盐，此结晶用冰乙酸加热溶解生成甘草酸的单钾盐，该盐难溶于冷冰乙酸而结晶析出。

四、实训操作

（一）甘草酸单钾盐的制备

1. 甘草酸（粗品）的提取

（1）水提法　取甘草粗粉 100g，加水煎煮提取 $2 \sim 3$ 次，滤过得水提液，静置，取上清液，浓缩得甘草浸膏（含甘草酸 $>20\%$）。浸膏加 3 倍量水溶解，加硫酸酸化，放置，滤过得棕色沉淀，水洗至中性，60℃ 干燥，得到甘草酸粗品。

（2）醇提法　取甘草粗粉 100g，加 10% 乙醇渗漉，收集渗漉液酸化，放置过夜，滤过得沉淀（甘草总皂苷）。总皂苷用 7% 盐酸的甲醇，回流 $4 \sim 6$ 小时，滤取甲醇液，冷却，放置后滤取

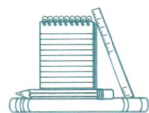

沉淀，溶于三氯甲烷，用5%KOH萃取除去黄酮类，再用蒸馏水洗去碱性，所得沉淀用80%乙醇重结晶，滤过得甘草酸白色针状结晶。

2. 甘草酸单钾盐的制备　取甘草酸粗品，加丙酮回流提取，滤取丙酮液，加KOH乙醇液调pH至弱碱性，静置析晶，得结晶（甘草酸三钾盐）。结晶物干燥，冰乙酸热溶，冷却，析晶，滤过得甘草酸单钾盐结晶，再用75%乙醇重结晶，得到精制甘草酸单钾盐。

（二）检识方法

1. 化学检识

（1）溶血试验　取清洁试管两支，一支加入甘草的水浸液0.5mL，另一支加入蒸馏水0.5mL作对照，然后分别加入0.8%氯化钠的水溶液0.5mL，摇匀，再向每支试管中加入红细胞悬浮液1mL。充分摇匀，静置，观察溶血现象。如试管中溶液为透明的鲜红色，管底无红色沉淀物为全部溶血；试管中溶液透明但无色，管底沉着大量红细胞，振摇立即发生混浊为不溶血。

（2）醋酐–浓硫酸反应　将样品溶于醋酐中，加浓硫酸–醋酐（1∶20）数滴，可产生黄→红→紫→褪色。

（3）三氯甲烷–浓硫酸反应　将样品溶于三氯甲烷中，加入浓硫酸后呈现红色或蓝色，硫酸层有绿色荧光出现。

（4）五氯化锑反应　将样品三氯甲烷或醇溶液中点于滤纸上，喷以20%五氯化锑的三氯甲烷溶液（不应含乙醇和水），干燥后60～70℃加热，显蓝色、灰蓝色、灰紫色斑点。

2. 色谱检识

吸附剂：1%氢氧化钠溶液制备的硅胶G板（100℃活化1小时后，冷至室温）。

样品：甘草酸精制品用乙醇配制成1mg/mL的溶液。

对照品：甘草酸对照品用乙醇配制成1mg/mL的溶液。

展开剂：乙酸乙酯–乙酸–甲酸–水（15∶1∶1∶2）。

显色方法：10%硫酸溶液，105℃加热至斑点清晰显色，置紫外光（365nm）下检视。

五、实训注意事项

1. 粗甘草酸沉淀必须用水充分洗涤至中性，以免影响下一步提取。

2. 甘草酸粗品在干燥时应经常翻动粉碎。

实训九　穿山龙中薯蓣皂苷元的提取分离与检识

一、概述

穿山龙为薯蓣科薯蓣属植物穿龙薯蓣（*Dioscoreacea nipponica* Makino）的根茎。具有活血舒筋、镇咳祛痰等功效，用于治疗风湿痛、胸痹心痛、慢性支气管炎。穿山龙及薯蓣属植物根茎含有大量的薯蓣皂苷，其苷元俗称薯蓣皂素，是制药工业中合成甾体激素和甾体避孕药的重要原料。

穿山龙中含有多种甾体皂苷，其中薯蓣皂苷的含量最高。这些皂苷水解可得薯蓣皂苷元，其含量可达1.5%～2.6%。

1. 薯蓣皂苷　为无定形白色粉末或针状结晶，熔点275～277℃。可溶于乙醇、甲醇、乙酸，

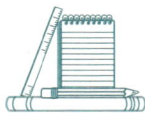

难溶于乙醚等弱极性有机溶剂，不溶于水。

2. 薯蓣皂苷元　为白色结晶体粉末，熔点 204～207℃。可溶于常用亲脂性有机溶剂及乙酸中，不溶于水。

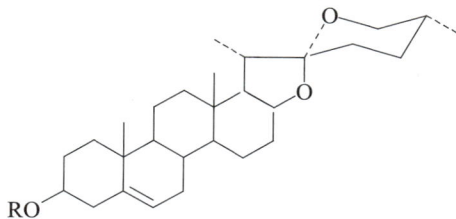

薯蓣皂苷　　　R=葡萄糖-(鼠李糖)₂

薯蓣皂苷元　　R=H

二、实训目的和要求

1. 掌握甾体皂苷元的提取和精制方法。
2. 熟悉甾体皂苷及甾体皂苷元的性质和检识方法。
3. 掌握索氏提取器的应用。

三、实训原理

薯蓣皂苷元在植物体内与糖结合成苷，经酸水解后可得薯蓣皂苷元和糖，利用薯蓣皂苷元不溶于水，易溶于有机溶剂的性质，用石油醚连续回流将其提取出来。

四、实训操作

（一）薯蓣皂苷元的提取

1. 薯蓣皂苷的水解　称取穿山龙薯蓣粗粉 50g，置 500mL 圆底烧瓶中，加 10% 硫酸溶液 250mL，室温浸泡 24 小时后直火加热回流 4～6 小时，冷却，倒去酸水液，药渣用水洗去硫酸后于乳钵内中加固体碳酸钠研磨，至 pH 中性，水洗数次，过滤。滤渣研碎，低温（低于 80℃）干燥 12 小时，得水解物。

2. 薯蓣皂苷元的提取　将干燥的水解物研碎成细粉，装入滤纸筒后于索氏提取器中，加石油醚（沸程 60～90℃）300mL，在水浴上连续回流提取 6～8 小时。石油醚提取液在水浴上常压回收至约 20mL 时停止，将浓缩液用吸管转入 100mL 小锥形瓶中，充分冷却，析出结晶，抽滤，晶体用少量新鲜石油醚洗涤 2 次，抽滤，干燥，即得薯蓣皂苷元粗品，称重，计算得率。

3. 薯蓣皂苷元的精制　取上述所得粗品置于 100mL 锥形烧瓶中，加 95% 乙醇约 20mL，水浴上加热回流至全溶，放冷，加入 0.05～0.1g 活性炭，继续回流 5 分钟后，趁热抽滤，用少量乙醇洗涤滤渣。滤液冷却后即析出白色针状薯蓣皂苷元结晶，滤出结晶，干燥、称重，计算得率。

（二）检识

1. 熔点测定　204～207℃。

2. 色谱检识

样品：薯蓣皂苷元结晶乙醇液。

对照品：薯蓣皂苷元对照品乙醇液。

吸附剂：硅胶－G 板。

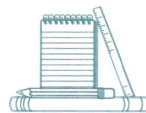

展开剂：①三氯甲烷–乙酸乙酯（8∶2）；②石油醚–乙酸乙酯（7∶3）。

显色方法：①5%磷钼酸乙醇液，喷雾后加热，显蓝色斑点；②25%三氯化锑三氯甲烷溶液，喷雾后90℃通风加热10分钟，显紫红色斑点。

3. 化学检识

（1）Lieberman–Burchard反应　取苷元少许于白色反应瓷板上，加入乙酸酐0.3mL，沿管壁滴入浓硫酸1滴（用毛细管），颜色变为红色，渐渐变为紫→蓝→绿色。

（2）Sallkowski反应（三氯甲烷–浓硫酸反应）　取皂苷元少许用三氯甲烷溶解，加入浓硫酸后，观察反应现象，在三氯甲烷层中呈红或蓝色，硫酸层有绿色荧光。

（3）Tschugaeff反应（冰乙酸–乙酰氯反应）　取皂苷元少许用冰乙酸溶解，加入乙酰氯数滴及氯化锌数粒，稍加热，呈淡红色或紫红色。

五、实训注意事项

1. 没有穿山龙时，可采用黄山药代替。

2. 酸水解时应小火加热，保持微沸，以防局部过饱和泡沫溢出。

3. 本实验采用石油醚、乙醇等易燃有机溶剂，特别是石油醚极易挥发燃烧，使用时严禁附近有明火。

4. 显色反应均为甾体、甾体皂苷、三萜皂苷类和强心苷类母核呈色反应。反应快慢取决于本身结构中的双键及所在位置。一般甾体反应快，三萜类较慢，也有无反应的。如母核上无双键，又缺少羟基者可能不起反应。

实训十　小檗碱的提取精制与检识

一、概述

小檗碱又称黄连素，是在高等植物中分布比较广的有明显生理作用的化学成分。主要存在于黄连、黄柏、三颗针中。它们均属于清热药，其性味苦寒。具有泻火解毒、清热燥湿的作用。其中黄连主治温病热甚心烦、吐血衄血、温热痞满、痢疾、肠炎、目赤肿痛等；黄柏主治湿热下痢、黄疸、淋症、带下、遗精等；三颗针主治里热诸证如下痢后重、咽喉肿痛、肺热咳嗽等。小檗碱在临床广泛用于治疗细菌性感染如痢疾、急性肠胃炎、呼吸道感染等，也可用于中耳炎、结膜炎、高血压等，还可用作苦味健胃药。

目前，制药工业上提取小檗碱主要以三颗针为原料。三颗针是小檗科小檗属多种植物的根。北方多用细叶小檗（*Berberie Poiretii* Schenid）和大叶小檗（*B. amurensis* Rupr），南方多用刺黄连（*B. virgelourm* Schneid）。三颗针的根约含2%的生物碱，其中主要为小檗碱、小檗胺、药根碱、巴马汀等。

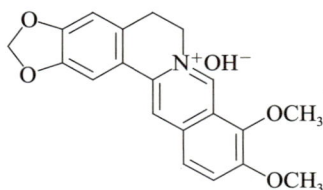

小檗碱

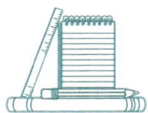

也有用黄柏为原料提取小檗碱的，黄柏为芸香科植物黄柏（*Phellodendron amurense* Rupr）的树皮，其中除含小檗碱外，还含有药根碱、木兰花碱、巴马汀、蝙蝠葛碱、黄柏碱等，并含大量黏液质。

二、实训目的和要求

1. 掌握从三颗针或黄柏中提取小檗碱的原理和方法。
2. 熟悉小檗碱的性质和检识方法。

三、实训原理

小檗碱属于季铵碱，其游离型在水中的溶解度最大。而它们的盐类以含氧酸盐在水中溶解度较大，不含氧酸盐难溶于水，其盐酸盐在水中溶解度则更小。利用此性质结合盐析法，可从三颗针中提取小檗碱。根据黄柏富含黏液质的特点，利用小檗碱的溶解性的黏液质能被石灰乳沉淀的性质，还可从黄柏中提取小檗碱。

四、实训操作

（一）小檗碱的提取

1. 酸水法——从三颗针中提取小檗碱　称取三颗针精粉500g，用5倍量0.2%（*V/V*）硫酸水浸渍三次，每次24小时，不断搅拌，滤取浸出液，加石灰粉调pH值9～11，滤除沉淀。滤液加溶液量10%（*W/V*）的以固体食盐，搅拌使其溶解，放置过夜，滤布吊滤。滤取沉淀加少量水洗1～2次，除去多余的盐。吊干后，80℃干燥得小檗碱粗品。

2. 碱水法——从黄柏中提取小檗碱　称取黄柏粗粉200g置大蒸发皿中，加入石灰乳搅拌均匀，常法装渗漉筒，加入饱和石灰水浸泡6小时后渗漉（pH值在10以上），控制流速5～6mL/min，收集渗漉液200mL，加入渗漉液体积7%（*W/V*）的食盐，搅拌后放置过夜，滤过，沉淀用热水溶解，趁热滤过，滤液加盐酸调至pH2，放置过夜，滤过，沉淀用蒸馏水洗至中性，抽干后于80℃下干燥，即得盐酸小檗碱粗品。

（二）小檗碱的精制

将粗品小檗碱加适量热水溶解（水量约为干品的30倍或湿品的10倍）加热30分钟，趁热滤过。取滤液，加浓盐酸，调pH值1～2，放置2小时，滤过。滤出的沉淀用少量的蒸馏水洗至pH值为5。然后抽干，80℃干燥，即得盐酸小檗碱精品。

（三）检识

1. 化学检识

（1）生物碱沉淀试剂检识技术　取小檗碱的硫酸水溶液8mL分别置于4支试管中，分别滴加碘化铋钾试剂、碘－碘化钾试剂、硅钨酸试剂各2～3滴，观察并记录反应结果。

（2）丙酮试剂检识技术　取盐酸小檗碱50mg，溶于50mL热水中，加入10%氢氧化钠2mL，混合均匀后，于水浴中加热至50℃，加入丙酮5mL放置，即有柠檬黄色丙酮小檗碱结晶析出。

（3）没食子酸试剂检识技术　取盐酸小檗碱约2mg，置白色蒸发皿中，加浓硫酸1mL溶解，加5%没食子酸乙醇溶液5滴，置水浴上加热，即显深绿色。

（4）漂白粉实验　取盐酸小檗碱少许，加稀盐酸溶解，分置于试管中，加少许漂白粉（或通入氯气），小檗碱溶液立即由黄色转变为樱红色。

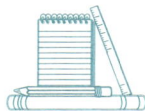

2. 色谱检识

吸附剂：中性氧化铝（Ⅱ级）160目，干法铺板。

样品：①自制盐酸小檗碱甲醇溶液；②盐酸小檗碱对照品甲醇溶液。

展开剂：①三氯甲烷 – 乙醇（9∶1）；②甲醇 – 丙酮 – 乙酸（4∶5∶1）。

显色方法：改良碘化铋钾试剂喷雾。

展开后先观察荧光斑点，再喷显色剂应显橙红色。

实训十一　一叶萩碱的提取分离和检识

一、概述

一叶萩碱为大戟科一叶萩属植物一叶萩［*Securinega auffruticosa*（Pall）Rehd］的叶和根皮。一叶萩含有多种生物碱，已阐明结构的有十多种，其中以一叶萩碱为主要有效成分，能兴奋中枢神经，有类似硝酸士的宁的作用，临床上用于治疗面神经麻痹、神经衰弱，亦用于治疗小儿麻痹及其后遗症。

一叶萩碱是吲哚里西啶衍生物，为淡黄色棱晶，熔点 142 ~ 143℃，难溶于水，易溶于乙醇和三氯甲烷，微溶于乙醚、石油醚或丙酮。有一定程度的碱性（$pK_a = 7.2$），因而具有生物碱的一般通性，能与生物碱沉淀试剂产生反应。

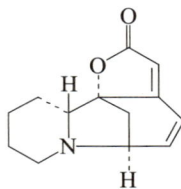

一叶萩碱

二、实训目的和要求

1. 掌握渗漉法、离子交换树脂法和薄层色谱法的基本操作方法。
2. 熟悉一叶萩碱的化学鉴定方法。

三、实训原理

一叶萩碱属于脂溶性生物碱，易溶于亲脂性有机溶剂，其生物碱盐易溶于水。利用酸水提取法将其体内多种形式的生物碱转变为在水中溶解度较大的盐而被提出。酸水提取液通过阳离子交换树脂柱，使一叶萩碱盐阳离子交换在树脂上，而杂质随溶液流出柱。树脂用氨水碱化，使一叶萩碱从树脂上游离出来，再将树脂用有机溶剂洗脱。洗脱液浓缩后即可得到一叶萩碱。

四、实训操作

（一）一叶萩碱的提取分离

按实训图 11 – 1 进行一叶萩碱的提取分离操作。

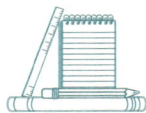

实训表 11-1　记录不同时间渗滤液和交换液的 pH

溶液	5 分钟 pH 值	10 分钟 pH 值	30 分钟 pH 值	60 分钟 pH 值	120 分钟 pH 值	180 分钟 pH 值
渗滤液						
交换液						

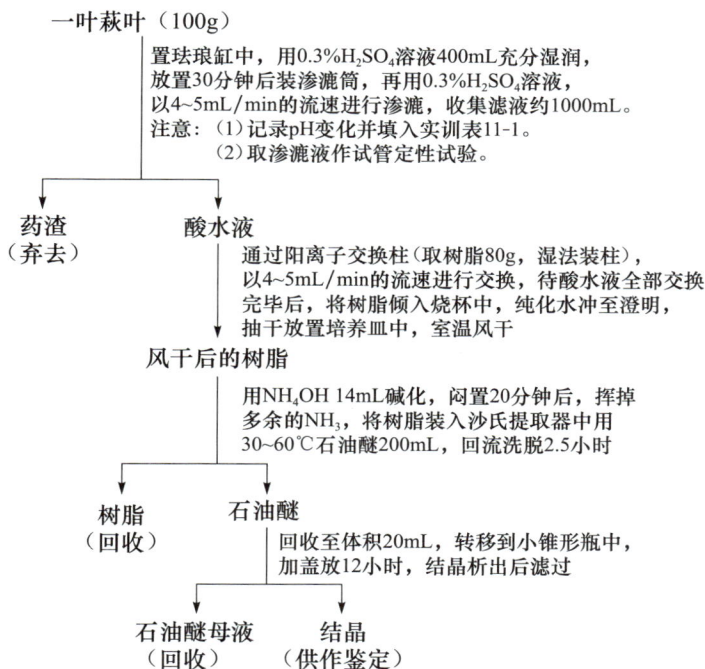

一叶萩叶（100g）

　　置珐琅缸中，用0.3%H₂SO₄溶液400mL充分湿润，
　　放置30分钟后装渗滤筒，再用0.3%H₂SO₄溶液，
　　以4~5mL/min的流速进行渗滤，收集滤液约1000mL。
　　注意：（1）记录pH变化并填入实训表11-1。
　　　　　（2）取渗滤液作试管定性试验。

药渣（弃去）　　酸水液

　　通过阳离子交换柱（取树脂80g，湿法装柱），
　　以4~5mL/min的流速进行交换，待酸水液全部交换
　　完毕后，将树脂倾入烧杯中，纯化水冲至澄明，
　　抽干放置培养皿中，室温风干

风干后的树脂

　　用NH₄OH 14mL碱化，闷置20分钟后，挥掉
　　多余的NH₃，将树脂装入沙氏提取器中用
　　30~60℃石油醚200mL，回流洗脱2.5小时

树脂（回收）　　石油醚

　　回收至体积20mL，转移到小锥形瓶中，
　　加盖放12小时，结晶析出后滤过

石油醚母液（回收）　　结晶（供作鉴定）

实训图 11-1　一叶萩碱的提取分离流程图

（二）检识

1. 化学检识　取渗滤液置于 3 支小试管中，每份 1mL，分别滴加碘化铋钾试剂、碘-碘化钾试剂、硅钨酸试剂 2~3 滴，观察有无沉淀产生及颜色变化。

2. 色谱检识

吸附剂：中性氧化铝（200~300 目）软板。

展开剂：①三氯甲烷-石油醚（1：1）；②三氯甲烷-乙醇（7：3）。

试样：一叶萩碱/三氯甲烷液。

对照品：一叶萩碱/三氯甲烷液。

显色剂：改良碘化铋钾试剂。

五、实训注意事项

　　1. 装树脂柱时，用纯化水将已处理好的树脂悬浮起来，加到底部垫有脱脂棉的交换柱中，等树脂颗粒下沉后，顶部盖一层棉花或滤纸，以免加入液体时，冲破树脂表面。注意在整个操作过程中树脂的上部要始终保持有少量液体，以免进入空气影响交换效果。

　　2. 树脂要自然风干，氨水碱化后的树脂，要挥发散多余的氨水，否则会影响提取效果。

　　3. 用渗滤法和离子交换树脂法提取生物碱时，渗滤和交换的速度应适当。

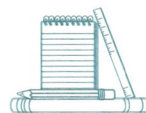

附录一　中药化学成分检出常用试剂及配制方法

一、生物碱沉淀试剂

1. 碘化铋钾试剂

（1）取次硝酸铋8g溶于30%硝酸（比重1∶18）17mL中，在搅拌下慢慢加碘化钾浓水溶液（27g碘化钾溶于20mL），静置一夜，取上清液，加蒸馏水稀释至100mL。

（2）7.3g碘化铋钾，冰乙酸10mL，加蒸馏水60mL。

附：改良的碘化铋钾试剂

甲液：0.85g次硝酸铋溶于10mL冰乙酸，加水40mL。

乙液：8g碘化钾溶于20mL水中。

溶液甲和乙等量混合，于棕色瓶中可以保存较长时间，可作沉淀试剂用，如作层析显色剂用，则取上述混合液1mL与乙酸2mL，水10mL，混合即得。

2. 碘化汞钾　氯化汞1.36g和碘化钾5g各溶于20mL水中，混合后加水稀释至100mL。

3. 碘-碘化钾试剂　1g碘和10g碘化钾溶于50mL水中，加热，加2mL乙酸，再用水稀释至100mL。

4. 硅钨酸试剂　5g硅钨酸溶于100mL水中，加盐酸少量至pH值2左右。

5. 苦味酸试剂　1g苦味酸溶于100mL水中。

6. 鞣酸试剂　1g鞣酸加乙醇1mL溶解后再加水至10mL。

7. 硫酸铈-硫酸试剂　0.1g硫酸铈混悬于4mL水中，加入1g三氯乙酸，加热至沸，逐滴加入浓硫酸至澄清。

二、苷类检出试剂

（一）糖的检出试剂

1. 碱性酒石酸铜（Fehling）试剂　本品分甲液与乙液，应用时取等量混合。

甲液：结晶硫酸铜6.23g，加水至100mL。

乙液：酒石酸钾钠34.6g，氢氧化钠10g，加水至100mL。

2. α-萘酚（Molish）试剂

甲液：α-萘酚1g，加75%乙醇至10mL。

乙液：浓硫酸。

3. 氨性硝酸银试剂　硝酸银1g，加水20mL溶解，注意滴加适量的氨水，随加随拌，至开始产生的沉淀将近全溶为止，过滤。

4. α-去氧糖显色试剂

（1）三氯化铁冰乙酸（Keller-Killiani）试剂

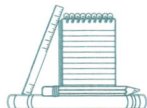

甲液：1% 三氯化铁溶液 0.5mL，加冰乙酸至 10mL。

乙液：浓硫酸。

（2）咕吨氢醇冰乙酸（Xanthydrol）试剂　10mg 咕吨氢醇溶于 100mL 冰乙酸（含 1% 的盐酸中）。

（二）酚类

1. 三氯化铁试剂　5% 三氯化铁的水溶液或醇溶液。

2. 三氯化铁 - 铁氰化钾试剂

甲液：2% 三氯化铁水溶液。

乙液：1% 铁氰化钾水溶液。

应用时甲液、乙液等体积混合或分别滴加。

3. 4 - 氨基安替比林 - 铁氰化钾（Emerson）试剂

甲液：2% 4 - 氨基安替比林乙醇液。

乙液：8% 铁氰化钾水溶液（或用 0.9% 4 - 氨基安替比林和 5.4% 铁氰化钾水溶液）。

4. 重氮化试剂　本试剂系由对硝基苯胺和亚硝酸钠在强酸性下经重氮化作用而成，由于重氮盐不稳定很易分解，所以本试剂应临用时配制。

甲液：对硝基苯胺 0.35g，溶于浓盐酸 5mL 中，加水至 50mL。

乙液：亚硝酸钠 5g，加水至 50mL。

应用时取甲、乙液等量在冰水浴中混合后，方可使用。

5. Gibb's 试剂

甲液：0.5% 2,6 - 二氯苯醌 - 4 氯亚胺的乙醇溶液。

乙液：硼酸 - 氯化钾 - 氢氧化钾缓冲（pH 值 9.4）。

（三）内酯、香豆素类

1. 异羟肟酸铁试剂

甲液：新鲜配制的 1mol/L 羟胺盐酸盐的甲醇液。

乙液：1.1mol/L 氢氧化钾的甲醇液。

丙液：三氯化铁溶于 1% 盐酸中的浓度 1% 的溶液。

应用时甲、乙、丙三液体按序滴加，或甲、乙两液混合滴加后再加丙液。

2. 4 - 氨基安替比林 - 铁氰化钾试剂　（见前）。

3. 重氮化试剂　（见前）。

应用 2、3 试剂时样品应先加 3% 碳酸钠溶液加热处理，再分别滴加试剂。

4. 开环 - 闭环试剂

甲液：1% 氢氧化钠溶液。

乙液：2% 盐酸溶液。

（四）黄酮类

1. 盐酸镁粉试剂　浓盐酸和镁粉。

2. 三氯化铝试剂　2% 三氯化铝甲醇溶液。

3. 乙酸镁试剂　1% 乙酸镁甲醇溶液。

4. 碱式乙酸铅试剂　饱和碱式乙酸铅（或饱和乙酸铅）水溶液。

5. 氢氧化钾试剂　10% 氢氧化钾水溶液。

6. 氧氯化锆试剂　2% 氧氯化锆甲醇溶液。

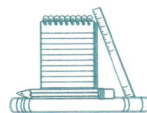

7. 锆－枸橼酸试剂

甲液：2%二氯氧锆甲醇液。

乙液：2%枸橼酸甲醇液。

（五）蒽醌类

1. 氢氧化钾试剂 10%氢氧化钾水溶液。

2. 乙酸镁试剂 10%乙酸镁甲醇溶液。

3. 1%硼酸试剂 1%硼酸水溶液。

4. 浓硫酸试剂 浓硫酸。

5. 碱式乙酸铅试剂 （见前）。

（六）强心苷类

1. 3,5－二硝基苯甲酸（Kedde）试剂

甲液：2% 3,5－二硝基苯甲酸甲醇液。

乙液：1mol/L氢氧化钾甲醇溶液或5%氢氧化钠乙醇溶液。

应用前甲、乙两液等量混合。

2. 碱性苦味酸（Baljet）试剂

甲液：1%苦味酸水溶液。

乙液：10%氢氧化钠溶液。

3. 亚硝基铁氰化钠－氢氧化钠的（Legal）试剂

甲液：吡啶。

乙液：0.5%亚硝基铁氰化钠溶液。

丙液：10%氢氧化钠溶液。

（七）皂类

1. 2%血细胞生理盐水混悬液 用于溶血试验。新鲜兔血（由心脏或耳静脉取血）适量，用洁净小毛刷迅速搅拌，除去纤维蛋白并用生理盐水反复离心洗涤至上清液无色后，量取沉降红细胞用生理盐水配成2%混悬液，贮冰箱内备用（贮存期2～3天）。

2. 醋酐－浓硫酸（Liebermann）试剂

甲液：醋酐。

乙液：浓硫酸。

3. 浓硫酸试剂 浓硫酸。

（八）含氰苷类

1. 苦味酸钠试剂 适当大小滤纸条，浸入苦味酸饱和水溶液，浸透后取出晾干，再浸入10%碳酸钠水溶液内，迅速取出晾干即得。

2. 亚铁氰化铁（普鲁士蓝）试剂

甲液：10%氢氧化钠液。

乙液：10%硫酸亚铁水溶液，用前配制。

丙液：10%盐酸。

丁液：5%三氯化铁液。

三、萜类、甾体类检出试剂

1. 香草醛－浓硫酸试剂 5%香草醛浓硫酸液（或0.5g香草醛溶于100mL硫酸－乙醇4：1）中。

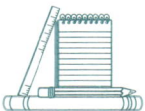

2. 三氯化锑试剂　25g 三氯化锑溶于 15g 三氯甲烷中（亦可用三氯甲烷或四氯化碳的饱和溶液）。

3. 五氯化锑试剂　五氯化锑 – 三氯甲烷（或四氯化碳）1∶4，用前新鲜配制。

4. 醋酐 – 浓硫酸试剂　（见前）。

5. 三氯甲烷 – 浓硫酸试剂

甲液：三氯甲烷（溶解样品）。

乙液：浓硫酸。

6. 间二硝苯试剂

甲液：2% 间二硝基苯乙醇液。

乙液：14% 氢氧化钾甲醇液。

用前甲、乙两液等量混合。

7. 三氯乙酸试剂　3.3g 三氯乙酸溶于 10mL 三氯甲烷，加入 1~2 滴过氧化氢。

四、鞣质类检出试剂

1. 三氯化铁试剂　（见前）。

2. 三氯化铁 – 铁氰化钾试剂　（见前）。

3. 4 – 氨基安替比林 – 铁氰化钾试剂　（见前）。

4. 明胶试剂　10g 氯化钠，1g 明胶，加水至 100mL。

5. 乙酸铅试剂　饱和乙酸铅溶液。

6. 对甲基苯磺酸试剂　20% 对甲基苯磺酸三氯甲烷溶液。

7. 铁铵明矾试剂　硫酸铁铵结晶 $[FeNH_4(SO_4)_2 \cdot 12H_2O]$ 1g，加水至 100mL。

五、氨基酸多肽、蛋白质检出试剂

1. 双缩脲（Biuret）试剂

甲液：1% 硫酸铜溶液。

乙液：40% 氢氧化钠液。

应用前等量混合。

2. 茚三酮试剂　0.3g 茚三酮溶于正丁醇 100mL 中，加乙酸 3mL（或 0.2g 茚三酮溶于 100mL 乙醇或丙酮中）。

3. 鞣酸试剂　（见前）。

六、有机酸检出试剂

1. 溴麝香草酚蓝试剂　0.1% 溴麝香草酚蓝（或溴酚蓝、或溴甲酚绿）乙醇液。

2. 吖啶试剂　0.005% 吖啶乙醇液。

3. 芳香胺 – 还原糖试剂　苯胺 5g 溶于 50% 乙醇溶液中。

七、其他检出试剂

1. 重铬酸钾 – 硫酸　5g 重铬酸钾溶于 100mL 40% 硫酸。

2. 萤光素 – 溴

甲液：0.1% 萤光素乙醇液。

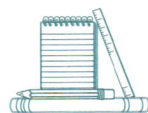

乙液：5%溴的四氯化碳溶液。

甲液喷、乙液熏。

3. 碘蒸气　碘自然升华。

4. 硫酸液　5%硫酸乙醇液，或15%浓硫酸正丁醇液，或浓硫酸－乙酸（1∶1）。

5. 磷钼酸、硅钨酸或钨酸试剂　3%~10%磷钼酸或硅钨酸或钨酸乙醇液。

6. 碱性高锰酸钾试剂

甲液：1%高锰酸钾液。

乙液：5%碳酸钠液。

用时等体积混合。

7. 2,4－二硝基苯肼试剂　取2,4－二硝基苯肼配成0.2% 2mol/L 盐酸溶液或0.1% 2mol/L 盐酸乙醇液。

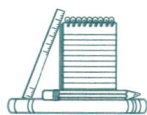

附录二　药品中常见残留溶剂的性质及限度

第一类溶剂（应该避免使用）

溶剂名称	英文名	浓度限度（ppm）	沸点	介电常数	在水溶解度（20~25℃）
苯	Benzene	2	80℃	2.29	0.1780%
四氯化碳	Carbon tetrachloride	4	77℃	2.24	0.077%
1,2 二氯乙烷	1,2 - Dicloroethane	5	84℃	10.4	0.81%
1,1 - 二氯乙烯	1,1 - Dicloroethene	8	57℃	10	6.03%
1,1,1 - 三氯乙烷	1,1,1 - Trichloroethane	1500	74℃	—	0.436%

本类溶剂是指已知可以致癌并被强烈怀疑对人或环境有害的溶剂。

第二类溶剂（应该限制使用）

溶剂名称	英文名	浓度限度（ppm）	沸点	介电常数	在水溶解度（20~25℃）
乙腈	Acetonitrile	410	82℃	37.5	任意混溶
氯苯	Chlorlbenazene	360	132℃	5.61	0.047%
氯仿	Chlorlform	60	61℃	4.81	0.815%
环己烷	Cyclohexane	3880	81℃	2.02	0.010%
1,2 - 二氯乙烯	1,2 - Dimethoxyethane	1870	60.2℃	—	0.021%
二氯甲烷	Dimethoxyethane	600	39.8℃	9.1	1.32%
1,2 - 二甲氧基乙烷	1,2 Dimethoxyethane	100	83℃	5.5	任意混溶
N,N - 二甲基乙酰胺	N,N - Dimethylacetamide	1090	166.1℃	—	任意混溶
N,N - 二甲基甲酰胺	N,N - Dimethylformamide	880	153℃	37.6	任意混溶
1,4 - 二氧六环	1,4 - Dioxane	380	101	2.21	任意混溶
2 - 乙氧基乙醇	2 - Ethoxyethanol	160	135.1	—	任意混溶
乙二醇	Ethyleneglycol	62	197	37.7	任意混溶
甲酰胺	Formamide	220	211	101	任意混溶
正己烷	Hexane	290	69	1.88	0.0095%
甲醇	Methanol	3000	64	33.6	任意混溶
2 - 甲氧基乙醇	2 - Methoxyethanol	50	124.5	—	任意混溶
甲基丁基酮	Methylbutyl ketone	50	—	—	—
甲基环己烷	Methylcyclohexane	1180	100.3	—	不溶于水
N - 甲基吡咯烷酮	N - Methylpyrrolidone	4840	202.2	32.2	任意混溶
硝基甲烷	Nitromethane	50	101.2	39.1	9.5%
吡啶	Pyridine	200	115	12.3	任意混溶
四氢化萘	Tetralin	100	207.6	—	不溶于水
四氢呋喃	Tetrahydrofuran	720	66	7.58	任意混溶
甲苯	Tolrene	890	111	2.37	0.1515%
二甲苯	Xylene	2170	144	2.39	不溶于水

本类溶剂是指无基因毒性但有动物致癌性的溶剂。

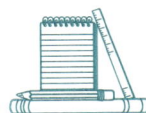

第三类溶剂（GMP 或其他质控要求限制使用）

溶剂名称	英文名	浓度限度（ppm）	沸点	介电常数	在水溶解度（20~25℃）
乙酸	Acetic acid	5000	118	6.15	任意混溶
丙酮	Acetone	5000	56	20.7	任意混溶
苯甲醚	Anisole	5000	155	—	0.16%
正丁醇	1 – Butanol	5000	118	17.8	7.45%
仲丁醇	2 – Butanol	5000	100	16.56	12.5%
乙酸丁酯	Butyl acetate	5000	126.5	5.01	0.83%
叔丁基甲基醚	tert – Butylmethyl ether	5000	56	—	5.1%
异丙基苯	Cumene	5000	152	2.37	0.005%
二甲亚砜	Dimethyl sulfoxide	5000	189	48.9	任意混溶
乙醇	Ethanol	5000	78	24.3	任意混溶
乙酸乙酯	Ethyl acetate	5000	77	6.02	8.08%
乙醚	Ethyl ether	5000	35	4.34	6.04%
甲酸乙酯	Ethyl formate	5000	54	—	微溶于水
甲酸	Formic acid	5000	101	58.5	任意混溶
正庚烷	Heptane	5000	98.5	—	不溶于水
乙酸异丁酯	Isobutyl acetate	5000	116	—	微溶于水
乙酸异丙酯	Isopropyl acetate	5000	90	—	2.9%
乙酸甲酯	Methyl acetate	5000	58	—	24.5%
3 – 甲基 – 1 – 丁醇	3 – Methyl – 1 – butanol	5000	132	—	2%
丁酮	Methylethyl ketone	5000	79.6	—	任意混溶
甲基异丁基酮	Methylidobutyl ketone	5000	117	—	1.91%
异丁醇	2 – Methyl – propanol	5000	107	—	9.5%
正戊烷	Pentane	5000	36.1	—	微溶于水
正戊醇	1 – Pentanol	5000	138	13.9	2.19%
正丙醇	1 – Propanol	5000	97	20.3	任意混溶
异丙醇	2 – Propanol	5000	82	19.92	任意混溶
乙酸丙酯	Propyl acetate	5000			

本类溶剂是指对人体低毒的溶剂。

第四类溶剂（尚无足够毒理学资料）

溶剂名称	英文名	溶剂名称	英文名
1,1 – 二乙氧基丙烷	1,1 – Diethoxypropane	甲基异丙基酮	Methylisopropyl ketone
1,1 – 二甲氧基甲烷	1,1 – Dimethoxymethane	甲基四氢呋喃	Methyltetrahydrofuran
2,2 – 二氧基丙烷	2,2 – Dimethoxypropane	石油醚	Petroleum ether
异辛烷	Isooctane	三氯乙酸	Trichloroacetic acid
异丙醚	IDsopropyl ether	三氟乙酸	Trifluoroacetic acid

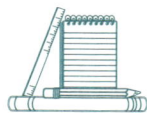

主要参考书目

［1］李端，陈斌．中药化学技术．3 版．北京：人民卫生出版社，2014.

［2］杨宏健，徐一新．天然药物化学．2 版．北京：科学出版社，2015.

［3］何桂霞．中药化学实用技术．北京：中国中医药出版社，2015.

［4］吴立军．天然药物化学．6 版．北京：人民卫生出版社，2011.

［5］杨红．中药化学实用技术．2 版．北京：人民卫生出版社，2013.

［6］李端．中药化学技术．2 版．北京：人民卫生出版社，2010.

［7］郭素华．中药化学实用技术．南京：江苏教育出版社，2012.

［8］吴立军．天然药物化学实验指导．3 版．北京：人民卫生出版社，2011.

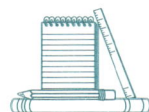

全国中医药行业职业教育"十四五"规划教材

教材目录

注：凡标☆者为"十四五"职业教育国家规划教材。

序号	书 名	主 编		主编所在单位	
1	医古文	刘庆林	江 琼	湖南中医药高等专科学校	江西中医药高等专科学校
2	中医药历史文化基础	金 虹		四川中医药高等专科学校	
3	医学心理学	范国正		娄底职业技术学院	
4	中医适宜技术	肖跃红		南阳医学高等专科学校	
5	中医基础理论	陈建章	王敏勇	江西中医药高等专科学校	邢台医学院
6	中医诊断学	王农银	徐宜兵	遵义医药高等专科学校	江西中医药高等专科学校
7	中药学	李春巧	林海燕	山东中医药高等专科学校	滨州医学院
8	方剂学	姬水英	张 尹	渭南职业技术学院	保山中医药高等专科学校
9	中医经典选读	许 海	姜 侠	毕节医学高等专科学校	滨州医学院
10	卫生法规	张琳琳	吕 慕	山东中医药高等专科学校	山东医学高等专科学校
11	人体解剖学	杨 岚	赵 永	成都中医药大学	毕节医学高等专科学校
12	生理学	李开明	李新爱	保山中医药高等专科学校	济南护理职业学院
13	病理学	鲜于丽	李小山	湖北中医药高等专科学校	重庆三峡医药高等专科学校
14	药理学	李全斌	卫 昊	湖北中医药高等专科学校	陕西中医药大学
15	诊断学基础	杨 峥	姜旭光	保山中医药高等专科学校	山东中医药高等专科学校
16	中医内科学	王 飞	刘 菁	成都中医药大学	山东中医药高等专科学校
17	西医内科学	张新鹏	施德泉	山东中医药高等专科学校	江西中医药高等专科学校
18	中医外科学☆	谭 工	徐迎涛	重庆三峡医药高等专科学校	山东中医药高等专科学校
19	中医妇科学	周惠芳		南京中医药大学	
20	中医儿科学	孟陆亮	李 昌	渭南职业技术学院	南阳医学高等专科学校
21	西医外科学	王龙梅	熊 炜	山东中医药高等专科学校	湖南中医药高等专科学校
22	针灸学☆	甄德江	张海峡	邢台医学院	渭南职业技术学院
23	推拿学☆	涂国卿	张建忠	江西中医药高等专科学校	重庆三峡医药高等专科学校
24	预防医学☆	杨柳清	唐亚丽	重庆三峡医药高等专科学校	广东江门中医药职业学院
25	经络与腧穴	苏绪林		重庆三峡医药高等专科学校	
26	刺法与灸法	王允娜	景 政	甘肃卫生职业学院	山东中医药高等专科学校
27	针灸治疗☆	王德敬	胡 蓉	山东中医药高等专科学校	湖南中医药高等专科学校
28	推拿手法	张光宇	吴 涛	重庆三峡医药高等专科学校	河南推拿职业学院
29	推拿治疗	唐宏亮	汤群珍	广西中医药大学	江西中医药高等专科学校

序号	书名	主编		主编所在单位	
30	小儿推拿	吕美珍	张晓哲	山东中医药高等专科学校	邢台医学院
31	中医学基础	李勇华	杨频	重庆三峡医药高等专科学校	甘肃卫生职业学院
32	方剂与中成药☆	王晓戎	张彪	安徽中医药高等专科学校	遵义医药高等专科学校
33	无机化学	叶国华		山东中医药高等专科学校	
34	中药化学技术	方应权	赵斌	重庆三峡医药高等专科学校	广东江门中医药职业学院
35	药用植物学☆	汪荣斌		安徽中医药高等专科学校	
36	中药炮制技术☆	张昌文	丁海军	湖北中医药高等专科学校	甘肃卫生职业学院
37	中药鉴定技术☆	沈力	李明	重庆三峡医药高等专科学校	济南护理职业学院
38	中药制剂技术	吴杰	刘玉玲	南阳医学高等专科学校	娄底职业技术学院
39	中药调剂技术	赵宝林	杨守娟	安徽中医药高等专科学校	山东中医药高等专科学校
40	药事管理与法规	查道成	黄娇	南阳医学高等专科学校	重庆三峡医药高等专科学校
41	临床医学概要	谭芳	向军	娄底职业技术学院	毕节医学高等专科学校
42	康复治疗基础	王磊		南京中医药大学	
43	康复评定技术	林成杰	岳亮	山东中医药高等专科学校	娄底职业技术学院
44	康复心理	彭咏梅		湖南中医药高等专科学校	
45	社区康复	陈丽娟		黑龙江中医药大学佳木斯学院	
46	中医养生康复技术	廖海清	艾瑛	成都中医药大学附属医院针灸学校	江西中医药高等专科学校
47	药物应用护理	马瑜红		南阳医学高等专科学校	
48	中医护理	米健国		广东江门中医药职业学院	
49	康复护理	李为华	王建	重庆三峡医药高等专科学校	山东中医药高等专科学校
50	传染病护理☆	汪芝碧	杨蓓蓓	重庆三峡医药高等专科学校	山东中医药高等专科学校
51	急危重症护理☆	邓辉		重庆三峡医药高等专科学校	
52	护理伦理学☆	孙萍	张宝石	重庆三峡医药高等专科学校	黔南民族医学高等专科学校
53	运动保健技术	潘华山		广东潮州卫生健康职业学院	
54	中医骨病	王卫国		山东中医药大学	
55	中医骨伤康复技术	王轩		山西卫生健康职业学院	
56	中医学基础	秦生发		广西中医学校	
57	中药学☆	杨静		成都中医药大学附属医院针灸学校	
58	推拿学☆	张美林		成都中医药大学附属医院针灸学校	